生存学の企て

障老病異と共に暮らす世界へ

立命館大学生存学研究センター 編

ARS VIVENNDI

生活書院

生存学の企て ……… 目次

.... 序　章　　立岩真也

- ■おもしろいかもしれない …… 7
- ■調べることがあってしまっている …… 9
- ■なぜ穴があいているのか？・1 …… 10
- ■なぜ穴があいているのか？・2 …… 12
- ■楽できる、時間が稼げる、が結局考えることになる、それに助言する …… 14
- ■場があること、実際、多様であること＋密度があったこと …… 17
- ■集めること …… 20
- ■経緯について …… 22

.... 第1章　生存の現代史　　村上　潔

- ■1　患者運動の現代史 …… 25
    有吉玲子『腎臓病と人工透析の現代史――「選択」を強いられる患者たち』 25
- ■2　障害者運動の現代史 …… 34
    定藤邦子『関西障害者運動の現代史――大阪青い芝の会を中心に』 34
- ■3　介護労働運動の現代史 …… 49
    渋谷光美『家庭奉仕員・ホームヘルパーの現代史
    ――社会福祉サービスとしての在宅介護労働の変遷』 49

Colmun　障害学国際セミナー　　長瀬　修　61

.... 第2章　生存のエスノグラフィー

- ■1　ままならぬ身体と文学　　西　成彦 …… 66
    川口有美子「カフカ、『変身』に見られる家族の自立」 66
    田中壮泰「グレーゴルと女性たち――介護文学としての『変身』」 66

Colmun　生存学セミナー「目の前のアフリカ」　　斉藤龍一郎　82

■2 名指しと名乗りの民族誌　　小川さやか　……　*84*
　　　石田智恵「「日系人」という生き方、日系人の生き方」　*84*
■3 ナラティヴ・アプローチの可能性　　小川さやか　……　*96*
　　　高橋菜穂子・やまだようこ著「児童養護施設における支援モデルの構成
　　　──施設と家庭をむすぶ職員の実践に着目して」　*96*

Colmun　自殺をめぐる常識的推論とその帰結
　　　　──制度としての言語の観点から　　藤原信行　*111*

………………………… **第3章　生存をめぐる制度・政策**　　渡辺克典

■1 倫理／規範と制度　……　*114*
　　　安部彰『連帯の挨拶──ローティと希望の思想』　*114*
■2 情報を保障する　……　*123*
　　　坂本徳仁・佐藤浩子・渡邉あい子「手話通訳事業の現状と課題
　　　──3つの自治体調査から」　*123*
■3 生／死と政策　……　*132*
　　　櫻井悟史『死刑執行人の日本史──歴史社会学からの接近』　*132*

Colmun　あべこべの世界と障害者権利条約
　　　　──排除のないインクルーシブな社会へ　　長瀬　修　*141*

………………………… **第4章　生存をめぐる科学・技術**　　松原洋子

■1 ままならぬ身体からの発信技術　……　*144*
　　　堀田義太郎「重度障害者用意思伝達装置の開発・供給と政策について」　*144*
■2 出生前検査のガバナンス　……　*157*
　　　利光惠子「新型出生前検査について考える」　*157*
■3 原子力技術と生存　……　*170*
　　　横田陽子「戦後日本における環境放射能調査の経緯とその実像
　　　──原子力の導入・利用政策との関連で」　*170*

Colmun　アーカイヴィング　　立岩真也　*176*

補　章　　立岩真也

- ■1　概略の続きと本と賞 *180*
  - 組織のこと　*180*
  - 「趣意書」続き　*181*
  - 学問か？　*184*
  - 「関係者」の本たち　*186*
  - 生存学奨励賞　*190*
- ■2　両方・複数がいて考えられる *191*
  - なおりたい／そのままでいい　*191*
  - 語らなくてすむこと・埋没すること　*193*
  - しかし取り出され・証すことを求められる　*195*
  - わけを知る、ことがもたらすこと　*197*
  - 孤立が悪いわけではないが、そうもいかない時　*199*
- ■3　穴があいているので埋める・塊を作る *203*
  - ケア場　*203*
  - 政策系　*208*
  - 理論系　*210*
  - 代行者に権限が行く場合　*211*
  - 福祉労働についても　*212*
- ■4　言葉にしていくこと *214*
  - 日常を言葉にする＆言葉でない世界を言葉にするのは難しい、が　*214*
  - 一つ見つけてくること　*215*
  - 人と人たち　*219*
  - 組織・運動　*221*
  - 最後に 例：「精神」な人たち　*224*

初出一覧　*231*
雑誌『生存学』バックナンバー　*232*
『生存学研究センター報告』バックナンバー　*244*
文献　*247*

序　章

立岩　真也

■おもしろいかもしれない

　普通にこの本（以下本書）も読んでもらうためにある。けれど、なにより、自分もやったらおもしろいかも、と思ってもらえたらと思う。研究とか、ましてや「○○学」などと言うと大仰だが、調べたり書いたりすることはおもしろい、大切なことだ、自分もやってみたい。そう感じてくれたらうれしい。本書は「生存学」の「教科書」を作ってみたらと言われたところから始まっている。ここに様々記されていることに覚えておいてほしいこともある。ただ、もう一度繰り返すが、教えられたり諭されたりというより、むしろその「もと」を作る、それに参加しませんか。そのことをここでは述べる。
　それにしてもどんなことを、と思うだろう。2007年に日本学術振興会に提出した文章（応募書類、説明→p.180）の一番短い部分を掲載しておく。所詮、お金をもらうための宣伝文で大仰だし、字数の制約で短くしすぎてわかりにくいかもしれないが、言いたいことは詰め込んである。

　　人々は身体の様々な異なりのもとで、また自分自身における変化のもとに生きている。それは人々の連帯や贈与の契機であるとともに、人々の敵対の理由ともされる。また、個人の困難であるとともに、現在・将来の社会の危機としても語られる。こうしてそれは、人と社会を形成し変化させ

ている、大きな本質的な部分である。本研究拠点は、様々な身体の状態を有する人、状態の変化を経験して生きていく人たちの生の様式・技法を知り、それと社会との関わりを解析し、人々のこれからの生き方を構想し、あるべき社会・世界を実現する手立てを示す。

　世界中の人が他者との異なりと自らの変容とともに生きているのに、世界のどこにでもあるこの現実を従来の学は十分に掬ってこなかった。もちろん、病人や障害者を対象とする医療や福祉の学はある。ただそれらは治療し援助する学問で、そこから見えるものだけを見る。あるいは、押し付けはもう止めるから自分で決めろと生命倫理学は言う。また、ある型の哲学や宗教は現世への未練を捨てることを薦める。しかしもっと多くのことが実際に起こっている。また理論的にも追究されるべきである。同じ人が身体を厭わしいと思うが大切にも思う。技術に期待しつつ技術を疎ましいとも思う。援助が与えられる前に生きられる過程があり、自ら得てきたものがある。また、援助する人・学・実践・制度と援助される人の生との間に生じた連帯や摩擦や対立がある。それらを学的に、本格的に把握する学が求められている。その上で未来の支援のあり方も構想されるべきである。

　関連する研究は過去も現在も世界中にある。しかしそれらは散在し、研究の拠点はどこにもない。私たちが、これまで人文社会科学系の研究機関において不十分だった組織的な教育・研究の体制を確立し、研究成果を量産し多言語で発信することにより、これから5年の後、その位置に就く。

　そして具体的に行なうと記したのは【集積と考究】【学問の組換】【連帯と構築】という3つの柱についてそれぞれ3つの課題を置くという、3×3の形式美を追求したものだったが、それは本書末尾の補章（p.181）に置いた。その後、ここ数年は「生存の現代史」「生存のエスノグラフィー」「生存をめぐる制度・政策」「生存をめぐる科学・技術」の4つに分けてみているが、そのように分けたときの各々の成果の一端は本書各章の担当者が解説しているから、ここではその解説を解説することはしない。すこし別の見方で言う。

　全国にこんなにたくさん、できすぎるほど大学院もできて、研究者はいて、論文は書かねばならないことになっていて、書かれているではないか。そう

思うかもしれない。ところがそうではない。調べられていない、書かれてもいないことが山のようにある。だからわざわざへんな看板を掲げてやっているのでもある。なぜ調べたり考えたりすることがあってしまうのか、そのわけと思うものの一部をまず述べる。次に、なぜそれらがあまり調べられたり考えられたりしてこなかったのかを説明する。

■調べることがあってしまっている

　人は死ぬまで生きている。ただ生きて暮らしていけばよく、何かを書く必要、書かれる必要などない。と私は思う。それでも一つ、考えたければ、書きたければそうすればよい。さらに一つ、考えたくなくても知りたくなくても、そうもいかないことがある。生きていくことがうまくいかずに、わざわざ「生存」など掲げて、争ったりせねばならないことがある。

　その仕方のなさは、私の考えでは、身体と社会の基本的なところに発している。人は身体があって生きている。生きていて身体がある。そしてそれは人によって違うし、また一人の一生の中でも異なる。

　例えばその性能がみな同じだったら、各人は同じだけ生産できるだろう。するとほっておいても、人々は等しい暮らしができるように思える。けれども実際には差はある。その性能の差に関わって、暮らし向きが変わってきたり、世話したりされたりということもある。そのことについて、いざこざがたくさん起こっている。同時に「ケア」は、気持ちがよかったり大切なことだともされる。さてどうなっているのか。社会はどうしてきたか。これからどうするか。

　そして、人と人にはできるできない以外にも違いがあって、あるいは違いがあるとされて、それで、あるいはそれが理由にされて、好きだったり嫌いだったりする。もてよう、好かれようと努力するが、どうにもならないところもある。ではどうにでもなったら、なんとでも変えられたら、それでよいだろうか。よい、と言い切れないようにも思える。

　そんなことからも、あるいはそんなことが理由にされて、争いも起こる。社会がこのままでいけないと思う人たちが出てくる。どのようにしたらよい

のか、考えざるをえないことになる。実際、いろいろと考えられたり、争いが起こることになった。それには言葉・文字として残っているものもあるし、そうでない部分もある。そしてそれはもちろん過去のことでなく、過去のことだけでなく、現在のことであり、将来もあるだろう。

　ただ、過去のことが多く忘れられるというだけでなく、今現在起こっていることもまた、たくさん知られていない。知られていないというのは、「研究」の主題になったことがないことも含めてのことだ。

■なぜ穴があいているのか？・1

　しかし、それにしても、である。例えば「障害者」や「病人」や「高齢者」についてはそれぞれについての学問がきちんとあるではないか。たしかにある。そこで既になされているのであれば、新たになにか名乗ったりする必要はない。けれど、すきま、どころではない大穴があいている。だから、「学」だとか、でないとか言う以前に、するべきことがある。だからやっている。それにはわけがある。

　なおしたり、よくしたり、補ったりする実践がありその実践の学がある。それは供給の側の学、「業界」の学であってきた。その学は必要である。すくなくともたくさん必要な部分がある。「技」はきちんと伝承されるべきであり、磨かれ発展するべきであるからだ。医学、社会福祉学、看護学、作業療法学、等々——既に大学院生として関わったことのある人たちのもともとの専門を並べている——は基本そうした学問である。この人たちはやがて、国に資格を作ってもらったり自分たちで作ったりし、業界を形成し、客をとり、本人や家族や社会・国家から金を払ってもらってそれを職業にした。その業界を維持し拡大することも目標になる。自らの「専門性」が主張される。

　もちろんそこでも、お客さん第一、本人第一ということは言われはする。そして、お客にとってよいことが自分たちにとってもよいという、双方に益のある幸福な場合があることは否定しない。それはよいことだ。しかしいつもそうなるわけではない。

　まず、どんな人も様々な部分をもっているが、支援する側は、支援する相

手の、支援を必要とするその面を見る。それ以外の様々な部分は見られない傾向がある。それ自体は悪いことではない。はしからはしまで他人に見られねばならないいわれはないからだ。ただ、供給側が見るのは、多くどのぐらいうまくいったかであり、ときには（目の前からいなくなってしまえば）それも見ないことがある。相手（利用者）の側にかかる負荷は、さらに気にしないことが多い。たまに自分たちの知識や技の過去について、また人や組織の足取りについて書くことがあるが、それは多く、だんだんと立派にだんだんとよくなってきたという話であることが多い。医学は失敗の連続の歴史であってきたなどと言われることもあるが、それは今がよりよいことを言う際の前置きのようなもので、具体的なところは（振り返っても無駄なことであるとされ）多くの場合に忘れられる。

　失敗された側は、弱ってしまうかもしれず、そのまま死んでしまうかもしれない。そんなに深刻でなくとも、よけいなことをされているかもしれない。さらに、それをよけいなことと思えなくされているかもしれない。自分たちの側のことが消えていくと、さらに弱くさせられてしまうことがある。これでは困ることがある。だから、商売にならなくても、あるいはならないからこそ、ほおっておけば等しくない関係が維持され強くなってしまうからこそ、供給側の学でないものが必要だということになる。

　そして提供し利用する、提供者と利用者が接触するその場における非対称性がある。その非対称性には様々な要素があるが、ここではわかりやすいものを一つ。供給者はそれを仕事にしている。学校があり、学費をとって教育をし、そして就職して収入を得ているし、業界・学界を維持するためにその収入を使える。個人にしても、学会費を払うのだって、その給料の中から払う。研究費から払う人だっている。出張費で出かける。

　他方お客の方はどうか。病の多くは一時的なもので、なおれば終わりで、忘れてしまう。あるいはすぐに亡くなってしまうこともある。慢性の病の人、なおらない障害をもったままの人もいるが、それで稼いでいるわけではない。むしろ払っている。それでかまわないこともあるが、それでは不利になることがある。そこで、共通の利害があって集まったり組織を作ったりすることもあるが、たいがいそう金もないなか、それはそれでたいへんで、本業には

なかなかならない。そして忙しかったりする。振り返ったりする仕事をする余裕がない。未来について大風呂敷を広げてみたいとも思うが、明日明後日のための当座のことを言ったりしたりすることに追われる。

　だから、そうした毎日からこぼれて落ちているものを拾い集めるという仕事がある。そこから、なにか役に立つことも言えるかもしれない。すぐには現実的でないが、可能な、まだましな道を描くことができるかもしれない。

　それが別の人たちによってでなく、「実践」に関わってきた同じ人（たち）によってなされることもある。例えば本業の方が定年になって少し時間ができたから、そして／あるいは、大学院などに入ってしまって、学費を払うので無駄にするのももったいなく、無理やり時間を作って、書こうという人もいる。あるいは別の人であることもある。その人（たち）は相対的に時間があるから、後ろについて拾って歩くことができる。また、距離があること、距離をとれることで、かえって見られる部分があることもある。

　■なぜ穴があいているのか？・2

　むろん、業界を背負うことが本業でない学問もある。例えば社会学者は社会で飯を食べているわけではない。人類学者にしても人類を食べているわけではない。何をしてもよいことになっている。ならば、そんな学がやればよいではないかとも思える。実際、私がやっている社会学の方面では、例えば「社会運動論」だとか「医療社会学」といったものには、そんな部分を見ていこうというところがあってきた。実際かなりの蓄積・成果がある。

　さらに例えば「障害学」というのは、より旗幟鮮明に、本人——近頃は「当事者」という、幾分曖昧な言葉が使われることが多い——の立場を打ち出している。実際、私も含め本書に登場する幾人かも含め、そうした学会（日本の障害学会は2003年に設立された）に関係したり、学会誌に論文を投稿したりする人もいる。これ以上学会を増やすなど面倒なことだと思う。いろいろなところに出ていったらよい。

　しかしむしろ、既にある例えばその障害学の、すくなくとも概説書の類に書いてある話はいくらか単調であるように思えるところがある。その「社会

モデル」の主張を極端に切り詰めると、それは、自分の身体でできない部分は（社会がしかるべく負担して）「補えばよい」という話である。たしかにそうして補える部分はたくさんある。普通に人が思うよりたくさんある。けれども、そんな場合だけではないだろう。

　例えば私の身体は痛い。身体の一部である精神が苦しい。そのこと自体を代わってもらうことはできない。代替可能な障害をもつ人、その人たちの学だけでは見えてこない部分があるということだ。精神病とか精神障害だとか、同じ名前がつけられるものの中にも複数の要素がある。少しややこしくなっている。しかしそういう少しややこしいことを考えておく必要がある。

　では立場がそこまではっきりしないあるいはさせない学問についてはどうか。その「分析」はすこしややこしくなるから、別の機会にする。ただ意外に、作られてきたパターン、枠組み――その内容は社会に批判的で反体制的なものであったりはするのだが――に従順であってきたようにも思える。そして、尖ったり波風が立ったところに付き合わせられることが少なかったということもあったと思う。

　相手の「現実」の側でも、対立があるがゆえに、意図的でなくとも、あるいはときに意図的に、ある部分が見えなくなるということもある。とくに裁判などが絡むと――生活の保障をとるかあくまで責任を追求するかという厄介な選択も迫られてしまうこともあって――対立は深刻なものになる。しかし、争っている間は、それを「表沙汰」にすることは「利敵行為」になるから公にはしない。その裁判はやがて終わる。そしてその時には内部に隠されていた対立は忘れられている。そんなことも起こる。

　あるいはまた、なおすのが仕事の人たちがなおすことに疑問をもってしまったことがあるのだが、その自己矛盾的なことをどう引き取るか、どんな落とし前をつけるかわからなくなったりして、なんだか尻すぼみになってしまうこともある。するとその存在は消えかかる、あるいはほとんど消えてしまった。するとそれを対象にすることが難しい。

　しかし、そんなところがおもしろいのではないか。じつは、対立があったり、波が立ったりした部分は、平凡な日常をうまく書くことよりむしろ易しいことがある。そして、あまり知られておらず、「先行研究」がなく、また

次節に書くように、相手が既に頭をしぼって考えてくれてきたところがあり、それをまずはいただけるのだから、「おいしい」。だがそこに出くわすことが少なかったのかもしれない。

　当の業界自体も含め、専門家主義だとか科学主義だとかになにか反省的なことを語って、わりあい単純に「別のもの」に予め肯定的なところがある。自分たちが全面に否定されることがない限り——そんなことはまず不可能だ——使えるものは使うことはかまわないとなる。むしろ歓迎される。「べてるの家」とかそんなものをもちあげることは、なにかよいことであるとされている。出張費で見学に行ったりする。しかし、それでなにかが変わったりはしない。わざわざ尖った話を丸く収める必要はない。（それより、なぜそれが受けるのかを考えた方がよいのではないだろうか。ちなみに、こんなことを言うと、すぐ誤解されるのだが、私はそこの実践に否定的ではない。）

■楽できる、時間が稼げる、が結局考えることになる、それに助言する

　「自分で考えよ」と先生たちは言う。おっしゃるとおりだ。しかしそんなことを言われても…、と多くの人は思うだろう。だが、今述べたように、実際に既に考えられたことがある。多くの人たちが長い間、そしてやむをえずまじめに考えてきたり、議論し喧嘩してきたその歴史がある。私たちはひとまず（あまり）頭を使わず、それを調べることができる。自分の頭を使う代わりに、あるいはその前に、人（人々）の頭を借りるわけだ。そしてその他人（たち）の方が長く、そして仕方なくまじめに考えてきたということもある。自分の頭を使ってみたって、すぐになにか出てくるなどそうはない。

　楽できるなら楽できた方がよい。こうしてまず、あったこと、今起こっていることをもってくる、調べるという仕事がある。そんなことがたくさんできる。だからやろうということだ。そしてそうやって調べている間に、そしてそれが論文になってしまったりしている間に、そして時間を稼いでいる間に、そこから自分が、あるいは誰かが考えることが生まれることもある。

　その手前で、人々が何をしてきたのか考えてきたのか、ともかく、その記

録・記述が圧倒的に足りていない。日本だけのことではない。今は光州大学の教員をしている鄭喜慶（ジョン・ヒギョン）は、センターのある大学の大学院（先端総合学術研究科＝先端研）に韓国からの留学生として最初にやってきた人でもあったが、歴史、彼女の場合は運動史研究を始め、そして博士論文（鄭［2012］）を提出した。そしていま東アジアという範囲で進めようとしている企画の始まりは、彼女が企画・調整した2008年10月23日の「日韓障害者運動史懇談会」という、とても小さな集まりだった（写真はその時のポスターに使ったもの）。かの国ではそんなに歴史研究が評価されないとも聞く。しかしそれはなされるべきことであり、研究業界はともかく、来日してくれた1960年代前半生まれの活動家の語る歴史はたいへん興味深いもので、その人たち自身がその自らの足取りを大切にしていることがわかった。日本側からはDPI（障害者インターナショナル）日本会議の三澤了（2013年逝去）も参加された。そうした記録・記憶を収めた論文がこの国の研究科に提出されたことは誇ってよいとだと思う。

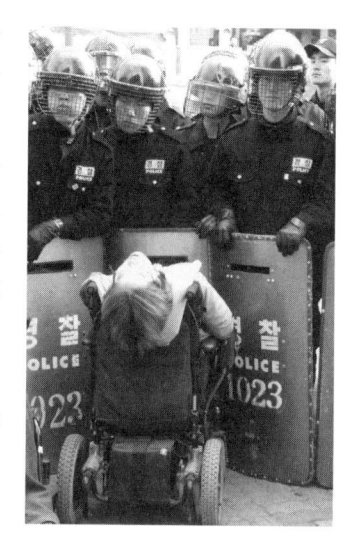

　調べること、考えること、それは一人でもできる。すくなくともわが国の学的達成の今日的な水準をみるならば、かなりのことはできる。ただ、その一人ひとりの人は、自分はじつはできるということをまずなかなか思えないということがある。それは一方では、一人きりでいるからということもあるし、他方では、大きな流れ・世界、業界・学界のなかにいて、それとすこし違うことを思っている、やろうとしているのだが、心細いということもある。そこで、やったらできましたという見本を提示されると、そうか、やれるのか、と思うところがある。本書も、そんなところがあって作られたのかもしれない。

　できてしまうというそのことは、同輩・先輩たちの仕事を見て、ということもあるが、研究・教育をなりわいとしてきた人たちが言えることでもある。

序　章　15

ではどんな具合にやっていくのか、手助けすることもできる。
　少なくない人たちには、まったく手持ちがないというのでなく、なにかがある。だからやってみよう、とも思う。だが、そこで何をするかを考えることがある。第1章の最初に引かれるのは人工透析に関わる有吉玲子の本だ。筆者は実際透析を行なっているクリニックで働いてきた人で、そこでの現状や将来に関わって気になることがあってきた。ただ、透析をしている人は今どき珍しくはない。自分でなくとも、周囲に必ず一人二人はいる。つまり人々は既に知っている。腎臓病の人がどんな苦労や不便を抱え、医者の言うことを守ったりすこし守らなかったりして暮らしていることを知っている。
　そこが社会や人間を相手にする学・研究のすこし難しいところだ。つまり人々は人や社会のことを既に知っている。知っているので、それをわざわざそのまま書いてもらう必要はない。日常世界を書くというのはやりやすそうだが、何か新しいことを示すというのは、なかなか、かえって、難しい。となると、どこをどんなふうに調べるかということになる。
　一つ、今がどのように成立したのかという問いの立て方がある。自分の金をさほど持ち出さずに透析を受けられることになったのは45年ほど前のことだが、その時の事情は、腎臓病の全国組織——腎臓病の人は多いから組織も大きい——の役職にある人もそう知らなかったりする。それも当然のことで、そんな活動に関わるずっと以前に起こったことであったりするからだ。そして、大きな組織だから専従で活動できても、その日々の仕事をこなすのがその人の本業である。知らなくて当然だが、知りたいとは思っている。
　そしてそれを調べるのは、たんなる回顧ではない。まずは誰もが少ない自己負担で透析が受けられる今の状態が続くとは限らないし、実際困難になるその兆候もあり、国際的にそうした現実もある。それは未来につながっている。自分が気になっていることを、どんな調査につなげていくのか。まず何を相手にするのか、どんなところに目をつけ、どこを調べるのか。そうした場面に先輩や教員が関わるとよいことがある。
　そして、調べることは、考えることを促すはずである。起こったこと起こっていることはいったいどんなことか。考えたくなる。すると「理論」を学ぼうということになる。

それを「基礎から」、というのは、正論ではある。しかし、一つに、時間は有限である。一つに、理論などと称されているもののある部分は、じつはたいしたことがないこともある。使えるところとそうでもないところと斑になっているところもある。どこから何をもってくるとよいのか。そうした部分は、各々の領域でそれなりに長年仕事をしてきて様子がわかっている（つもりである）教員の手を借りた方がよいことがある。むろん、その見立ては人によって異なるわけで、あまり信じすぎても困るのではあるが、それでもたぶん、使えるものは使った方がよい。

■場があること、実際、多様であること＋密度があったこと

　だから、一人で勝手にやってもかまわない、それはそうなのだが、動きや集まり、場があった方がよいことがある。どのように、ということがある。既に十分に調べられ書かれていることを繰り返す必要もないから、どこらへんに「あき」があるか、どんなやり方がまだ試されていないかを知っておく必要もある。それも一人でできる人もいる。だが他人がいた方がより効率的にその辺りがわかる、無駄な力を使わずにすむということがある。
　ある人とある人と、気になっていることが共通するが違う、違うようで共通するところがある。自分が気になっていること、それに関係するが別の流れのことを知っている人がいると、それを教えてもらったりできる。論文になっていればただ読めばよいともいえるが、じかに話を聞いたり話ができた方がよいこともある。
　このこと自体はあたり前のことだ。ただ、それと加えて、効率的に一つを定めるというのと別の、ときに逆の、しかし結局は役にたつ、そんなことが、場、たんなる場でなく多様性をもつ場には起こる。違うもの、対立するもの、多様であるものが現実に併存する場があることに意味がある。
　このように言うのは、実際そんなことが起こってきたからだ。誰が「生存学」なるものをやっているとか、どこでやっているとか、そんなことはまったくどうでもよいのだが、本書に集められたのは、少なくともいっとき、同じ場にいた人たちの書きものである。本書は、「学」の紹介というより、ま

ずは京都にある小さな場に関わって書かれたものの紹介だ。「生存学研究センター」というものがある。それと別に、学部をもたない、「先端総合学術研究科」という、意味不明な名称の研究科が立命館大学にある。「センター」は本書補章に記すいきさつがあって作られたものであるとともに、その大学院に来た人たちがいて、それで始まったところがある。

　たぶんその研究科は、とくにえりごのみはしていない。すくなくとも私は予め書ける／書けないの判断などできない。ものを調べ考え書くための場所であるからには、その「もと」は持って来てほしいと思うだけだ。それでも、やってみてうまくいかない人は必ずいる。それは仕方がない、途中退場となる。それだけのことだ。当初思っていたのと違うことをすることになったり、やり方を変える人もいる。そこから「成果」は一定の割合で生まれる。

　それだけなら普通の「学びの場」というだけかもしれない。ただまず一つ、「えりごのみをしない」という時、それはどんな性格だとか思想信条だとかを問わないという当たり前のことがあるが、もう一つ、学問領域的な制約・制限が（コアな自然科学系は現在の教員配置的に無理だが）ないということである。「学際的」という語はもう長らく空疎な言葉でしかないが、なんでもよい、というのはよいことだと思う。

　そして入り口がなんでもよいという条件にもかかわらず、というかその条件ゆえに、ある「偏り」がその研究科には生ずることになった。どこかにたまっていた欲望があって、最初に引用した応募書類に書いてあるようなことをやっている人たちがたくさん来ている、これからもやっていくからお金がほしいという、一定の「かさ」と密度をもつ場が形成された。

　そのお客たちを3種類に分けることもできる。さきほど供給側の学問を「くさす」ように受け取れるかもしれないことを言ったが、そうした職業人たちが、大学の教員等含め、けっこうな割合を占める。お金も（相対的に）あり、教員なら学位があることも有利になるという事情もあるだろう。もっともな事情だ。ただ同時に、その仕事に誇りをもっている――やっている以上持つべきだと思う――が、どこか納得のいかないところもある人もいる。それでそのまま一生を過ごしてかまわないのだが、それでは気持ちがわるいという人がいる。あるいは「実践」はおもしろいのに、それに対応する「学」

のほうはそうでもないと感じる人もいる。例えば看護という仕事はおもしろいし生きがいも感じるが、それを看護学が書くとそうでもない。なにか違う書き方がないのかと思う人がいる。

　他方に、「本人」がいる。研究科は 2003 年度から始まったが、例えば、これまで視覚障害がある人が 8 人やって来た。前期課程で卒業し修士号をとった人が 2 人、自営で視覚障害に関わる政策・調査の関係の仕事をしている人と、大学の障害学生支援の職員として働いている人といる。博士号をとったのは 2 人、1 人は大学の教員になった。そして在学中が 4 人、といった具合だ。車椅子の使用者がそれより少し少ないぐらい。精神障害・発達障害の人は、定義によるので何人と数えられないが、よりたくさんいる。なかにはその自覚をもち、その立場で研究しようという人もいる。

　そして、はっきりとした境い目などないし、国籍やら性別に関わる種々を加えるとさらに種々の分け方ができるが、とりあえずいずれでもない人たちがいる。その人たちはその人たちで好きなことをすればよいのだが、さきにあげたような主題、そこからつながること——と言うとほぼなんでも入ってしまうのだが——に関心をもって来る人もいる。最初はそうでもないのだが、だんだんと、さきの二種類の人々のやっていることや言っていることに、ときに辟易としつつ、関心をもつ人たちもいる。

　各々の利害も違うし、発想も違う。互いにむっとすることがある。何かに思い入れる情熱の存在は理解するが、その由縁もその強度も不可解に思われることがある。その差異や不満を口にはしない人もいるが、口にされることもある。今のところあまり大きな喧嘩が起こっているのを目にしたことはないが、ありうるし、あってよいだろうと思う。ここは、たまたま、というかさきに述べたように、なんでもありとしたうえで、集められた教員になにかしらの偏りがあったためか、そんな場としてある。あるいは、ありうる。

　こういうことが大切だと思う。業界の学があって、それに対抗するスタンスの学があって、双方がそれぞれ別に店を開いていても、そんなに面白くはならないように思う。どこが考えどころなのか、争いどころなのか、それがリアルにわかる、感じられるような場があったらよい。生活は平穏であることが望ましいとして、生活をわざわざ生存などと言わない方がよいとして、

序章　19

「学」は尖っていた方がおもしろい。そして、おもしろくなくても、仕方なく見たり考えたりしなければならないこともある。

　例えば、ここしばらくの動向を見ると、数的な調査をしないと——このケース数でいったい何か言ったことになるのだろうかというものもあいかわらず多いのだが——受け入れてもらえないという状況がいくらかは変化し、そして「質的調査」はわりあい単独で行なうことができるということがあって、そこそこの蓄積はある。するとその部分に似たような「研究成果」がたまる。そうした研究がたくさんなされるのはよいことだ。ただ、人間が好きな人は制度のことを知らないことが多い。現場を成立させている条件を見ずに「ケア」が語られたりすると、それでは困ることがある。そんなことはないと、たくさん研究があると思われるだろう。ところがそうでもないのだ。その不足と必要も、臨床と制度、現場と理論といった、分けようと思えば分けられる二つが接触する辺りに現れる。その一端については補章ですこし述べる。

■集めること

　「文系」の場合、大人数で実験やらしないとならないというわけではなく、そのための箱・組織はいらない。大きな数の調査を継続的にしようというなら別だが、そのような分野を専攻する人材は今のところおらず、それが可能な体制もない。一人あるいは何人かが各々様々を進める、ここはそんな場だ。ここまで述べてきたようなことをしよう、せねば、というときに「センター」があることの意味は何か。そのかなりについてはもう述べた。共通性と差異のある人がいて、自らの仕事を豊かにしていける、場合がある。

　もう一つの答は、他とつきあいがあって、それを続ける必要がある意義があるとき、それを引き受け続けるところは必要だというものだろう。これまで、そしてとくにこれから、とくに東アジアという単位でのつきあいを続け大きくしていくということになっている。その窓口がいつのまにかなくなる、しっかりしたものでなくなるというのは、もしその持続的な展開が認められ、相手と約束し、その意義が失われるなら、よろしくない。ただその意義を本当に示せるのはこれからのことになると思う。これまでの企画の一つの概略

はコラムで紹介されているが（→ p.61）、本格的には次の機会にと思う。

　さらに一つ加える。意義は、集めること、それを継続すること、そのものにある。今ある問題は解決されてしまい、なくなった方がよい。忘れてしまいたいこともある。そうして消えていく。そんな部分もあってよいし、ときに、その忘却・消滅はその本人たちにおいて、必要なこともある。けれど、残念ながらたいがいの問題はなくならない。一つ終わってしまったことも、別のところで要り用になるかもしれない。

　しかしこの世の中は、さきほどの趣旨のようなことをしようとする時、それができにくい仕組みになっている。そのことを説明した。まず業界は自らのために組織を作り、維持していくもっともな理由・事情がある。資源もある。だから維持され、さらにあるものは大きくなっていくだろう。しかし他方は、理由があっても、維持していくのが困難な事情があり、資源は少ない。何かに抗議し、得ようとしている人たちも、前向きで、振り返らない。あるいはそれがときに必要なことがわかっていても、その余裕がない。

　そして政府など、金を出すほうの側も、専ら短期的かつ実用的に有用なものを優先するから、単純には前向きでないもの、前向きに見えないものには、消極的であってしまうことがある。

　そして、人は個別に散在していて、それぞれがもっている資源も散在している。すると、複数のものを突き合せてそれで見えてくるものが見えてきにくい。医学に関係するものは医学部の図書館にあるだろう。社会福祉に関係するものはその関係の図書館にあるだろう。しかしそれぞれの間にあったり、それらをまたいだり、また各々の業界で生産された業績でないものは、ない。それを集めること、それを休まないこと、整理しておくことが、複数のものを集積し続けることが、必要になる。具体的になにをしているかしようとしているかについてはコラム（→ p.176）で紹介する。

　そんなところが、少なくとも一つ、あってよい。そしてそれは、持続し継続できることが必須である。いっときの動向、時勢に左右されない恒常的な組織が必要であり、その必要を自らの使命として認め支援する組織が必要である。それができるのは（いくらかは財政的に余裕のある）自らの方針・運営を自らが決めることのできる教育・研究機関、大学ということになる。大学

はいま社会貢献を求められているそうなのだが、本気でそのことを考えるのであれば、この方面への貢献「も」求められる。

■経緯について

　大学院生や修了者によってこれまで書かれた文章の一部を使って、それに短い解説を付して並べるというかたちで本を作ることが提案された。センターの活動は、ここ数年「生存の現代史」「生存のエスノグラフィー」「生存をめぐる制度・政策」「生存をめぐる科学・技術」という分け方で分けてきたので、それに対応させた4章構成とすることにし、それに若干のコラムを加えることになった。

　各章の担当者（執筆者）をまず合議で決めた。そしてセンター専属の教員（特別招聘研究教員）が各章に関係する文章をリストアップし、その文献からどの文章を使い、そのどの部分を使うかは、担当者（章・節の執筆者）の判断に委ねることにし、原稿を書いてもらうことになった。

　その前に序章を置くことはその時点での決定事項だったが、その後、全体のその部分の分量の算段のこともあり、一部を序章にもっていって、それ以外に一つ補章を置くことにした。それは締切を過ぎて決めたことで、ごく短い期間の間に書くことになった。そのせいもあって、記すべきことを多く落としてしまっていると思う。また、生活書院には迷惑をかけることになった。無理を聞いてくださった生活書院・髙橋淳さんに感謝する。

本書の体裁について

　説明したように、本書の大部分は文章の引用で構成されているのだが、その文章内にまた文章の引用があったりする。その関係がわかりやすいようにレイアウトしてもらった。

　文章の紹介者・担当者、編集者がその引用内に注記する場合には〈中略〉という具合に〈　〉を用いている。原著者自身が〈　〉を用いている文章もあるが、区別はつくものと判断してそのままにした。

　引用した文章の注番号は、体裁は☆12といったものに統一したが、その

まま残した。ただし注の文章は略した。もちろん注に重要な記述のある場合がある。ぜひもとの文章にあたっていただきたい。またその注が所謂文献注である場合には、基本的に〈 〉内にその文献を記載した。そして参照されている文献はまとめて、巻末の文献表に並べた。ちなみに、文献表示の方法については基本的にもとの文書に従っており、統一されていない。〈 〉内および序章・補章、そして文献表については、基本的に（表記法としては多数派とはいえない）「ソシオロゴス方式」——例えば「(渋谷 2014)」でなく「渋谷［2014］」のように記す——が用いられている。そして、書名等の文献名を略すためにこのような方式を用い、文献名は文献表で見てもらうのが基本なのだが、本書はどんな本・文章があるのかを宣伝・告知する本でもあるから、両方を併記している場合がある。

　以上細かなことを述べたが、学術論文や学術書というものにおけるこうした表記法にも一定の合理性がある。本書はいささか変則的な本であるために一貫性が保たれていないことをおことわりしおわびするとともに、こういうことをきちんとさせるのは大切であること、そういうことも学術機関・研究機関で学んでもらうことの一つであることを付記しておく。

第1章　生存の現代史

村上　潔

　生存の現代史は、無名の人々の生の歴史であり、闘争の歴史であり、アソシエーションの歴史であり、ネゴシエーションの歴史であり、組織分裂の歴史であり、無名の人々の死の歴史である。それは時に華々しく、時にむなしくもある。世間的にはセンセーショナルに語られる歴史的な出来事が、実はたいして重要な意味をもっていなかったりする反面、一見不毛な、ネガティブなようにしか見えない、運動の「敗北」や「解体」にまつわることがらが、実は現在の運動や理論に大きな影響を与えていたりもする。生存の現代史に取り組むうえで大切なことは、表層的なトピックを無理やり「再評価」することではなく、各テーマの歴史の影に潜む矛盾やねじれの力学を、ありのまま記録し、内在的に、本質的にその意味を剔出し、提示することだ。これは簡単なようでそれなりに難しい。

　本章では、患者運動・障害者運動・介護労働運動という3つのテーマにスポットを当て、それぞれの研究において、どのような現代史の記述がなされているかを確認し、そこで提示されている歴史の内容ならびにその歴史記述自体がもつ意味を評価することを試みる。いずれも「地味」な、ほとんど知られていない題材を扱ったものではあるが、そこから「生存の現代史」の普遍性に通じるなにかを見い出すことができると確信している。

■1　患者運動の現代史

有吉玲子『腎臓病と人工透析の現代史――「選択」を強いられる患者たち』

　本節では患者運動の現代史に関する著作、有吉玲子『腎臓病と人工透析の現代史――「選択」を強いられる患者たち』（有吉［2013］）を取り上げる。

　本書は、医療従事者として透析医療に携わってきた著者が、「生きるために必要な人工腎臓という手段が普及したにもかかわらず、患者が選択する／選択されるという事象が起こっているのはなぜなのか」（p.18）という疑問にもとづき、「人工透析という医療技術の普及過程および患者たちが直面している現状がいかに形成されてきたのかについて、その形成過程を歴史的経緯から検証」（p.20）した成果である。

　ここでは、第4章「患者会の成立――医療を享受するために」の第1節「病院単位の組織から組織拡充への動き」の一部（pp.110－116）を見てみよう。この第4章は、「患者たちが、人工腎臓という医療技術を享受するための第一歩として、病院単位の患者会、そして全国組織の患者会――全国腎臓病協議会――を結成するまでの経緯を、機関誌を中心に明らかに」（p.21）した章である。

　　個人の問題が共有されて
　　　個人が担うには大きすぎる経済的負担は「お金の切れ目が命の切れ目」「保険の切れ目が命の切れ目」と言われた。このような状況は患者・家族、そして医療者にも解決が必要な喫緊の問題と認識され、次第にこの問題を解決するために集まりが作られはじめた。患者同士の励まし合いを中心とした交流からはじまり、1970年ごろからは各地で各々患者会が発足した。患者会について三木は「〔当時――筆者注〕患者会ができていたのは大阪、名古屋、信楽園くらい、あと広島」と言う。富山県腎友会会報『とみじん』第71号〈2005年〉には、1966年頃、日本に透析機器が入り、名古屋の

中京病院で最初の透析が開始され、全国数か所の大学病院で導入され始めたことが記されている。人工腎臓は、東京都や新潟県、愛知県で1965年頃から導入されていたようである。三木は、これらの地域で患者会ができた経緯を次のように語った。

　　新潟の信楽園がなんで熱心だったかというお話を聞いたんですけど、新潟大学の医学部に木下、確か木下内科だったと思いますけど腎臓病に熱心な先生がいて、あの頃ちょうど大学紛争や。ほんで専門医がごそっと辞めるわけですよ。もう大学では透析なんてできひんということで、信楽病院へ腎臓の専門医グループがばさっと移動するわけですよ。そこの信楽病院は私立だから、できるだけ患者さんのためにどうするか、いうことで、夜間透析を始めるんですよ。だから私立で、人工腎の問題に病院長が非常に熱意を持っていたところへ、大学紛争でどうも大学病院でいろんなことができひんということで、お医者さんが、腎臓病の専門医がごそっと来た。

さらに、三木は、患者会発足に向けて地道に活動をしていたある患者のことも話した。

　　〔連載記事には──筆者注〕でてこないけど、秋津君というね、大阪工業大学の学生がおりましてね、これは大阪市立大学病院の透析患者だったんや。彼は学生でしょ。「私は学生だから比較的時間のゆとりがある」いうてですね、透析のセールスというか売ってるエージェントにどこにこれ〔透析機器──筆者注〕を入れたかということを聞くわけです。それで訪ねていくんだ。そこの病院に行って、ほんで患者さんを教えてもらいたいわけね。で、彼はこっちは非常にいい透析をやっておられので、私もあそこでやっているんだけど、ちょっといろいろお話したいので、とかいうて、会の話を少しずつね……彼なんかね、ちょっと足も杖をついて歩いてたりしてたんだけど、その学生がとにかく透析の器械の、メーカーか販売店を通じて、今度どこに〔透

析機器が——筆者注〕はいったとかいうリストを自分で作って、交通費払って訪ねていくんだ。僕はそういうことを知っているから熱心だと。すごい若者がおったよ。どうしても勤務をお持ちの方は昼間動けないし、学生だったら講義のない日があるから。やっぱり組織作りは僕ら〔患者自身——筆者注〕が一生懸命やらんといかんと。だから、大阪市立大学病院で〔聞いて——筆者注〕、このへんでどこにはいったかというのと、そういうメーカーからどこに納入したかっていうのから、京都だったらどこそこまで、行くんや。彼は毎日な、炎天下のなかを、ですよ。

〈中略〉

　透析の効果は顕著であったが、当時の金沢大学では2台の機械に対して60人が待っていた。待っている期間、腹膜灌流（現在の腹膜透析とは異なる）で命を繋ぐしかなく、ほとんどの人が亡くなった。富山市役所によれば、1年間に100人以上が透析を待っている間に尿毒症で亡くなったという。そのような状況で、富山県にも1970年に人工腎臓が設置され、新聞にも「1年に100人も助かる」という見出しで次のような新聞記事が掲載された。

　　富山県にはじん臓が悪化して、尿毒症となり、死亡する人が年間100人以上もあり、対策が待たれていたが富山赤十字病院は〔1970年5月——筆者注〕23日人工じん臓によるじん臓疾患者の治療をはじめた。
　　同日午前10時、糸魚川市、会社員宮島正司さん（23）が林省一郎第一内科副部長と平沢由平新潟大学木下内科講師の操作で最初の治療を受けた。……なお同病院の人工じん臓は、慢性じん不全用のもので、1台4人用のものが2台ある。慢性じん不全用は同病院がはじめて。
　　林省一郎内科副部長は「単なる延命策でなく、治療をうけながら社会で働けることが何より大切なことだ」といっている（富山県腎友会[2000: 18]）。

しかし、ある主婦が医療費の自己負担の問題で自殺をしたことによって、内科医師で県の厚生部長が調査を始めたことや、患者が北日本テレビに出演して実情を訴えたことから、個々が負担する医療費の問題を解決しなければならないという認識がなされはじめた。慢性腎不全患者を救命するために人工腎臓という医療技術を導入したところでは、患者の費用負担の問題や人工腎臓の絶対数の不足が再び死を招くという新たな矛盾が顕在化した。生きることを可能にする医療技術があっても、それだけでは医療を享受し、生きることは出来なかった。このことが新聞やテレビなどメディアを通して、個々の問題から多くの人の共通の認識となり、患者会の結成という形になっていったといえよう。

　患者会は、慢性腎炎の患者が中心となる患者会や透析の患者が中心となる患者会など多様であった。各県のホームページや機関誌から患者会が発足する様子を追うと、早期にできた患者会は東京のニーレ友の会であることがわかる。ニーレ友の会は1970年2月に発足、東京・板橋日大病院腎臓病棟で慢性腎炎の患者を中心に40名でスタートし、設立当初から全国単一団体を目指した会である。当時、慢性腎炎の治療法はなく、安静と食事療法が主であったため入院期間も1年2年とかかり長かった。そのため、透析を受けない状態であっても入院に伴う治療費の負担の問題や差額ベッド（料）の問題が生じていた。

　全国組織結成の中心となったニーレ友の会の会員であり、全腎協結成時の初代事務局長となった笠原英夫は、その時の様子を『朝日市民教室――日本の医療6 立ち上がった群像』の中で、次のように記している。

　　昭和45〔1970――筆者注〕年2月にN大学病院に入院中の患者一同の協力で、自分たちの病気に勝つようにと相励ましあう会「ニーレ友の会」が結成された。ニーレとはドイツ語で「腎臓」の意味である。
　　その頃、病棟の改築で、大部屋に入院中の患者も4人部屋に移されて1人1日2,000円の差額ベッド料をとられるという話がもちあがった。……私たちは病室に集って相談した。死ねといわれるようなも

のではないか。そんな費用を負担できる入院患者は多くない、一生つづく慢性病なのだから、経過をよく知っているいままでの医師からはなれるのがどんなに不安か、病院は知らないはずはないだろう。結局、私たちの希望がいれられて、すでに入院中の患者は転院しなくてもいいことになった。しかし、会の結成をきっかけに、都内や近県の病院の腎臓病患者の会と連絡をとるようになった。会の結成とともに、それぞれの悩みや、共通の問題などが話し合われるようになり、会が精神的なささえになりつつあった（笠原 [1973: 37-38]）。

笠原は毎日新聞社印刷職場に勤めていた。笠原によると、1966 年、25 歳の頃職場の定期検診で腎疾患を指摘され、1970 年にかけて入退院を繰り返していた。入院中、19 歳と 21 歳の青年が、費用の工面が出来ずに人工透析を受けることもできないまま亡くなったことがあった。文面から判断すると 1968～1970 年の頃のことである。

> Ｔ君は 13 歳から 21 歳まで入院生活をしていた。……中略……病気は悪化する一方で、入院していてもこれ以上よくなることは望めない。ただお金があればなんとか人工腎臓による透析で生きのびられる状態であった。当時、その病院にも機械が入り、運転が始まっていたのである。彼の両親も時々医師に呼ばれ、相談をしていたようであった。その結果、人工腎臓による治療をうけるのは財政的に困難であるとのことで、退院が決定した。……このときほど日本の医療体制のまずしさに対して怒りを感じたことはない。この時から、私自身運動を起こさなければと決意した。彼は、退院して数ヵ月で他界してしまった。あとで両親から事情を聞くと、人工腎臓を受けるためには月 50 万円の治療費を半永久的に払う能力があるか？あるならその証明がほしい、といわれたそうだ。場末で小さな雑貨商を営んでいる彼の家ではそんなことはとうてい無理であった。福祉事務所に何度も足をはこんだが、冷たい回答しか得られなかった。いわれることは決まって、あなたのところには「店」がある、「住宅」がある、それがなくなれば、医

療保護を受けることも可能だが——しかし店は生活を保障する、サラリーマンであれば職場にあたるところだ。家だって暮すために必要最小限の広さである。このようなありさまなので、両親は保護を求めることをあきらめ、店を売り、住宅を売り、アパート住いをしても治療を受けさせ生きながらえさせるよう決意したのであったが、その時はすでにもう手遅れで、どうにもならない状態になっていたという。両親の願いもむなしく、努力のかいなくＴ君は帰らぬ人となった（笠原［1973: 34-36］）。

さらに 19 歳のＫ君の話も次のように描かれている。

彼は高校二年生だった。お母さんは高校の教師をしており、母一人子一人の家庭である。遠く九州から、東京のＮ大病院に腎臓の専門医がいるというので、1 人で治療を受けにきていた。彼の病状は入院のときに、すでにかなり進行していて末期的な状態であった。……いよいよ最後の手段（人工腎臓）〔ママ〕にたよらなければならなくなってしまった。当時、私たち患者仲間では、自然食や漢方薬がブームだった。……病気が悪くなっていっても手のうちようのないいらだち〔ママ〕、こんなことから、これらにすがりつき精神的なささえにしていたのだ。自然食の本にはどんな難病も完治する、西洋医学はまちがっている、など、私たち慢性病患者にはこのうえない甘い言葉が書いてある。Ｋ君も医師から最後の通告を受け、自分の運命を知ったのだろう。いくらお母さんが働いても払いきれる治療費ではない。彼は決意して自然食で病気をなおすという病院へ転院していった。……それから 1 ヶ月ぐらいして、私は彼の入院先へ見舞いにいった。そのときはまだ元気だったが、わずか一週間後に亡くなったときいた（笠原［1973: 36-37］）。

笠原は、2 人の死について「日本の医療の貧しさ、福祉の不親切さを思い知らされた」（笠原［1973: 37］）と記している。さらに先述の差額ベッ

ド料の問題に直面し、労働者の立場から立ちあがることを決意した。

　笠原と同じ病院にいた宝生和男もニーレ友の会の会員であった。患者会をはじめる動機となった先の２人の青年のうちの１人について次のような記述を残している。宝生は酒問屋に勤めていたようである（東京都腎臓病患者連絡協議会［1992: 27］）。透析を導入したのは 1975 年であるが、1968 年 42 歳の時に発病し、２年あまり入院生活を送っている。青年の死はこの入院中のことである。後に東京都腎臓病患者連絡協議会（以下、東腎協）の３代目会長となる。

　　数年前、板橋の日大病院には、腎臓病棟が別棟にありまして、一つのフロアが、全て腎患者で占められ、常時 50 人から 60 人位がゴロゴロしていました。……この時にある事件がおきましてトンタ君という 22 歳の青年が急に腎不全になって、人工腎臓にかけなければ生命がおぼつかないような状態になりました。
　　そこに両親が呼ばれまして、まず医療費が払えるかということになりました。驚いた両親が八方駆けずり回ったのですが、１回について５万円かかり、週２回として、22 歳の若さで永久に使ってゆくとすれば、どれだけの費用になるかを考えますとどうにもならない数字でした。どうしたらいいんだとマゴマゴしているうちに、とうとう亡くなってしまいました。……これは、もう考えなくては大変だというのが、そもそもこの会〔ニーレ友の会──筆者注〕を始める動機であったわけです（東京都腎臓病患者連絡協議会［1992: 26-27］）。

　ニーレ友の会は、「結成当初は病院に対する要求活動〔当時の差額ベッドの問題など──引用者注〕を行なっていたが、次第に会員が増え、要求内容も、病院相手では解決できないことがあった。また、全国の患者家族から連絡がはいることも多くなり、病院の患者会という範囲を超えて全国的な会に発展していった」（笠原［1973: 39］、前田［1982: 117］）。また会員は北海道から九州まで全国的に存在したため、機関誌『みちしるべ』を発行していた（前田［1982: 117］）。

1970年5月広島では、広島市土谷病院と呉共済病院の人工透析患者が中心になって全国初の透析患者の会、広島人工腎友会が発足する。「当時の会員数は160人。県庁に陳情に行ったら窓口がなく、『今までにそういう例がありません』とつっぱねられる、人数も少ない、『これでは』と思って新聞にも広告をして全国によびかけた」〈『全腎協』7: 13、1973〉。

　1970年12月には中京病院で患者会が発足し、その情報を知った富山県では赤十字病院の会議室で17名の会員で「人工腎臓友の会」が発足している〈『会報とみじん』71: 6、2005〉。

　患者や家族ではない人たちが発足させた会もある。1971年11月、神奈川県議員連合が発足し、事務局を神奈川県庁衛生部薬務課内に置いた。「神奈川県庁の議員が独自に腎臓病問題などに取り組み」、「〔1971年──引用者注〕12月13日発行の機関誌第1号では『人工腎臓を1日も早く、1台でも多く！』との見出しのもとにトップ記事で扱っている。代表者の鈴木高之さんは『今後も腎臓病関係の人たちと連絡をとる一方、県当局に独自の要望書を提出するほか、県会の厚生常任委員会に問題提起していきたい』と語っていた」（全国腎臓病患者連絡協議会［1972a: 3］）。このように各地で病院を中心とした患者会ができ始めていた。

　このような状況で、発足当初から全国単一団体を目指していたニーレ友の会は、「当時すでに全国で15団体ほどあることを知り、それでは連絡協議会を、と目先を変え」〈『全腎協』4: 3、1972〉、全国組織結成を呼びかけ、全国組織が結成されることになる。

　患者会の活動について、三木は筆者のインタビューにこたえて、「あの頃の患者さんは、飲まず食わずで走り回っていましたね。大阪の府立センターというところ、大阪の腎臓の患者会の打ち合わせ場所だったですけど、そこに行くと、みんな真っ黒な顔して、手に包帯巻いてですね。すぐ、ひとめで透析の患者やとわかったですね。あの頃の患者さんは、自分たちは、社会から支えられて生かされている、と感謝していたですよ」と語った。個々が直面していた問題は、先ず、患者同志に共有され、次第に組織化し、メディアを通して世論にも共有されることになった。

　人工腎臓という先端技術の導入は、生きることを可能にした技術であっ

た。しかし、医療技術の導入だけでは、誰もがその技術を享受することはできなかった。この技術を享受するためには、患者の自己負担の問題、人工腎臓の絶対数の問題を解決しなければならなかったからである。つまり、生存を可能にする新たな仕組みが必要だったのである。

この部分からは、患者会結成に至る要因と経過を確認することができる。まず一読してわかることは、患者会結成の背景には、
・透析医療に関わる多様な行為主体の存在
・透析医療を広範に実施していくことが困難な状況
・「犠牲」＝患者の死

があることだ。厳しい現実のもとで、さまざまな主体が、それぞれの問題意識をもっていて、それらが若い患者の死を契機に連動することによって、患者会ができていったことがわかる。著者は、文献資料とインタビューの結果から、その様相をここに描き出している。

ここで重要な点は、誰か一人、どれか一つの特徴的・象徴的な人／出来事にこの問題を集約させていない点である。本来ばらばらの行為主体が、同じ時期に、それぞれの問題意識で動いていたという、背景の多様性をしっかりと担保した描写になっている。

また、患者会の結成以降の「変化」を続けてくわしく記述している点も重要である。患者会に限らず、あらゆる当事者運動は、当初の想定通りにずっと活動し続けることはない。うまくいかなかったり、想定外のことが起こって、それに対処する必要が生じる。その対処の連続が、結果的に運動の展開の過程になっている。あとからはいろいろと意味づけすることは可能だが——よって往々にして、あとからきれいな一本線の歴史の流れが作られたりするのだが——、その過程そのものをしっかりと記録しておくことは重要である。結果的に、どのような状況や体制がその後の「展開」を準備したのかを明確に判断できる——それによって、どこで／なぜ「間違った」のか、誰の主張が正しかった（のに評価されなかった）のか、がわかる——からである。

患者会運動は、特に「難病」に関する歴史を記述する際には、一般的に重

要なファクターとなる。まったく理想的な展開を見せた患者会運動などというものはなく、たいてい、どこかの段階で変質したり分裂したり解体したりする。そうした過程をどこまで詳細に記述できるかが、研究の質を左右することになる。使える資料を使い、聞ける人から話を聞くという、あたりまえに大事なことが大事である。それだけでなく、当時の政府や自治体の政策の流れや、裁判の判決といったことを運動の過程と突き合わせ、何がどう影響を与えたのを検証する作業も怠ってはならない。当然のことであるが、それらの要素から独立して存在する運動というものは――患者会運動に限らず――ありえないからである。

■2　障害者運動の現代史

定藤邦子『関西障害者運動の現代史――大阪青い芝の会を中心に』

　本節では、障害者運動の現代史に関する著作、定藤邦子『関西障害者運動の現代史――大阪青い芝の会を中心に』（生活書院、2011）を取り上げる。

　本書は、大阪の障害者運動と接点があった夫（定藤丈弘）を長年介護した経験をもつ著者が、「障害者と健常者の心を動かし、共に障害者運動をしている青い芝の会とはどんな会なのか。また重度障害者は、家族が介護できなくなると、施設に行く選択しかなかった頃に、家族や施設を否定して重度障害者の自立生活に取り組んだ大阪青い芝の会の活動とはどんなものだったのであろうか」（pp.23-24）という疑問から、「大阪青い芝の会の運動の成立と展開を追跡し、重度障害者の自立生活運動につながっていった広がりと定着を検証することを目的」（p.24）として、「障害当事者の視点から大阪青い芝の会の運動を明らかに」（p.25）した成果である。

　ここでは、第3章「大阪青い芝の会の運動」の第4節「大阪青い芝の会の障害者運動としての取り組み」の一部（pp.148, 171-181）を見てみよう。

4-1　障害者の自立と解放のための運動
　大阪青い芝の会結成後の1970年代の会の運動は、まさしく障害者の自立と社会的差別との闘いであり、その運動はめざましいものがあった。それは特に重度障害者が街に出て、社会参加していく中で行われた運動で、関西青い芝の会の取り組みの中で行われた。それはまた、優生思想との闘いであり、障害者の自立と解放に向けての闘いだった。
〈中略〉

(4) 川崎バス闘争
　1977年4月12日の青い芝の会による川崎バス闘争では、バスの乗車拒否に抗議して青い芝の会の車イス障害者が全国から集結し、バスを占拠した。神奈川県川崎市で頻発していた車イスの障害者に対する路線バスの乗車拒否に対して、青い芝の会は市交通局と交渉を持ち陸運局に対して、要望書を提出していたが、その後も乗車拒否は続いた。全国青い芝の会はバスターミナルである川崎駅前に集結し、一斉にバスに乗車した。その結果、バスは運行をストップし、この事件はマスコミでも報道された（大阪人権博物館編 2003: 262）。この闘争には、大阪や関西の青い芝の会の障害者も多く加わった。この闘争については、角岡伸彦の著書（角岡 2010: 164-174）に詳しいが、ここでは、それをもとに、大阪の参加者を中心に見ていきたい。このバス闘争に参加した松本信孝は次のように語っている。

　　川崎市に全国青い芝の会の事務所があり、その事務所に行くには駅までバスに乗らざるを得なかった。バス会社は障害者がバスに乗るのにいちゃもんをつけてくる。バス1台につき、車イス1台だけとか乗車するにあたっては介護者をつけるとか、通勤・通学は避けろとかである。なぜ車イス障害者だけ言われるのか、また、バスに乗車するのになぜ何時間も待たなければならないのか。…（中略）…車イス38八台、バス42台を止める。3台バスが続いていたら、前と後ろのバスに乗り込み、真ん中のバスを動けなくし、3台とも止めてしまうと

いう戦略だった。深夜 12 時頃、親に規制されている障害者は先に帰り、親にばれてもいい障害者だけ残っていた。バス側はその寒い夜に、残った障害者にドラム缶の水をかけた[☆102]。しかし、それは報道されなかった[☆103]。

　川崎市にある全国青い芝の会の事務所には、月1回の常任委員会に全国から常任委員が集まっていた。当時常任委員だった白石清春は事務所に行くのに、川崎駅から電車を使うよりバスの方が便利だということが分かって、バスに乗りはじめた。白石によると、最初の頃は、バスの運転手も手伝ってくれていたが、白石に倣ってバスに乗るCP者が増えてくると、運転手が乗車を拒否するようなった。その頃、青い芝の会の全国大会があり、バス乗車拒否を放ってはおけないということになり、「バス乗車闘争」を起こすことが決定された（白石 2001: 163-164）。
　当時、全国青い芝の会の組織部長だった松井義孝は、毎月、会議のために川崎市の全国青い芝の会の本部に行っていた。彼は、川崎バス闘争の責任者だったので、先に川崎市の本部に行き、そこから参加した。彼は「障害者だけの運動でしたが、みんなまさかあそこまでやるとは思っていなかったのではないかな」と語り、この闘争においても横塚の力は大きかったと語った[☆104]。その他の大阪からの参加者は、河野がレンタカーのバスを運転し、そのバスで川崎市のバスターミナルに向かった。河野は、「その頃は、みんなお金がなかったから、バスを運転して、関西の障害者はそのバスで行った」[☆105]と語った。

　当時、ゴリラで活動していた細井清和も介助者として川崎まで障害者に同行した。彼は、「川崎の運動、その前の晩まで、どこに行くかも聞いていなかったですよ。ああ、どこへ行くというのは聞いていました。東京の方へ行くバスで、何時にどこそこ集合。誰々さんの介護をやるようにと、はーいと」。ところが、「占拠するところで、ハーみたいな。聞いてもないし。障害者は知っているんですよ」と語った[☆106]。いつも、ゴリラには、何月何日にどこに集まって、介護していくということだけが伝えられていた。そ

れはゴリラにとってはいつもどおりのことだった。細井は次のように語る。

> 全然聞いていないですよ。泊まりだというのだけは聞いていましたが。泊まりがけで二泊三日というのだけは聞いていました、その時にね。青い芝では、ゴリラは手足、手足っていえば変ですけれども、手足論がゆがんだ形で伝わっているけれども。その時にはね、空気のような存在であり、自分自身の主張するものを実現するために、一緒に動くのが当たり前の人間なわけですよ。一緒に動くのが当たり前の人間に、今からどこそこに行く、何々をするとか言う必要がないから。言われていなかったし。親にそれを言ったら、びっくりするんだけれども。今からバスに乗るんや、乗せてくれと。バスに乗せてくれと言われたことだけなんですよ。だから、バスに乗せたら、僕達の仕事は終わりです。☆107

細井は、バスに乗せる役だったが、その時の様子を次のように語っている。

> 障害者の人を抱えたり、腕をもってバスに乗せたら、みんな怒り出して。バスを止めてしまうし、市民の人からは、胸ぐらをつかまれて文句を言われたりしました。それは青い芝がそういう行動をしようというように決めてやっているのを、青い芝は自分の生きざまを作っていくところに協同していくという意識があったんかな。…（中略）…その当時は、こう僕らも物ではないから、人間ですから、いつも思い悩んでいましたね。一つは、青い芝がやっていることに共感できなければ、続けられないわけですよ。バス問題とかね。☆108

全国から集まった脳性マヒ者は、午後一時頃、「青い芝の会全国会長・横塚晃一の指揮のもとに『我々には、バスに乗る権利がある』とバスの乗車口を目指した」（河野 2007: 179）。介助者は一斉にCP者が乗った車イスを押して、CP者をバスに乗せた（白石 2001: 164）。当時21歳だった斉

藤雅子[109]は、川崎バス闘争に大阪の青い芝の仲間と一緒に参加した。彼女は、その時の経験を次のように語っている。

> 川崎まで行って、車イスのままでバスに乗り込んで、ゴリラの人、健常者の人はさっさと降りた。バスを止めてしまうんですね。30台全部占領して、お客さんみんな降りてくださいと運転手さんが言って、そんで運転手さんも降りてしまった。だからバスは私１人だけ。みんな車イスの人は１人だけ。30台ほどね。（斉藤 2003: 92-93）

彼女は、「バスに乗ったら困る」「座席に座って車イスをたたんでくれ」と言われるのは、「おかしいやないか、足と手と身体をバラバラにしろというのはおかしいやないか」と思って、川崎バス闘争に参加した（斉藤 2003: 93）。斉藤のように大阪から参加した坂本は、この闘争に至った原因は運輸省通達にもあったとし、次のように語っている。

> 運輸省の通達では、…（中略）…、転倒の危険があって、車イスから降りて座席に座ってもらわないと困るとのことだったったけれど、座席に座ったら余計に危ない。僕らは安定せえへんし、車イスに乗った方が安定する。そういうことで、川崎市交通と話し合いもったけれども、結局、運輸省通達も変わらずということで、バスに乗ったらあかん、乗ったら止める。乗客降ろすと決めてきたわけ。…（中略）…。座席に座るより車イスに座る方が、安全という実態があるのに、その実態をバス会社が認めないのはおかしいということで、バス不法占拠をやりました。（坂本 2003: 124）

大阪市では、車イスのまま乗っても文句は言われなかったが、介護者が２人いないと乗りにくかった。坂本たちは、階段やエスカレーターのバリアがあっても比較的利用しやすい電車で移動することが多かった。大阪では、どちらかというと、電車や地下鉄への乗車に関するトラブルが多く、青い芝を含め大阪の障害者たちは、公共交通機関へ改善を求めて抗議する

ことが多かった。そのような流れの中で、先に述べたように、1976年には、亀井らによる「誰でも乗れる地下鉄をつくる会」も結成されていた。しかし、大阪府内でバス以外には移動手段のない地域もあり、バスを含めた公共交通機関をめぐるバリアフリーについての問題は、常に難題としてあった。そのような中で、坂本は、運輸省通達に対して、「おかしい、車イスのまま乗ったらなんであかんねん。乗った方が安全やねん」(坂本 2003: 124)という思いで、川崎バス闘争に参加した。

> ラッシュ時に行ったからね。丸々一日バス止めてもうたから、それは周りの人は怒るわけ。でもなんで闘争しているかという意味が分かってもらえない。これも和歌山の時と一緒で不法占拠で逮捕されて当たり前やとおもうねんけど、逮捕されんとそのまま放置されました。バスのガラスを割った連中もおるけどそこまでやってなんで逮捕されんのと思いました。…(中略)…神奈川を含めて四〇名ぐらいやったかな。まあ、半数ぐらいは関西やったん違うかな。三分の一か半数は大阪、兵庫、奈良、和歌山の連中だったね。まあ、血気盛んやったから。(坂本 2003: 125)

彼は、住民に、「なんでこんなこと起こすんや、施設におったらええのに」と言われた。

和歌山の座り込み闘争の時も、「なんやこいつは」という感じだったように、彼らの訴えはなかなか一般には分かってもらえず、坂本は、これらの闘争で「差別という結果があるのを実感しました」と語っている(坂本 2003: 124)。

川崎駅前でこのバス闘争を見ていた一般市民には、彼らの行動は到底理解できなかった。ある中年婦人は、「アンタたち、バスを止めちゃって、みんな迷惑しているのよ。アンタたちのバスに乗りたいっていう気持ちは、わたしだって分かるよ。でも、こんなところで無理やりバスに乗ることないでしょう。どっか北海道かどっかでやりなさいよ」と語った。

また、ある中年の男性は、介助者に向かって、「オイ、こんなかわいそう

なことをさせるなよ。早く片付けろよ。オレも組合をやってるけど、こんなムチャはしないぞ。早く片付けろよ」と言った。介助者は、「このひとはモノではない。片付けろってなんだ。この行動に文句があるなら、行動してるこのひとに直接話せよ」と反論した。するとその男性は、「いくら言ってもダメだこりゃあ。オレたちが同情してやっても、ダメなんだよ」とその場を去った（河野 2007: 181-182）。

　午後7時20分頃から、バスを占拠していた障害者の排除が警官によって始まった。バス5台に私服警官が乗り込み、それぞれの車両の障害者を引きずりおろした。午後8時過ぎには、車道を占拠していた障害者を排除した。その後、排除作業は進み、午後10時に、青い芝の10数人は車道に出て、交通をストップさせて抵抗した。しかし、午後11時頃には、最後まで占拠していた3台のバスにも私服警官が突入し、障害者たちは皆バスから引きずりおろされた。車内の消火器を吹き付けて抵抗する障害者もいたが、バスから引きずり降ろされ、地面にたたきつけられて排除され、バス闘争は終わった（角岡 2010: 168-169）。

　当時、大阪青い芝の会会長の森は連絡調整のために大阪に残っていたが、川崎バス闘争について次のように語っている。

　　この闘争に対するマスコミの論調は批判的なものが多く、特に横塚さんへの批判は激しかった。また、この運動に加わった在宅障害者の家族の動揺は大きく、それをフォローするのが大変でした。しかし、この運動がなければ、バスや交通の改善は何十年も遅れ、その頃全国で起こっていた車イスの乗車拒否は長く続いていたでしょう。☆110

　松本は、障害者は家族に規制されているから、闘争後、家族の規制で青い芝の会の会員が少なくなったら困るので、和歌山の闘争でも座り込みをする会員については、親との関係が配慮されて選ばれたと語っている。それまで障害当事者によるこのような運動はなく、障害者がこのような形で自己主張することは人々には受け入れがたいものだったと思われる。しかし、それは、障害者にとって重要な交通アクセス問題を社会に知らし

め、大きく前進させたといえる。坂本は、後に、「バリアフリー法案ができて、20年の成果といえば成果なんだけれども、…（中略）…。誰でも乗れるようになったらええやんか。ベビーカーとか高齢者とかね。そのような問題提起をしたのが川崎バス闘争だったと思うんです」と語っている（坂本 2003: 124）。

　健全者の立場で、細井は、このバス闘争を振り返って次のように語った。

　　　この頃の闘争っていうのは、障害者たちだけで闘うという形で、そこが非常に重視されていました。ですから、僕らは何をしに行くかも聞いていませんでした。バスに乗って、鎌倉で一泊して、その後、総本部にいくらしいということで、ああそうですかということで。そこで、着いてみたら、今から障害者がバスに乗るから介護するようにということで。いろんな人が来るかも知れないけれども、言われたとおりに、障害者の言うとおりに動いて下さい、動きましょうという指示だけですから。障害者が俺がこのバスに乗ると言ったら、バスに乗せて下さい。そういう命令系統ですから、はい分かりましたっていって乗せるんです。乗せたらすぐにもめてもめて、そういうパターンでした。☆111

　1970年代、青い芝の会に共感し、その活動の中から社会参加していった若い障害者たちは、社会の中に存在する右に記した出来事を障害者の生命や人権を侵す差別であると実感し、抗議し、社会に訴えていこうとした。それは、青い芝の会の行動綱領の「われらは問題解決の路を選ばない。…（中略）…次々と問題提起を行うことのみわれらの行いうる運動であると信じ、かつ行動する」という趣旨に添った運動でもあった。その運動は他の障害者からも過激と受け取られ、一般には受け入れがたいものだった。しかし、それは障害当事者からの強烈なアピールとして当時の障害者に対する社会の意識を変えていく始まりでもあった。

この部分で、著者は、「全国青い芝の会」の歴史としてはよく知られてい

第1章　生存の現代史　41

る「川崎バス闘争」を、大阪から参加した参加者の視点から再構成している。従来の歴史記述に、別の角度の視点を追加し、より全体像を豊富にすることが試みられている。このように、すでに一定の「通説」が存在しているテーマに対して、別の角度からの記録を突き合わせ、より多面的な「出来事」の記述を作り上げていく作業は、現代史研究の重要な一側面である。それは、必ずしも従来言われていたことを否定したり書き換えたりする強い意味をもつものである必要はなく、従来一枚岩だと思われていた当事者間の関係性のなかに微細な差異や葛藤が存在したことを明らかにするだけでも、十分意味ある作業となる。

　ここで著者は、自身が行なったインタビュー記録の成果を、既存の文献資料からわかる内容に対応させることで、一面的な記述には集約できない当事者の細やかな記憶と感情を掬い取っている。細井の証言は、闘争そのものの激しさとは逆に、非常にクールであるように感じ取れるが、それは、その闘争の戦術や目的が「特別なことでない」という意識がにじみ出ているからだ。そうした意識までしっかりと掬い取る——と同時に、削ぎ落とさない——ことが、現代史の記述においては重要となる。

　この闘争自体は、結果としては半日で終わる。結果だけ見れば「あっけない敗北」ということになる（それは、同章4-1-(2)で描かれている、もうひとつの大きな闘争、「和歌山県立身体障害者福祉センター糾弾占拠闘争」も同様である）。まずはそのこと、つまり形式的には何も勝ち取ってはいないことが、淡々と記される。それ自体は事実として認識しておくべき事柄である。と同時に、ここではこの闘争の意義も指摘されている。ひとつには、長期的に見れば、この闘争が車いすでのバス乗車の実現に寄与したと評価できる、という点である。これを森・坂本の証言から導き出している。もう一点の意義は、この闘争が会の行動綱領の趣旨に沿った行動であったことが確認できることである。つまり、外から見れば「突飛な」「過激な」「理解できない」行動であったとしても、やっている本人たち（健常者も含む）からすれば、一貫した理念のもとに行なった行動であったということである。これは非常に重要な点だが、著者がこのことを明記したことによって、私たち読者はしっかりと意識化して把握できるのである。このように、形式的な出来事の記述だけでな

く、目には見えない実質的な意義を明示することは、現代史を書く者の使命である。

本書からは、もう一か所、別の記述を確認したい。上にも出てきた細井へのインタビュー記録を構成した箇所である。第4章「大阪青い芝の会における障害者自立生活運動」の第2節「大阪青い芝の会におけるゴリラの活動」の一部である（pp.230-228）。

2-1　細井清和からみた大阪青い芝の会の運動（1974年〜）
（1）細井と青い芝の会との出会い
1974年、大学生だった細井は、友人から「重度脳性マヒの人が家にいて、街に出ていく活動をしているから一緒に行ってみないか」と誘われて、一度行ってみようという軽い動機で行き、その後ゴリラとして活動した。学生運動がまだ残っているような時期で、細井は狭山問題に関心をもち、社会の中での差別に疑問を感じていた。青い芝の会との出会いについて次のように語っている。

　　最初、ショックだったのは、CPの人で言語障害の人が多く、何を言っているか分からず、何度も聞き直さなければ分からなかったことです。しかし、僕がそれまで培ってきた社会観と青い芝の会の考えは全く違っていましたが、障害者のことは考えたことがなかったということもあり、抵抗感もなく真っ白な中で青い芝の人たちに会って初めて障害者の中に素直に入っていけました。ゴリラの中には学生だけではなく、働いている人とかいろんな人がいたので、自分の大学だけという狭い均質的なものではなく、いろんな人に触れて話をして楽しかったですね。また、運動が始まった頃で、自分も新しい運動だからいろんなことをやれるのではないかみたいな意識はありました。[119]

細井は最初、障害者運動で何かをやりたいという意志をもっていたわけではなく、活動を続けていく中で、「障害者の世界が自分にあっている」、

「仲間と活動していくことが楽しかった」、「それなりに自分自身を生かす何かができるのではないか」という思いをもった。細井が活動し始めた頃は、「さようならCP」上映運動は終わっており、上映運動には直接関わっていない。上映運動を始めた神奈川青い芝の会の横塚晃一との出会いは、障害者の傍で介助者として彼らの話を漏れ聞くというようなものだった。しかし、横塚と他の障害者との会話は、青い芝の会における障害者主体の大切さについて考えさせるものだった。

「僕らは下っ端でしたが、障害者の介助をしているから、横塚さんと障害者の人が話しているのを傍で聞くことができました。僕が横塚さんの目に入っているわけではないんだけれども、ああこの人が横塚さんか、すごいなという感じでした」とその時の印象を語っている。青い芝の会の事務所の掲示板に貼ってあった、河野秀忠宛の横塚の手紙を見て、「しっかりした考えをもっている人だなあ」と日頃から感じていた。細井が語るその手紙の内容は次のようなものだった。

　例えば、障害者Aと健全者Bが何が正しいかを議論した時に、横塚さんは「私は障害者Aの言っていることを支持する」と言い切っています。それが間違っているか正しいかという考えで進むのではなく、もちろん何が正しいかを求めていかなければいけませんが、「自分は障害者が本当に正しい認識をもつのに一緒につきあう」というのかな、障害者が本当に真実を知らなければ障害者問題は解決しない。Bさんが教えてやるというのでは解決にならない。僕はそうやなあと思う。つまりね、客観的に正しいことは僕たちができるじゃないですか。
　例えば、道を例にあげたら、どちらの道が近道なのかという選択肢がある時、いろんな経験をもっている健全者はこっちの方が近いということをいろんな経験から割り出して分かっている。しかし、障害者は自分の狭い考え方であっちが正しいと思い込んでいるとします。じゃあその時あなたはどっちを支持しますかという場合、健全者の方が論理的で地図からみても明らかなので、健全者の言う道を行きましょうと健全者は言うでしょう。しかし、横塚さんは障害者の間違ってい

る道を支持すると言い切っています。障害者が本当に気づき、経験して次の時にはやっぱりこっちにいかなあかんのやなあって、本当に来るのを待つというんです。そうでないと、障害者はずーっと健全者のことを聞き続けなければならなくなる。

　健全者に教えてもらって問題を解決するのではなく、障害者が自分で経験して気づき、自分で考えて判断して解決していくことがその人の障害者問題の解決なんやという考えを横塚さんはもっていました。それを言い切るあたりがすごいんやね。障害者のプロセスで進まなかったら、本当の解決にはならない。人に教えてもらって、人に解決してもらうというふうになったら、障害者の主体性というものはないという言い方をしていて、すごい人やなあと思いました。☆120

　横塚がそれぞれの場面で障害者を支持し、「あなたがそう思っているなら、私はあなたを信じます」と言えるということに細井は感心した。障害者のことについて何も知らなかった細井にとって、横塚の言う障害者の主体性の尊重は、彼がその後青い芝の会の中で運動を続けていく上で、重要な教えだった。また、それは健全者であるゴリラとして、障害者の主体性を守り、それを育てていくために障害者の手足となって支援していくということを示唆するものでもあった。

　（2）大阪青い芝の会結成当時について──在宅訪問から外出やキャンプへ
　1970年代初め、大阪青い芝の会結成当時は、大阪の地域には、在宅障害者が選挙に参加する運動や、障害児の保育所入所運動、あるいは、サークル・WC（＝ウィール・チェア）☆121のような新しい型のいろいろな障害者のサークルがあり、青い芝の運動やゴリラの運動に、それらの小さないろんな団体が合流し、青い芝の会はそれらを吸収していった。しかし、反発もあり、青い芝の会を出ていく人たちや団体もあった。大阪青い芝の会は、小さい団体を吸収し、一方やめていく人たちもいるという中で大きくなっていった☆122。
　結成時は、介護のいらない軽度の障害者が多く、その中に重度の障害者

が混じっていた。運動は重度の障害者から出発したというものではなかった。この頃のゴリラは、重度在宅者訪問「こんにちは訪問」につきあうとか、健全者だけで障害者宅を訪ねるというような活動が中心になっていた。その様子について、細井は次のように語る。

> その頃は、健全者が差別者だからという話があって、同じ人間というよりも立場の違う人間ということを差別、被差別ということをよく踏まえておかなければならないということをよく言われました。確かに障害者との人間関係といっても、僕らと違う生育の経験をもっているし、立場も違う。☆123

細井を含めてゴリラのメンバーたちは、差別者であることを自覚し、差別のある社会を前向きに変えていこうという発想で運動を担っていこうと考えた。健全者は何をしていけばいいのかというとき、訪問活動や介護をして、地域の中で障害者が生きていける社会をつくっていく実践をしていくことだと考えた。その考えは、「こんにちは訪問」を含む日々の青い芝の会の活動の中でゴリラとして、障害者と接する中で導き出された。

ゴリラの活動初期の1975年頃は、車イスで外に出ている障害者はほとんどいなかった。養護学校に通っていた障害者たちも親が車で送り迎えをしており、また、その頃の養護学校は車イスを使っている重度の障害者は少数だった。

> 僕らの行っている在宅訪問の方たちは就学猶予や免除の人たちが多かったです。その人たちは家から一歩も出たことがないというのがざらでした。仲のいい家族というのは結構多いんですが、親の頭の中でも外に出ないというのは当たり前だったようです。それでも外に出ましょうかというと本人は喜びましたね。☆124

当時、青い芝の会では障害者と健全者の交流を目的としたキャンプの取り組みが始められていた。

その当時キャンプがあったんですよね。ひどいキャンプだったんですよね。今は皆さんきれいな部屋でやってますけどね。ひどいもので、僕らは設営隊で前日行って、縄を張ったり、看板を作ったりしてましたね。何しろクーラーのあるような部屋ではなかったですからね。バンガローみたいな、僕らは掘っ立て小屋のような所に泊まっていました。キャンプに行くというのは大きな取り組みだったんです。なぜかというと、親元を離れるということだけでみんなびっくりだったから。親から離れて生活するということが一日もないので、そういうことはある意味当然なことなんですけれどもね。☆125

キャンプは外出機会に恵まれず、家族以外の人と接することの少ない在宅障害者が、初めて親元を離れて、親以外の介護を受けて生活する経験の場となった。在宅障害者の外出や社会参加はそういうことから始まった。街に出ることから始まり、他人の介護を受けながらキャンプへの参加を経験していき、それは自立生活のステップとなった。細井はキャンプには、第三回から参加したが、それは細井や健全者にとっても多くの障害者に接し、それぞれの障害者の抱える問題を考える機会でもあった。

（3）障害者の社会参加――外出から運動へ
　1970年代は障害者が外へ出るということはあまりなかった。そういう中で、交通機関を利用すると安全を理由に、また店に入ると雰囲気がこわれるからという理由で拒否された。

　その頃は、毎週、毎週、多いときには週に1回や2回、電車に乗ったらトラブルになり、店に入ったら、「他のお客さんに迷惑になるから」と拒否されけんかになっていました。その頃、青い芝はすぐ怒っていましたから。けんかは本人同士にまかせていましたから。介護者が前に出たら怒られますから。障害者が通訳しろといえば、しますが。☆126

障害者は、交通機関とのトラブルでは安全を理由に乗車を拒否された。例えば、バスの場合は、障害者が乗ると危ないと言われた。「介護者がついて、責任をもって乗車するから」と言っても乗車を拒否された。店から出て行けと言われ拒否される。交通機関の乗車拒否は、「安全のため」だとか「障害者のため」だとか言われるが、それは違う、「健全者は障害者を排除している」ということを経験して、青い芝の会の行動綱領は正しいと実感するのだった。

　細井は、青い芝の会の運動がその行動綱領とともに障害者に受け入れられ、広がっていった理由として、当時は障害者への差別が生々しかったことをあげている。また、親には「あんたが大きくなったらどこかの施設に入らなあかんのよ」とか、「私は一日でも長生きして、あんたは私より先に死ななあかんのよ」とか常時言われていたから、将来を楽しいものと実感できないという経験を多くの障害者が持っていた。「障害者は当時青い芝の会で言われていた『親は敵である』という行動綱領から導き出された言葉は、自らの経験の中から理解できるものだった」と細井は語った。

　また、当時の社会は「結婚式や葬式に車イスが来るとは何事や」という風潮にみられるような障害者のいない社会が想定されていたが、細井は「行動綱領は、差別の社会というのはその差別の現実をも反映しているのであり、その差別の現実と闘っていかなければならないということを教えてくれるものだった」と語った。

　細井のゴリラとしての経験から考えてみても、大阪における青い芝の会の活動の中で、その行動綱領は障害者と健全者ともに受け入れられ、その運動を支える理念的支柱だったといえる。

　ここでは、中心的な介護者であった細井が、どのようにして障害者運動に出会ったか、という活動の背景から話が始まり、会の活動でのエピソードへと話が進んでいく。そこには、特にドラマティックな展開はない。しかし、障害者運動の場を「楽しい」と感じた理由であったり、横塚晃一の言葉に感銘を受けた経験であったり、彼が活動を続けていく根本的な動機づけとなる

要素がしっかりと語られている。障害者運動を対象として何かを記述する場合、どうしても運動体の闘争＝出来事だけに注目してしまいがちだが、それを構成していた一人の人物の内面的な部分をライフヒストリーのなかで把握し、それを会の活動レベルの話につなげていく、という有機的な論述スタイルが本書ではとられている。キャンプのエピソードなども、まったく「ひどい」キャンプだったと（だけ）細井は語っているが、その「ひどい」キャンプがもっていた画期的な意味も同時に述べられている。地味な、一見「どうでもいい」活動の記録の裏にある意味を当事者が語っているのだが、この価値に気づき、その意味を開示して提示することは、歴史の書き手の役割である。著者はこのキャンプの経験の意義を「自立生活のステップとなった」と位置づけている。

　また、引用末尾を見ると、ここでも細井が行動綱領を強く意識していることが窺える。このように、一つの運動体を題材としたときに、その理念とメンバーの意識との間の関係性を把握しておくことはつねに必要となる。ここでは、細井が行動綱領に共鳴して運動に関わっていたことがわかるが、であるがゆえに、先に見たバス闘争のような場でも、彼はある意味冷静に、あたりまえのこととして出来事に対処していたのだと想像できる。このように、ある人物の発言を用いて歴史を記述する場合には、その発言者が当時どのような理念や問題意識をもっていたのかをあわせて把握し、明示することが重要になってくる。非常に繊細な作業にもなるし、手間のかかることではあるが、歴史を正確に書くためには必要なプロセスである。

■3　介護労働運動の現代史

渋谷光美『家庭奉仕員・ホームヘルパーの現代史——社会福祉サービスとしての在宅介護労働の変遷』

　本節では、介護労働運動の現代史に関する著作、渋谷光美『家庭奉仕員・ホームヘルパーの現代史——社会福祉サービスとしての在宅介護労働の変遷』（渋谷［2014］）を取り上げる。

第1章　生存の現代史　49

本書は、特別養護老人ホームの寮母（現介護職員）として勤務した経験を もつ著者が、現在のホームヘルパーの前身である「家庭奉仕員」の労働の性 質に着目し、「家庭奉仕員制度」の変遷を社会福祉サービスの変遷として確 認することで、介護労働の位置づけとその普遍的特性を明らかにすることを 目指した研究の成果である。従来の議論を批判的に検討し、「家庭奉仕員の 労働は、主婦なら誰でもできるとされていたのではなく、就労を必要とした 女性が担い手に設定され、当初から厳しく、かつ特別な配慮が必要な労働と して位置付けられていた」（p.276）ことを明らかにした意義は大きい。その なかでも著者が特に注目したのが、これまで過小評価されてきた、1970年 代の家庭奉仕員による正規職員化闘争である。それは「労働環境を、家庭奉 仕員自ら変革していく過程」であって、「社会福祉労働に携わる様々な職種 の労働者と連帯し、推進された運動」であり、結果、「雇用形態や待遇の改 善が、勝ち取られて」（p.278）いったが、これは「当該自治体の家庭奉仕員 の身分保障の拡大、雇用の安定化に留まらない、重要な歴史的意義をそなえ ている」（p.277）と、著者は評価する。
　ここでは、第1章「東京都での動向」から、その内実がわかる部分を確認 してみよう（pp.181-189）。

1　事業委託の返還

　東京都では、1961年に東京都社会福祉協議会に事業を委託し、家庭奉 仕員制度を発足させた。その非常勤職員として833人の応募者から、24 歳から49歳までの女性65人が採用され、同年度内には、15名が追加採 用され、80名となったという（東京家庭奉仕員二十周年実行委員会 1982b: 15）。家庭奉仕員には、「東京都ホームヘルパー」の頭文字THHのバッジ をつけたダークグリーンの制服と、洗濯ばさみ、裁縫用具、包帯など七つ 道具を入れたバッグが支給された（『朝日新聞』東京1962.1.11）。勤務日は、 月曜日から金曜日までの9時か16時までで、給与は月額13,000円、3 日間の講習を終え活動を開始した。講習後に、家庭奉仕員一同で撮影され た写真では、半数が着物姿という時代であった。

1963年の「民生行政長期計画の構想」では、家庭奉仕員の人数に関して「今年度はさらに、20人を増員し、この事業の拡大強化をはかる」「その規模は、1970年度に260人とする」（東京都 1963: 7.21）と計画されていた。1964年には「家庭奉仕員業務の事業については、東京都社会福祉協議会に委託して実施してきたが、本年度からは、都において直接実施することとした」（東京都 1964: 7-8）として事業が東京都に移管された。

　この返還に関して、東京都社会福祉協議会事務局長（当時）の青柳氏[02]は、「一法人に人事が任されているということは身分の保証が十分ではなく、東社協（東京都社会福祉協議会）としては、都に返上して責任の所在を明らかにして効率的な運営を期待した」（東京都家庭奉仕員二十周年実行委員会 1982a: 13）と説明している。また、社会福祉協議会の林宰次氏は、家庭奉仕員制度が老人福祉法に定められたことを理由に、公的機関の運営が適切であるとされたからだとしていた（林 1972: 97）。東京都民生局老人福祉課長（当時）の石川斉氏は、「大部分を占める居宅老人の孤独を慰めるために、将来もこの仕事はますます重要になり、要求も強くなってくると思われる……都に移管されてからの成果云々という点については申し訳ないが成果があがったとは言い切れない」（東京都家庭奉仕員二十周年実行委員会 1982a: 13）との見解も示していた。

　1964年の「東京都家庭奉仕員制度運営要領」には、業務として、「話し相手、家事の援助、身の廻りの世話等の心のこもったサービス」を無料で提供することにより、公的扶助のみでは果たしえない面の福祉を図ること」という規定が含まれていた。そして、「話し合いの中には、老人福祉指導主事、地区訪問員の手の届かない、老人の健康の増進、厚生、環境の整理等、老後の生活を明るく豊かにする老人の福祉増進の指導も、必然的に含まれる」と考えられていた。

　東京都に運営が移管され、東京都の非常勤職員となった家庭奉仕員は、業務実態を「孤独老人の家事援助という誕生時の仕事に比べ、老人福祉法の制定により、内容も相談助言の面が主になり、精神面健康面の管理から施設入所の仲介指導、更に家事万端までと広範囲なものになった」（東京家庭奉仕員20周年実行委員会 1982a: 23）と捉えていた。この点は、1962

年の東京都社会福祉協議会の事業報告に現れた業務内容と、1969 年の実績との比較による記録から、事業担当局による認識でもあったことが確認できる。掃除・洗濯・縫物・炊事・買物の業務は、1962 年の 65％から 53％に減少していた。その一方で、相談・介護・その他の業務が、35％から 47％に増加していた。このことから、家庭奉仕員の採用基準、業務内容の分析、現任訓練、研修内容まで再検討する必要性があると、認識されていた（林 1972: 89）。「東京都家庭奉仕員運営要領」では、「話し相手」の「生活指導の内容」に、10 項目[03] が挙げられていた。「生活指導の内容」については、「生活相談、健康相談、孤独感の解消、激励等の家庭奉仕員の判断機能を要する部分である」とし、「本業務が単純労務の職員では適当ではない」との点が指摘されていた（林 1972: 94）。

　東京都民生局は 1962 年 1 から、生活保護法の適用を受けている老人、および「ボーダーライン」の要保護老人を対象として、区部に 80 名の老人家庭奉仕員を配置してきた。しかし、当時の地方自治法の一部改正にともなう特別区事務事業移管[04] により、1966 年 4 月からの設置について、特別区に移管した（東京都民生局厚生部庶務課 1967: 70）。東京都は、特別区での家庭奉仕員の設置費の一部を補助した。1965 年度からは、都の補助金により、市町村にも 30 名の家庭奉仕員が、新たに設置されることになった（東京都民生局厚生部庶務課 1967: 70）。1965 年には、東京都の 11 市部に 15 名、1 島部に 2 名の家庭奉仕員が設置された。東京都全体の家庭奉仕員は、区部の 79 名と合わせると、96 名になっていた。

　東京都では、家庭奉仕員事業が、1964 年に社会福祉協議会から東京都へ移管された後に奉仕員互助会が組織された。互助会は、様々な待遇改善の運動にも取り組み、1965 年には、その互助会の活動を基礎として、東京都家庭奉仕員労働組合が結成されている。

　1982 年の「家庭奉仕員制度 20 周年記念決起集会」において、創設時からの家庭奉仕員である日月公子氏は、1963 年当時のせめぎ合いを次のように述べていた。

　　　　非常勤では何の保障もない。何か事が起これば「貴方方は責任がな

いから何も心配することはないのよ」と、我々の言葉は、何一つとりあげていただくことはできませんでした。しかし、現場で働く私共は到底そういうことでは満足できませんでした。何とかして独り暮らしのお年寄りのためにも、もっともっと力を注ぎたい、もっと何かをしてあげたい。事実、それを待ち望んでいるのにとの願いから、みんなで心をひとつにして、先ず、奉仕員互助会なるものをつくり、会員の意見を集結し、初めてものが云える場所をつくりました。これが今日、奉仕員部会の母体となるきっかけとなったものでございます（東京都家庭奉仕員20周年実行委員会 1982b: 14）。

　東京都家庭奉仕員労働組合では、各家庭奉仕員が毎月の給与から100円の組合費を払い、結束を固めていったという。元東京都社会福祉協議会事務局長の林氏によれば、同集会の発言の中で、「都の理事者の中にも、『何で臨対部長は洗濯ばあさんを正職員にしなければならないのか』と、悪辣な口をきいた人も沢山おられた」（東京都家庭奉仕員20周年実行委員会 1982b: 16）という時代であった。家庭奉仕員がまず交流の場を持ち、気持ちを束ねてものが言える力をつける必要があったことがわかる。
　1965年6月10日の新聞記事（東京都家庭奉仕員20周年実行委員会 1982b: 20）[05]は、「このような実態の上に奉仕員の40％は生活をかけ、平均年齢も40代が多く、最近、老人福祉の充実で被保護者の対象者が九千五百名に上って入るため、奉仕員の常勤化！大幅賃上げ（1万円）及び期末手当の支給を要求しているわけである」と報道していた。1982年の記念集会で家庭奉仕員の田中さんは、その報道について、次のように語っていた。

　　（組合結成後）六都の協議会をもって、お互いに連絡を取りながら運動を進めておりました。当時の新聞は、この労働組合結成については、どこの新聞も賛意を表しております。今こそ公務員攻撃の先頭に立っている読売新聞が、その労働組合の結成と、家庭奉仕員の仕事の紹介と、そしてそれについての身分の不安定については、マスコミとして、

これはよくないと規定しております（東京都家庭奉仕員二十周年実行委員会 1982b: 23）。

　新聞記事の内容は、「ホームヘルパーの職務の内容としては、端的にいって家庭の主婦の肩替わり的なものだが、といっても大変なものだ」とし、「話し相手に根気がいる」、「視聴覚器官が衰退しているものが多い上に、血の通った人間関係を望んでいるだけに難しい」、「洗濯や掃除から炊事、入浴、排せつの世話までが任務なのだから、精神的肉体的苦痛は想像を超えるものがあるだろう。その上老人の健康管理や施設入所などについての指導もやらなければならない」、「オーバーワーク気味で事務整理はほとんど自宅に持ち帰っている」実態を問題視していた。その上で、週四日勤務だが、勤務日以外にも望まれれば訪問があり、実質的に一般職と変わりないという福祉事務職員の話を載せ、都の長期臨時職員が加入している失業保険に未加入であることまで指摘した報道であった。

　1960 年代後半は、家庭奉仕員の労働実態も広範なものに変化したとされる時期である。組合結成時の状況は、「世情を反映してのケースも増加（3 月末調で一人平均 6.9 ケース）しており、この仕事はもう奉仕の段階を離れ安定した身分ですべきだという世論も沸いている」（東京家庭奉仕員二十周年実行委員会 1982a: 23）と認識されていた。また、同じく福祉行政で働く仲間として、婦人相談員、母子相談員[06] も 1964 年 3 月末に相次いで組合を結成した。こうして「三者団結という体制も出てきた」（東京家庭奉仕員 20 周年実行委員会 1982a: 23）という組合活動の状況が存在した。

　東京都議会においても、家庭奉仕員の待遇改善と増員実施が討議されていた。1967 年 1 月 20 日の第 1 回定例会では、福村治平氏（当時の民社党協議団員）が、「ホームヘルパーの常勤化」について追及していた（東京都議会 1967: 150）。御子柴博見副知事（当時）は、「ホームヘルパー常勤化の問題でございますが、とりあえず本年度におきましては、その報酬の改定をいたしました。これは、目下区の方とも協議しまして、前向きの姿勢で……協議しております」（東京都議会 1967: 157）と答弁した。この答

弁を受け、福村氏は同年二月の厚生文教委員会でさらに追及を行った。

1968年9月27日の近藤副知事（当時）との団体交渉では、東京都職員労働組合、当時の社会党都議会議員（金子厚生文教委員長、力丸社会党政調会副会長）、家庭奉仕員らが詰め寄った。副知事は「私が財務局長時代に皆さんの切り替えについては、切り替えるという方向で検討を行ったが……三多摩の緑のおばさんの問題で未だに市長との話し合いがつかないため、今次の補正に乗せることができなかった。然し、1968年度においては、円満に身分が切り替えられるように努力したい」（東京都家庭奉仕員20周年実行委員会 1982a: 28）と回答した☆07。これを受け、1968年3月の厚生文教委員会では、1968年度予算案の概要説明において、心身障害者（児）のホームヘルパーの常勤化、老人家庭奉仕員の常勤化によって援護の強化を図ると、三宅泰治民生局長（当時）が答弁した（東京都議会 1968: 23）。また、八巻善雄厚生部長（当時）は、老人家庭奉仕員を1名増やして121名を常勤にするとした（東京都議会 1968: 27）。しかし、現実には年齢が55歳以上の家庭奉仕員は、常勤の臨時職員としての採用となった。

都議会で120名全員の正規職員化が決定したが、1968年度に実施されたのは、東京都23区と、田無市、保谷市、八丈町、神津島村のみであった。1969年度には、日野市、日の出町、大島で、1970年度には町田市、国立、清瀬市で、1971年度には、昭島市、東村山市、国分寺市、東久留米市、五日市町で、正規職員化が実施されていった。

東京都では、1965年度から、23区以外の市町村でも、都の補助金により家庭奉仕員が設置されていった。1968年には、区部89名、市部27名、島部4名の計120名が配属されていた。正規職員化の実施時期が市町村によってずれていたのは、各自治体の諸事情によるのではないかと考えられるが、明確な理由は分からなかった。

この1968年の東京都における家庭奉仕員の正規職員化は、その後、全国の自治体の家庭奉仕員制度の労働の担わせ方にも、家庭奉仕員の取組みにも、多大な影響を及ぼした側面があった。

2　正規職員化闘争勝利の歴史的意義

　　当時の家庭奉仕員や組合の上部だった方々にも聞いてみたが、美濃部都政の時代で、その前年度に母子相談員の常勤化があったので、次はヘルパーだということで常勤化になった。どの方に聞いても、東京都の方で非常勤で働いていた人だったので、都職労の闘争であり、区としては常勤化闘争をしたという認識はなかったということだった。母子相談員の常勤化も都職労の闘いだった（Hさん）。

　このインタビューから、正規職員化闘争は、東京都職員労働組合としての闘争であったことがわかる。東京都内の家庭奉仕員の身分切り替えは、一括して勝ち取られていたが、23区と各市町村の現場レベルでは、上部組織の闘争による成果として、上から降りてきたという意味では温度差があったことも事実である。さらに先行研究においては、時代的背景として美濃部革新都政のもとでの、大都市周辺に限定された労働運動の成果のひとつに過ぎないといった過小評価が正規職員化闘争にはなされており、社会福祉史としてはほとんど取り上げられることがなかった。
　しかしながら、1960年代、1970年代においても、家庭奉仕員に対する不当な扱い、深層的な差別的職業観のあり様など、現実の一端に触れるほど、家庭奉仕員の労働が正規雇用の公務員が担うべき公務労働であると認められたことの意義を再認識せずにはおれない。

　　戦争の爪痕が大きくあった。夫や妻を亡くしたりした人が多く、独居生活を余儀なくされた。結核が大流行したり、新潟の農村では働きがなく、出稼ぎに行ったまま具合が悪くなったりしていた。生活保護を受けなければならなくなったという背景があった。後遺症、障害を持ったまま、戦争で視力を失った傷痍軍人も多くいた。大勢の引揚者の生活保護世帯が、元兵舎で生活していた。訪問先はその兵舎だった。生活保護世帯は、住むところもない者たちという、そういう蔑視の目で見られていた。考えられないような汚さの共同便所、炊事場、壁一つで隔てられた

生活だった。私の担当外だったが、もうひとつの訪問先は遊郭の成れの果て。戦前からの遊郭を、そのまま老後の住居としていた地域。そこで生きてきた人だからまだ生活は良かったが、地元で生きてきた人たちであるにもかかわらず、周りからの偏見など、精神的差別観に苛まれた中での生活を余儀なくされていた。「いい仕事をしていなかったからそうなった」などといわれて暮らしていた（Aさん）。

そして、差別意識に苛まれていたのは派遣先の老人だけではなかった。家庭奉仕員自身も、その職種のために派遣先の老人から差別的な認識による言動、扱いを受けることが多分にあった。そして、所属先に帰れば、他職種の職員からも、不当な扱いがなされる実態もあった。

　非常勤特別職という雇用形態だった。市長と一緒よ。キャリアも評価されないで、10年たった人も今日就いた人も同じ報酬。地下室みたいなところに追いやられ、ロッカーも座る机も無かった。福祉事務所そのものが惨めだったのですよ。出勤簿と一緒で、日誌といってもただ行ってきたということだけの事で、誰のところへいったというだけ。しばらくは、こんな仕事に就いて恥ずかしいなと思った。でも、関わっているとそんなことは言っておられないと思って、机やロッカーを要求した。個々のヘルパーの力なんて全然変化なんて無かったよ。そういう中で働いているヘルパーの援助を受ける人だから、差別選別の時代ですよ。対象者が選別されていたが、その逆もあった。双方からの差別があった。教師をしていた夫の上司から言われたわよ。なぜ家庭奉仕員なんて仕事をされているのですか、早く辞めた方がいいですよ。ご主人の出世にもかかわりますよってね。援助に行けば、老人からも、こんな仕事をするしかなかったのねと蔑まされた（Aさん）。

社会福祉サービスが、社会の最底辺の貧困層、ボーダーライン層の防貧施策として位置付けられていた。家庭奉仕員制度は、対人援助サービスとして、全人格に働きかける、困難を伴う倫理性の高い特性を有する職種で

あった。公的に担われる仕事として創設されたが、そのような職業上の特性はなかなか理解されなかった。市民一般からだけではなく、所属先の職員、さらには援助対象者や家族からも見下され、劣悪待遇を容認し助長するような現実が存在していた。家庭奉仕員たちは業務実態をアピールしながら、自らの待遇改善はもちろん、対象者の生活支援にもっと責任をもって関われる仕事がしたいと訴えた。このようにして援助対象者、同僚の職員、市民への理解を拡大していくことを通じて、正規雇用の職員が公的な責任として担う労働であることを、名実ともに勝ち取った。そのことが、正規職員化闘争の意義である。

　また、本稿では検討していないが、看護婦や保母、婦人相談員、母子相談員、学童養護員等、当時「女の仕事」とされた職種が、それまでの運動を発展させ、成果を勝ち取っていた。彼女らの運動に協働したことも重要な側面である。その点は、今後の検討課題として、家庭奉仕員の取組みに関する分析を、ジェンダー的視点の先行研究を踏まえた、より多角的な視点から把握し報告していきたい。

　引用部前半では、東京都側の動向と、家庭奉仕員たちの動向があわせて描かれている。これによって、単純に闘争を起こした側の意図や意識だけでなく、この闘争を引き起こした条件が、都側の施策によって準備された側面があることがわかるようになっている。こうした、ひとつの出来事の背景にある文脈を丹念に確認することは重要な作業である。対立する両者のパワーバランスやせめぎあいの内実は、必ずしも一方向的な流れのもとに成り立つのではなく、相互行為によって構成されてくるということを意識しておく必要がある。

　そして、もうひとつ注意したいのが、闘争の評価のしかたである。著者は、これをたんなる労働（組合）運動の勝利という位置づけに収斂させるのではなく、社会福祉史的な面で意味をもつ出来事として位置づけることを提起している。それはつまり、社会福祉サービスの労働に対する社会的な位置づけの問題と関わってくるからである。ここで達成されたのは、正当な労働権の

獲得ということだけでなく、この介護労働に対する社会的評価の向上ということでもあった。このような問題設定をすることによって、介護労働の問題と、それに従事する人々の問題とを、連動して捉えることができる。つまり、家庭奉仕員の待遇をめぐる問題は、たんなる労働条件の問題でもないし、たんなる感情・アイデンティティの問題でもない。それらは、社会的な評価とあいまって、本質的に複合的に存在するのである。したがって、それを意識して描き出さなければ、正確な歴史を記述したことにはならない。本書では、一貫して、その複合的な様相が整理されている。

　加えて述べると、本書は、闘争の勝利の意義をたたえるところでは終わらない。その後、家庭奉仕員をめぐる状況は、「業務委託化と非正規雇用化政策の推進」という流れに移行していく。「担い手の変容が日本の性別役割分業を根底とした社会システムのもとでもたらされ、労働の価格破壊にも影響を及ぼし」、た結果、「1970年代のホームヘルプ労働としての到達点を切り崩すことにもなった」(p.238) ことが、東京都の実態の確認から指摘される。つまり「勝ち」の話のあとに「負け」の話がなされる。しかし、その「負け」のなかにあっても、家庭奉仕員の労働運動は継続して展開され、それは「行政による業務のあり方の検討に対しても切り込むような実践」(p.239) であったことが述べられる。このように、勝ち・負けのリアリティはありつつも、その流れのなかでどのように運動が存在し続け、展開していったのかを、表面的な評価とは別に検証している。こうした視点は非常に重要である。先にも述べたように、ある時点でのパワーバランスは、あくまでのその時点でのものであって、その背景や、その前後の連続性を考慮に入れないと適切な評価はできない。そして、最終的に目指されるべきは、時代を通して指摘しうる、本質的・普遍的な介護労働に対する位置づけの摸索である。本書ではそれがなされており、「家庭奉仕員制度において、介護労働を、非正規雇用やパートタイマーで担わせるとしても、担い手の資格の有無にかかわらず、介護労働の特性を体現できる労働環境の整備・保障――業務上の困難に関する検討・研修・研究の機会、スーパービジョン体制等の保障――がなされるようにすべきこと、そして、その点にも本来公的責任がおよぶこと、今後の施策化では、介護労働の特質を体現できるための公的責任が発揮されるべき

こと」(pp.284-285）という問題提起で締め括られている。こうした巨視的な問題設定をつねに手放さずに、歴史を把握し、描いていく叙述スタンスは、なにより強く意識化されるべきことである。

　以上、患者運動・障害者運動・介護労働運動という3つのテーマにおける、生存の現代史の記述を確認してきた。
　いずれも、優れた「記録」であると同時に、その記録されるべき「歴史」を適切に再構築し、ひとつの無理のない「流れ」として記述している点が評価されうる。
　気をつけなければならないのは、「歴史」の「流れ」というのは、当然ながら記述する者が作らざるをえない——その制約から逃れることができない——ものではあるが、であるがゆえに、書き手は、必然的にそこに差し挟まれるべき矛盾や例外や対立線の存在について、つねに敏感でなければならないということである。それらを捨象する——「なかったこと」にする——ことなく、まずは正直に、（運動体の利害的に、また理論を構築するうえで）都合の悪いこともそのまま記述することが必要で、そのうえで「流れ」を作るということになる。と同時に、どう位置づけてよいかわからない、一見価値のつけようがない事柄にも、注意を払う必要がある。往々にして、書き手の「手に負えない」事例や思考や見解というものが、歴史上存在する。また逆に、あまりに些細で「どうでもよいとしか思えないこと」も存在する。それらを全体の歴史のなかに位置づけることは非常に難しいわけだが、できる限り、それはそのまま記述しておくべきである。どこのどんな事例と結びついて、そのことが「意味をもつ」ことになるかはわからないからである。
　歴史において、原則として、できすぎたポジティブなサクセス・ストーリーというものは存在しない。特に、「病」やら「障害」やら「差別」をめぐる世の中の動向や、運動の歴史は、まずもって暗い話——被害を受けた者がさらに被害を受けたり、被害者が別の側面では加害者になったり、被害そのものがないことにされたり、せっかくの貴重な運動が分裂したりする話——が多い。そのことは悲しい事実としてまずある。だが、それはたんに「悲

観的」にしか記述しえないということではない。無理をしてポジティブな歴史を書く必要がないのと同じように、必ずしも暗い事実を暗い歴史として書かなければならないわけではない。「勝ったつもりが実は負けている」ことがあるのと同様に「負けたことが実は意味がある」場合もある。一見とるに足らない出来事が、現在の最先端の運動や理論を先どりしている場合もある。それは、1950〜80年代あたりの「現代史」をいま現在扱う醍醐味でもある。その醍醐味を十分に楽しみながら、ある時点、ある状況における出来事の意味を、まずは記述していく。それを続けていくことで、明るいか暗いかはともかくとして、ひとつの「流れ」ができる。その流れを「歴史」として位置づけることで、あったのにないことにされてきたこと、意味のない無謀な抵抗と思われてきたこと、ばかばかしい不毛な対立と思われてきたこと、などが、歴史的な「意味」をもって我々の前に浮かび上がってくる。そして、さまざまな立場の読み手がそれを受け取り、解釈することによって、現在の思想や運動とつながっていく。これこそが現代史を書くこと、共有することの意義である。だからまずは調べて、考えて、書いて、発表してみよう。

Column

障害学国際セミナー——日韓から東アジアへ

長瀬 修

　障害学国際セミナーは2010年に日韓の障害学の国際研究交流として開始された。日本側は立命館大学生存学研究センター、韓国側は障害者運動を基盤とする韓国障害学フォーラムが中心となってきた。したがって国際セミナーというものの、英語では "Korea Japan Disability Studies Forum" だった。

　日韓でこのセミナーが開始された背景には、2003年からの立岩真也（立命館大学生存学研究センター）の韓国訪問や、生存学研究センターへの韓国からの留学生の存在がある。

　これまでの歩みを振り返ってみると、2010年はソウルで「障害アイデンティティと差異の政治学」、2011年は立命館大学衣笠キャンパスで「被災した障害者の避難をめぐる困難について」、2012年はソウルで「差別禁止法」、2013年は立命館大学衣笠キャンパスで「差別禁止——どこまで／ど

のように可能か／妥当か？」をそれぞれ主要テーマとして開催してきた。このように当初は、日韓の持ち回りで交互に訪問する形態だった（印刷物になっているものとして、川端・吉田・李編［2013］、立命館大学生存学研究センター編［2014］）。

そして、ソウルで「障害と治療」をテーマとして開催した2014年にそれまでの日韓の枠組みに中国が加わった。それは、2013年に生存学研究センターが主催し、私が研究代表者を務めている「障害者の権利条約の実施過程の研究」が共催で開催した「中国と障害者に関する研究会――中国の市民社会における障害者の権利条約への取組に焦点を当てて」に中国の草の根の障害者組織と市民社会組織から計3名を招聘したのがきっかけだった。

その際に、日中の継続的な連携について話し合ったところ、緊張関係にある日中二国間の枠組みは難しいという判断が示された。そこで、すでに実施されていた日韓による障害学国際セミナーに中国も加わってみるのはどうかという話になったのである。日韓とは異なる政治体制の下にある中国の市民社会との連携の難しさがある。

そして、2014年11月のソウルセミナーに参加して有意義に感じた中国側の参加者から、本セミナー開催の中国への誘致という積極的な提案があり、中国での本セミナーが初めて実現したのが翌2015年11月である。

中国側のパートナーはワンプラスワンという市民社会の障害者組織と、同組織に協力しているハンディキャップインターナショナルという途上国の障害者問題に主に取り組んでいる国際的NGO（本部はフランスとベルギー）である。

この「社会サービス」と「障害者の権益保護」をテーマとした北京でのセミナーから英文の名称は "East Asian Disability Studies Forum" に変更され、日韓から東アジアへという変化を反映している。

以下、北京で開催された本セミナーでの私の冒頭挨拶（2015年11月30日）を原文のまま、掲載する。環境面では、大気汚染によって警報が出される中での開催だったが、とても熱く、充実した内容のセミナーだったことを申し添える。

＊　＊　＊

本日、北京で開催される、東アジアを対象とする障害学国際セミナーの冒頭において発言させていただき、大変光栄に存じます。

本セミナーは、日韓の交流として2010年に開始され、昨年のソウルの会議以来、中国の皆様の参加も得られるようになりました。ここ北京で今回、集うことができて私どもは、心から喜んでおります。ホスト役のワンプラスワン、また、ハンディキャップインターナショナル、とりわけ、そのカントリーディレクターのアレサンドラ・アルスーさん、またマギー・サンさんに心より御礼申し上げます。

ご承知のように、日中韓の3カ国の政治指導者、習主席、朴大統領、安部総理がようやく顔を合わせました。うれしく思っています。しかし、政治指導者が会合を持てるから、私たちも会えるということではありません。政治指導者が会わないときですら、私は会わなければなりません。いやむしろ、政治指導者が会わない時にこそ、私たちは会う必要があります。

私が北京を最初に訪れたのは、1988年でした。当時の北京は今日の北京とはまっ

たく違っていました。私は自分の髪の毛について話すのはあまり好きではありません。しかし、30年前に、私の髪は今日の私の髪とまったく異なっていました。脱線していますが、言いたいのは、北京は本当に発展したということです。

　忘れることができない北京訪問があります。それは1992年の1月でした。父親である鄧小平を資本の走狗であると槍玉に挙げていた紅衛兵に迫害され、車椅子生活となった中国障害者連合会主席の鄧朴方氏にお会いしたのです。当時、私は障害者インターナショナル（DPI）のアジア太平洋議長である、八代英太参議院議員に仕えていました。

　その八代氏の名代として、鄧朴方氏が中国政府に対して、アジア太平洋障害者の10年提案を行うように説得するための北京訪問でした。その成果として、アジア太平洋障害者の10年は実現し、権利に基づくアプローチをアジア太平洋で推進するために大きな役割を果たしてきました。

　アジア太平洋障害者の10年があったから、条約のバンコク草案という形で、私たちは障害者権利条約交渉過程に貢献することができました。アジア太平洋障害者の10年があったから、権利を実現するインチョン戦略があります。しかし、アジア太平洋障害者の10年の初期には、障害学そして障害学が生みだした社会モデルへの理解はアジア太平洋においては、あまりありませんでした。

　国際的には、1980年代のはじめから、障害学と社会モデルは影響を及ぼし始めました。たとえば障害者インターナショナル（DPI）は、1981年に社会モデルに基づく規約を掲げて結成されています。南アフリカから亡命したヴィック・フィンケルシュタインは、社会モデルの理論家であり、英国の障害学の創始者ですが、彼がDPIの規約を社会モデルに基づくものにすべく、奮闘したのです。

　日本での障害学の組織化は1999年に開始されました。『障害学への招待』を石川准と私が共編で出したのです（石川・長瀬編［1999］）。もちろん立岩真也が1章を書いています。この本が韓国語に翻訳され、賞を得ていることを私は誇りに感じています。なお、石川准は障害者権利条約の政府報告を審査する、障害者権利委員会に立候補しています。当選すれば、東アジアからは韓国と中国に続き、3人目の委員となります。

　東アジアでは、障害学へ関心が向いてきています。日本の障害学会は2003年に発足しました。今年、韓国障害学会が誕生したことは本当にうれしく思います。台湾など東アジアの他の地域でも、障害学に取り組む新たなグループが生まれています。そうしたグループが将来、この東アジアの障害学セミナーに加わってほしいと願います。

　障害学はその社会モデルを通じて、障害者権利条約の形成に大きな影響を及ぼしました。現在、条約の実施を通じて、私たちが望むようなスピードではありませんが障害学と社会モデルは政府の政策に影響を及ぼしています。

　日本では、2011年の障害者基本法改正において、障害者の定義が「社会的障壁」を含むようになりました。これは、条約と社会モデルに従ったものです。現在では、政府の文書が社会モデルに言及するようになりました。わずか5年前には考えられな

かったことです。こうした変化は心強いことです。しかし、社会モデルを実践に移すこと、たとえば、今回の会議のテーマである、社会サービスの提供や、障害者の権益保護において実践することはたやすいことではありません。そして、まさに困難であるからこそ、私たちは取り組み続けなければならない。確かに困難です。だからこそ、私たちはお互い共有し、お互いから学びあい、お互い助けあわなければなりません。だからこそ、私たちは北京に集い、以前からの友人と再会し、新たな友人を作っているのです。

　締めくくるにあたり、北京のホストの皆様に再度、御礼申し上げます。北京開催を実現するためにマギーさんは本当に骨を折ってくださいました。

　私はこのセミナーに加わり、東アジアの同僚たちと議論を交わすことをとてもうれしく思っています。今日の議論、そしてこれから続く議論を楽しみにしております。

　ありがとうございます。カムサハムニダ。謝謝。

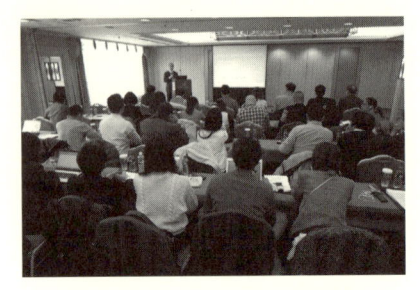

「障害学国際セミナー2015」会場風景

第2章　生存のエスノグラフィー

　障害や病、老いとともに生きること、何らかの異なりを抱えたマイノリティとして生きることをモノグラフにするのが、生存のエスノグラフィーである。生存のエスノグラフィーが主な対象とするのは、障害や病のライフストーリーや、医療や福祉の現場に携わる人びととの日常の悩みや創意工夫を織り込んだ日々の営み、あるいは異なりを抱えたマイノリティとしての生き方や生きぬく工夫などである。

　生存のエスノグラフィーは、文化人類学や民族学の「民族誌」スタイルを採っている論文・著書もふくむが、伝統的なエスノグラフィーの記述スタイルとは大きく異なっているものもある。エスノグラフィーとは現場で生起している事柄を記述する技法、すなわち方法論であるが、調査の手法や記述のスタイルを決めるのは、現場で生起している出来事そのものである。当事者がみずからの生について学術的なモノグラフにまとめることを「オートエスノグラフィー」と呼ぶが、生存学に集う者の中には、みずからが研究者であると同時にみずからも「障老病異」の当事者として、あるいは当事者の家族や関係者として生きてきた／いる人びとが数多く存在する。また長年、医療や介護、福祉や援助の専門家として活動しながら、現場での経験を通して得た問いをみずからの専門を超えて学問的に探究したり、専門家としての自身の活動の意味を問い直すために研究を志す者たちも多い。生存のエスノグラフィーの方法論には、自身の経験を基盤とした文学作品の再読も含まれる。本章の第1節で取り上げるのは、筋委縮性側索硬化症（ALS）に罹患した

母を看取った経験をもとにカフカの『変身』の「再読」を試みた2つの文学的思索である。第2節では、文化人類学の中心的なテーマの一つである「民族」をめぐる議論を取り上げ、異なりを抱えた他者を理解し、ともに生きるために重要となる「何者として生きるか」をめぐる倫理性について考える。第3節では、質的心理学のアプローチをつかって児童養護施設の職員と子どもたちとの日々のかかわりの現場を取りあげ、何気ない日常のかかわりのなかから支援を模索していく方法の重要性を提示する。

■1　ままならぬ身体と文学　　西　成彦

川口有美子「カフカ、『変身』に見られる家族の自立」
田中壮泰「グレーゴルと女性たち──介護文学としての『変身』」

　健康な生き物の「生」は、溌剌として希望にあふれ、さまざまな不安を退ける、すこぶる安泰なもののように見える。であればこそ、人間であれば、その「生」は「労働力」としての社会的な期待に応じるものでなければならず、また時としては「治安＝社会の安全」を脅かす存在として監視対象とされたりもする。
　しかし、そうした「生」には始まりと終わりがある。受精から分娩の直後までと、回復が困難な疾病の結果、行動の自由が奪われる晩年とである。「生命倫理学」が、とくに注目するのは、そうした「生」の両端に位置する時間だと言ってもいいだろう。つまり「生存」そのものが危うい状態にある「生」。それは、単純に危機的な状態にある「生」というだけに留まらない。いつなんどき、「殺害」の対象とされてもおしくない「生」と言ってもいいのである。そこで、その「殺害」を「殺人」とみなすかみなさないかが「生命倫理学」の問題関心につながる。
　私は「東欧」の文学を専門にしているので、若い頃にはじめて読んだカフカの作品は、その後も人生の折々に目を走らせてきた。さいわい戦後に端を発するカフカ人気は今も衰えず、次々に新訳が廉価版で出るようになっているから、その都度読むようにしていると、おのずから回を重ねるようになっ

たのである。

　そして、そんなある日、私は、カフカの代表作だと言ってもいい、そして少し現代文学に興味がある人なら一度は読んだことがあるに違いない『変身』について、次のような文章を書いた。2009年6月のことである。

　生き物はいずれ死ぬ。どんなに周囲から愛され、その存在意義を認められ、その生が産み出す諸効果に周囲が敬意を払ってくれて、その恩恵に浴することがあったとしても、そのような恵まれた状態は永遠ではない。有限である。しかも、その有限性は、生命の有限性とイコールではない。その有限性のすきまに「害虫としての生」という生の様態が巣食うことになる。カフカの『変身』が描き出した生存のおぞましい姿とは、この有限性のすきまを埋める現実のことである。生き物、いやしくも人間をみだりに殺してはならないはずだが、ひとが殺害可能な存在として、しかも猶予つきで暫定的に生かされてしまう時間というものが、私たちの終末期には控えている。死刑宣告を下されていながら死刑執行の時間だけが先延ばしにされる、そういった時間を「害虫の時間」として表出すること。二〇世紀文学のなかで『変身』がなしとげた何よりも大きな達成はそこにあった。（「害虫の生」、『ターミナルライフ　終末期の風景』、西［2011: 7］）

　『変身』の冒頭で主人公は、目覚めたとき、「虫」に「変身」していたと一般には理解されている。しかし、そこで「虫」をあらわすドイツ語は、そもそも形状を示す言葉ではなく「害虫・害獣」――最新の多和田葉子訳の『変身』では《ウンゲツィーファー（生け贄にできないほど汚れた動物或いは虫）》――となっているのである。

　それを目の当たりにした人間を当惑させ、怖気づかせるだけでなく、社会もまたそれを「駆逐」することに合意する存在、それが「ウンゲツィーファー」である。しかも、「駆逐」することには合意しても、だれが「殺害」し、だれがその死骸を「始末」するのか、だれもそんな仕事に好んで手を出すとは思えない。そうした「汚れ」（＝「死穢」とも言う）に塗れた存在が、変わり果てたグレーゴル・ザムザなのである。

　カフカの作品群は長いあいだ「不条理文学」と呼ばれて、「ありそうにもない話」に分類されてきたが、しかし、現実に「ありそうにもない」ような

話であればあるだけ、それはさまざまな現実をひとに想起させる「寓話」になっている。

　こうしたことを考えながら、私は大学院の授業で「カフカ講読」を授業の柱に据え、その主要作品を「終末期の生」や「生の有罪性」（『訴訟』＝『審判』）、「あやうい生」（『失踪者』＝『アメリカ』）、「死刑執行」（『流刑地にて』）、「過労死」（『城』）などの問題につなげて、受講生とカフカを読み直していった。

　そして、その受講生たちのレポートを選りすぐって編んだのが雑誌『生存学』第4号（2011）の「特集：カフカの門の前」で、まず、同特集に収めた川口有美子さんのエッセイ「カフカ、『変身』に見られる家族の自立」（川口[2011]）の冒頭部分を引いておきたい。川口さんは、筋委縮性側索硬化症（ALS）を患われた母を看取られ、『逝かない身体──ALS的日常を生きる』（川口[2009]）で第41回大宅壮一ノンフィクション大賞を受賞され、ALS患者の支援運動にも関わっておられるが、私の問題提起を、彼女は、まさに自身の経験に結びつけることによって、『変身』の「再読」を試みられた。

　　読書による追体験ということは聞くが、体験が読書に影響を及ぼすということもあるようだ。
　　私は1995年に筋委縮性側索硬化症（ALS）を発症した実家の母を12年間の在宅介護の末に看取った後は、全国組織の患者会と東京を拠点とするNPOで支援活動をし、生計はヘルパー派遣会社を経営して立てている。海外で専業主婦をしていた15年前と比べれば、私もコペルニクス的「変身」を遂げたわけだ。
　　そんな私が、懐かしいカフカの『変身』を読んでみた。カフカを手にするのは高校以来であった。すると虫に変身したグレーゴル・ザムザに同情的だった以前の読みは消え、彼の家族の心情に自分の体験や市民的立場を重ねて読んでしまっていた。
　　ある日理由もなく身体が動かせなくなるところなどは、ALSと酷似しているから、神経難病発症の物語として『変身』を読んでみるつもりだった

が、なぜか家族のほうにフォーカスしていき、最後まで読んでしまったのだから、読書とは読み手の体験を反映して主題まで変化するらしい。

　昔は気にも留めなかったが、この小説には家族の変容と在宅介護の息子が細やかに描かれていた。家族介護といえばたいてい「献身」や「愛情」がキーワードだが、この小説中の家族の反応はリアルだ。現実と同じでやがて疲労と我慢が限界に達すると、家族介護には破綻が、虫には「死」がやってくる。

　たとえば、とうとうグレーゴルの妹の堪忍袋の緒が切れる場面。「お父さん、お母さん（p.93）」。妹が口をひらいた。ここからストーリーは急転直下に終局に向かって転じていく。たたみかけるような会話。それまではおとなしく兄グレーゴルの運命に同情し、彼の介護を引き受けていたはずの妹が、なんと最初に口をひらいた。もっとも信頼していたはずの妹の辛辣な言葉にグレーゴルは、心臓に楔を打ち込まれたのも同然だった。

　「もうこのままはダメ。…わたしにはわかる。…このへんな生き物を兄さんなんて呼ばない。…もう縁切りにしなくちゃあ。人間としてできることはしてきた。面倒をみて我慢をしたわ。…」

　矢継ぎ早に繰り出される拒絶。この娘の言葉に父親も同調する。「まったくこういつの言うとおりだ」と。母親は特に責め立てるわけではないが、呆然としたり、咳き込んだりしている。妹はさらに言葉を続けて「縁切りにしなくては」といい、父親の「こいつは言葉がわかるようだ」という言葉には烈しく手を振って遮り「そんなことはありえない」と否定するのである。

　こうして堪忍袋の緒が切れた家族によるグレーゴルの人格否定はエスカレートして続く。

　「どうしてこれがグレーゴルかしら？」「もしこれがグレーゴルなら、人間とこんな動物がいっしょに住めないことに、とっくに気がついている。自分から出て行っている。」そしてもし、グレーゴルが「自分たち家族に対して思いやり深くあるのなら、こんな結果にはならなかったはず」とさえ言ってしまうのである。昔の兄ならこんなにも私たちを苦しめるはずがないと。そして「兄はいなくなるけれど、暮らしていけるし、兄さんのこと

第2章　生存のエスノグラフィー　69

は大切に覚えている。このへんな生き物は、私たちを追い払うのだわ」とまでも。これまでは、兄だと思うからこそなんとか「虫」と共存してきたが、あまりにもこの虫が傲慢なので、これ以上の同居は自分たちの命を脅かすと知り、関係の「破綻」を宣言した妹である。

　さて、このグレーゴルの立場を在宅療養中のALS患者に置き換えてみると、「へんな生き物」は「人工呼吸器」に置き換えられる。患者は「家族に対して思いやり深くあるのなら、人工呼吸器など選択しなかったはずだ！」と言われたようなものである。実際のところ、治療を継続すること、すなわち自宅で24時間人工呼吸器を装着することが、家族の犠牲を前提としている今の日本では、ALSを患った者は家族にとっての巨大な「毒虫」なのだ。共存できないかもしれないというぎりぎりの気持ち、こちらが先に介護疲労で死んでしまうのではないかという危機感を、どの家族も潜在的に抱えている。ところが、グレーゴルというALS患者にしてみれば、生存をかけて愛し頼りにさえしてきた家族から、ふいに関係の断絶を宣言されたことなる。「あなたは以前のあなたではない」と。（川口［2011：114-115］）〔後略〕

　　＊『変身』からの引用は『変身――カフカ・コレクション』池内紀訳、白水ブックスより。ページ数はこの版におけるもの。

　『変身』は、とつぜん「虫」へとさま変わりした独身男性の物語ではあるが、同時に、「変身」した一人の周りで、家族が右往左往しながら少しずつ立場を変えていく、もうひとつの「変身」の物語でもある。少なくとも、主人公が「変身」した時点から、介護の時期を経て、主人公の死へと至ったところでは、両親も妹も、それまでとは打って変わった姿へと大きな「変身」を遂げている。

　そして、この川口有美子さんのエッセイが確実にヒントを与えて、『生存学』5号に掲載された田中壮泰の論文「グレーゴルと女性たち――介護文学としての『変身』」（田中［2012］）は書かれた。私たち、生存学研究センターの知的連鎖が、日本のカフカ研究に一定の貢献を果たしたと言っても過言ではない。

難病の発症の物語は、まさしく発症した人間をとりまく人たちの物語である。その難病の発症前とはがらりと変わった「当事者性」が、病者とその家族につきまとうことになるのである。
　田中論文は、主人公グレーゴルと、おもに女性が担うことになった「介護者」とに等分の力点を置きながら、丁寧に『変身』を読み直していく。かりにそれが「ありそうにない話」だとしても、どこにでもありそうな物語をリアルに想像させる力が『変身』には宿っている。田中の読みは、カフカの生きた20世紀初頭まで立ち返りながら、現代の障害者や難病患者をとりまく現実を読み直す手法としての小説読解として、みごとに成功した一例だと思う。
　文学作品は、しょせん「暇つぶし」のための消費財ではあるが、文学研究を通すことで、それは「批評」的な意味をまとうことになる。これは『変身』を読むことを、現代社会に対する「批評」にまでつなげた、文学研究の醍醐味を記す論文だと思っている。中略部分では、「介護とセクシャリティ」の問題にも切り込んだ意欲的な論文だが、そこに関心がある方には、ぜひ初出の雑誌掲載論文を参照してほしい。

　1　序　〈略〉
　2　誰がグレーゴルか？
　カフカは、『変身』(Die Verwandlung)を書く上で介護の問題をどこまで意識していたのだろうか。注意すべきは、カフカは『変身』を書いていた時期（1912年11月ごろ）に、プラハの労働災害保険局に勤めていたという事実である。そこでカフカが、グレーゴル・ザムザと同様の状況に陥った患者に、実際に遭遇していた可能性は十分に考えられる。
　歴史家の石井香江によれば、当時、労働不能になった人間が、社会保険から年金が生活保障として支払われるために、病気のままでい続ける「仮病」（「詐病」Simulant）が、一種の社会現象として問題視されていた[03]〈石井[2008]〉。当時の労働者たちが実際に怠惰であったというのではなく、そこには労働環境の急激な機械化にともなう人災が大きく関係していた。

1909 年に、カフカが、木材加工の作業場における災害防止技術の向上を訴えた報告書（「木工機械における災害防止措置」）を保険局に提出したことは知られている[04]が、当時、労働環境の急激な機械化にともなって、工場労働者たちの間で（カフカが問題視していたような）機械への巻き込みだけでなく、感電の事故も多発していた。とりわけ電話交換手がその被害に遭った。感電のショックは、しばしば脳に損傷を与え、運動障害や性的不能、食欲不振などの身体的な症状の他に、不安や抑うつ、記憶力低下、不眠などの精神症状を併発させる。その結果、多くの労働者たちが、仕事への復帰が困難な状況に陥った。彼ら・彼女らの症状はひと括りに「災害神経症」（Unfallneurose）と名づけられた。

　この頃の社会保険は疾病保険、災害保険、老齢・廃疾保険、失業保険の四つに分類され、この「災害神経症」は、まさにカフカが担当する労働災害保険の対象に組み込まれる。しかし、実際に「災害神経症」の患者が社会保険の対象となることは極めて稀なことだった。患者に対して彼らの無意識的な「願望」が病気に起因しているとする、フロイトの「疾病利得」の説明が与えられ、大部分の「災害神経症患者」は単なる「仮病」とみなされたからである。石井論文が引用している当時（1929 年）の法医学者（Johannes Noa）の言葉を引けば、「1886 年にドイツで社会保険が誕生して以来、『災害神経症』ほど、保険法医学、後には社会福祉法医学のなかで議論され、解釈が戦わされた病はなかった」という[05]〈石井［2008: 173］〉。

　労働忌避とみなされること。「仮病」を使っているとみなされること。虫になったグレーゴルが真っ先に危惧するのが、他ならぬこの疑いの目であった。

　　　きっと社長が保険医といっしょにやってくるだろう。怠け者の息子のことで両親に文句を言うだろう。保険医を指しながら、どんな言い訳も受けつけないだろう。なにしろあの保険医に言わせれば、世の中には、健康なくせに仕事嫌いの人間しか存在しないのだから。ところで、今回の場合、保険医の言い分はそんなに的外れだろうか[06]〈『変

身／掟の前で』丘沢静也訳、光文社古典新訳文庫 p.36〉。

　グレーゴルを「災害神経症患者」として捉える見方は、あくまで数ある読解可能性の一つにすぎない。ここでは、グレーゴルの「虫」への変身を他人事とは思えない人々が、現実に数多く存在していたということが確認できれば十分である。事故や病気によって仕事への復帰の道が閉ざされ、それでも生きるために治療と介護を必要としていた人々のことである。そして、彼らの存在が急速に社会問題としてクローズアップされていった時代に、『変身』は書かれていた。カフカは、仕事柄、労働災害の被害者を多く目にしていたはずである。そのうちの誰かがグレーゴルのモデルになっていたと考えるのは、あながち間違っていないのではなかろうか。
　しかし、かりにグレーゴルが「災害神経症患者」を含む当時の失業者たちの一人であったとしても、彼の最期をどう説明するかという問題が残る。グレーゴルは結局、保険や医療の恩恵に与ることなく、家族による介護の放棄によって死んでいるのである。

3　『生きるに値しない命を終わらせる行為の解禁』

　グレーゴルの死は家族の問題であると同時に社会の問題でもある。それは家族介護の失敗であり、労働者保護の失敗でもあった。以下に個別的に検討してみたい。
　カフカが生きた時代は、ドイツ語圏でいわゆる社会国家が成立する時期にあたった☆07。19世紀末から20世紀初頭にかけて、ドイツやオーストリアで労働者保護法、保険制度が次々と制定、施行されるが、そのことで労働問題が片付いたわけでなく、逆に新たな問題が労働者たちに突きつけられることになる。そもそも、そこで施行された条例の内容は、経営者寄りの妥協案としての性格を強く持ち、抜け道がいくらでも見出せる曖昧なものであった☆08。だからこそ法学者カフカの仕事が必要とされたのだが、しかし今ここで考えるべきは、法とは別のところにある☆09。
　社会福祉政策を推し進めるドイツ語圏諸国の一連の動きは、とりわけ都市に住む労働者の劣悪な労働環境の改善をもたらしたが、必ずしもそれが

都市労働者の誰にとっても都合のよいものであったわけではない。当時、何が起きていたのかを端的に言えば、国民の健康と安全に対して、国家がますます積極的な介入を行使し始めていたのである。このことで、健康な労働者は国なら保護を受けるが、そうでない者は不利益を被る。「健全な労働者＝国民」の枠組みから零れ落ちる人々は、不健全で不必要な存在として印づけられ、それどころか、後のナチスの政策に見られるように、抹殺の対象になっていった。

まさにこうした契機を示すものとして、精神科医のアルフレート・ホッヘの仕事を位置づけることができる。彼は 1907 年に「災害保険法に関する必要な改革」（Notwendige Reformen der Unfallversicherungsgesetze）と題する論文を発表し、「災害神経症」によって増加した「仮病」を「予防」するための制度改革を唱えたが、この同じ著者が 1920 年、つまり『変身』が書かれた 8 年後に、悪名高い一冊の著書『生きるに値しない命を終わらせる行為の解禁』（Die Freigabe der Vernichtung lebensuwerten Leben）を、法学者のカール・ビンディングとの共著で出版した。

この本の中で、ホッヘたちは自殺の権利の正当性を主張している。正確に言えば、助かる見込みのない病を抱えていながら自殺する意志も能力も欠けているために自殺できない人々に対して、その命の殺害に他の人間が「手を貸す」ことの合法化である。

一見、入り組んでいるように見えるが、結局のところ彼らは「厄介者」（Ballastexistenzen）を排除すべきだと主張しているのである。「厄介者」の具体例として、彼らは癌患者、知的障害者、精神病患者、そして傷痍兵を挙げている。つまり「すべての病弱者」と「精神的には死んでいないが身体組織上はいささかたりとも価値のない者」のことである。そして、そのような人々が、家族や介護者にとって、そして何よりも国家財政にとって重荷になっていると言うのである。ホッヘは、国家を人体と見立て、ある種の人々を悪性腫瘍とみなす粗雑な「国家有機体」観の持ち主であった。

　　国家有機体とは、喩えて言えば閉じた人体のような全体であって、我々医師なら知っているように、そこでは全体の安寧のために用済み

になったか、有害であるような部分は放棄され、切り捨てられるのである[10]〈Binding ; Hoche［1920=2001: 81］〉。

　この本は、クレーによれば、後のナチスの「優生思想」に決定的な影響を与えたという[11]〈Klee［1983=1999: 15-23］〉。もちろん、ナチスの思想史的背景はこれだけで語れるものではない。しかし少なくともここには、ユダヤ人（カフカもまたその一人である）やジプシー、同性愛者、政治犯を除く、後の絶滅収容所に送られる「その他」の人間のリストが、すでにまとめられていたという言うことはできるだろう。そして、仮にグレーゴルが実在していたならば、彼もまた、このリストに入れられていたことは疑い様がない。

　『変身』の執筆以前にカフカが、ホッヘらの論文をどこかで読んでいたのかどうかは分からないが、少なくとも、障害者や病人に対する断種と安楽死を呼びかけて、その保護の廃絶を唱える人々の存在を、保険局に勤める彼が知らなかったはずがないし、この問題をめぐる当時の論文のいずれかを、どこかで読んでいたことは大いにありうる。いずれにせよ、『変身』を同時代の安楽死や断種をめぐる議論とつなげて読むことは、作品に新たなリアリティを付与する上で意味のあることである。

　例えば、安楽死推進派が何としても勝ち取ろうとしていたのが、認知症や昏睡状態の患者など、物言えぬ患者から死への同意を合法的に取りつける方法であったが、『変身』においてもまた、グレーゴルに対して介護の停止を決断する直前に、ザムザ家は、これと同種の患者との意思疎通の問題にぶつかっていた。

　　「こちらの言うことがわかればな」と、父親は質問するような調子で
　　言った。妹は泣きながら激しく手をふって、そんなことはありえない
　　と否定した。
　　「こちらの言うことがわかればな」と、父親はくり返し、不可能だと
　　いう妹の確信を、目を閉じて受けいれた。「話をつけることができるか
　　もしれんのだが。しかし、これじゃ——」

第 2 章　生存のエスノグラフィー　　75

「出ていってもらおう」と、妹が叫んだ。「それしか方法はないよ、お父さん。(後略)」(p.118)

　ホッヘらの主張によれば、グレーゴルは人間の言葉を話さないがゆえに、それだけで生きる意志も、死ぬ意志も、どちらも持ち合わせていないことになる。だからこそ彼(とその家族)の苦痛を早急に取り除いてやるために、他の者が代わりに、その死を手伝ってやらなければならないと言うのである。最終的にザムザ家はグレーゴルに対してネグレクト(廃棄)という処置をとるが、この行為を仕方がないこととして、それどころか、消極的ではあるが、やはり勇気ある「抹殺」だとして賛美する立場が、安楽死推進派の立場である。

　ところで、『変身』はグレーゴルの視点に近い立場から書かれている。したがって、読者は、グレーゴルに死ぬ意志などないことを知っている。それどころか『変身』には、ときには恥をかなぐり捨ててまで生にしがみつこうとするグレーゴルの姿が執拗に描かれているのである。美味しい食べ物や快適な居住空間など、グレーゴルの末期の生は、生きる喜びの探求に飽くことがない。それでも生きていくことがもはや不可能だと感じた時に、ふと自殺の可能性が頭をよぎることはあった。しかし、このような瞬間は誰にでもよくあることである。むしろ、自己が病気になるか生涯を負うかした場合、または老い衰えた場合に備えて、いつでも自殺する覚悟ができている人間の方が、「虫」になったグレーゴルよりも非現実的な存在ではなかろうか。

　つまりグレーゴルは「死の意志」など欠片も持っていないのである。だからこそ、そこに介護者の助力が要請される。「生きるに値しない命を終わらせる」ためには医師か家族の介入が必要なのである。しかし医師も家族の承認を必要とする限り、結局のところ家族が責任を負うことになる。しかも、もし家族がその助力を拒めば、国家倫理に反しているとさえ言われかねなかった。

　より高い国家倫理の立場から見るかぎり、おそらく疑う余地もないこ

とだが、生きるに値しない者を無条件に扶養しようとしてきた努力は行き過ぎだった[12]〈Binding ; Hoche [1920=2001: 81]〉。

　ホッヘとビンディングにしても、国家倫理の名の下に攻撃しているのは、死ねない人々（病人、障害者、老人）の方ではなく、死なせない＝殺さない人々（延命治療を施す意思と家族、介護労働者）の方であった。最初から問題は家族にあったと言える。
　そもそも『変身』は、介護を必要とする人間（グレーゴル）の立場だけでなく、彼の介護を背負い込んだ家族の立場に立って読めるように書かれており、もとより両者を分けて考えていない。なにより『変身』はグレーゴルの死で物語を閉じていない。
　グレーゴルの死後にザムザ家は、長く苦しかった介護労働からようやく解放され、家族そろって郊外へ遠出する。グレーゴルとともに家に縛りつけられていた家族が、家の外へ、「自分たちの新しい夢」へと目を向けるところで、『変身』の物語は終了しているのである。ここに至って読者は『変身』の真の主人公がグレーゴルではなく、実は家族の方であったのではないかと考えるのである。
　介護は家族に押しつけられている。介護労働を抱える家族は不自由に喘いでいる。だから介護は廃絶した萌芽よいという立場がある。しかし、介護を廃絶するための判断と勇気は、やはり家族に押しつけられている。これでは、介護をめぐる家族の問題は解決しないばかりか、介護に関わる責任のすべてを家族に背負わせ、ますます家族を苦境に追いやる結果になってしまっているのである。

4　介護とジェンダー
　ここで注意すべきは、グレーゴルの世話をみたのは妹のグレーテであり、『変身』において介護とは、家族の労働である前に、女の労働であったということである。というよりも、家庭内の労働はすべて、女の労働として描かれた。要介護者のグレーゴルを除けば、父と母と娘からなるザムザ家において、家庭内労働はすべて女性の手で切り盛りされており、そのおかげ

で復職した父は外へ働きに出ることができた。また、グレーテがグレーゴルの介護に従事できたのも、彼女の代わりに家事労働を家政婦たちが引き受けていたからである。

　しばしばカフカは男性中心的な作家であると評される。それに対して、カフカが必ずしも男性中心的な作家であるわけではないことを証し立てる作品の一つとして、『変身』がよく取り上げられてきた。そこで注目されるのはやはりグレーテの存在である☆13。例えばニナ・ペリカン・ストラウスは、論文「変換するフランツ・カフカの『変身』」の中で、『変身』はグレーゴルの家父長の座からの失墜の物語であったと同時に、家庭内でのグレーテが自立してゆく物語としても読め、男女の役割分担の反転がそこに描かれていると言う。グレーゴルは受動的＝女性的な立場にあり、グレーテは能動的＝男性的な立場に立つことになる。つまり彼女は、『変身』において、ジェンダーの両義性と変換可能性が問題になっていると言うのである。ここでは『変身』は、ポストモダン論者によるフェミニズム批判を先取りしたものとして読まれている☆14。

　ところが実際はそれほど単純ではない。男も女もいずれは必ず要介護者になるという運命は共有している。しかし介護になると、それはあくまで女性の役割とされてきたし、現代でもそのような傾向は根強い。両者の立場は非対称なのである。

　カフカは、当時の女性たちが置かれた差別的な労働環境の改善に関心を寄せていたことが知られている☆15が、もしジェンダー／フェミニズムの議論を『変身』と結びつけるとすれば、どのように読むことができるだろうか。

　そもそも介護とは、ジェンダー問題と切り離して考えることはできない。これまで家事や育児、介護、介助などの労働は、ジェンダーに基づく労働の分業体制のもと、女性たちに押し付けられてきたからである。上野千鶴子がその著『ケアの社会学』の中で言うように、「ケアは「ジェンダーまみれ」の用語であり、ケア問題とはジェンダー問題である☆16」〈上野［2011：51］〉。これまで、既存のジェンダー構造に基づいて介護は市場経済からはじき出されてきた。その結果、介護に必要な労働力の慢性的な不足が生じ、

労働力を調達できない家族は、介護を切り捨てざるをえない、という事態を引き起こした。つまり、女性を家庭内労働に縛りつけるジェンダー分離の構造が、事故や病、老いによって動けなくなった者から、持たざる者を排除する、そのような介護の格差構造を生みだしてきたのである。

『変身』に話を戻そう。ジェンダーと介護の問題は『変身』にどう描かれているのだろうか。実際、『変身』の女性描写をきちんと読めば、家族からネグレクトされ、死に至るグレーゴルの結末が、まさに上で述べたジェンダー分離の構造的欠陥が招いた結果であることが分かるようになっている。以下に見てみよう。

変身後、グレーゴルは部屋に監禁状態になるが、そのことで彼は、家の女性たちの姿を終日観察することになった。虫になることで、これまで外にいては見えてこなかった女性たちの「シャドウ・ワーク」が、はじめて彼の眼に可視化されたのである。それどころか、これまで家政婦を含む家の女性たちの生活を支えてきた男が、今度は逆に彼女らの支えを、家族の誰よりも必要とするようになった。

しかし、彼が本当に必要としていたのはグレーテの助力ではなかった。できれば家族以外の人間に会議を担ってもらいたがっていた。それは、家に雇われていた家政婦たちである。

しかしたとえ、店員の仕事で疲れはてた妹が、これまでのようにグレーゴルの世話をするのにうんざりしてきたとしても、母親がそのかわりをする必要はなかっただろうし、グレーゴルもほったらかしにされることはなかっただろう。なにしろ家政婦がいたのだ。この年寄りの未亡人は、長い人生で最悪の状況におちいっても、がっしりした骨格のおかげで乗り越えてきたらしく、実際、グレーゴルのこともそれほど嫌悪していなかった (p.105)。

ところが、彼の望み通りに家政婦がグレーゴルの介護に手を貸すことは一度もなかった。すでに述べたように、グレーゴルの世話はもっぱら妹のグレーテが引き受けたのである。そしてそれは、家族なのだから当然のこととして彼女が会議にあたったというよりも、稼ぎ頭である長男の離職による家庭内の資源不足の問題（家政婦の解雇）が関係していたし、また、

介護はもともと家政婦たちの労働ではなかったからである。家政婦に関して、経済的な問題も含むこの辺りの経緯は、『変身』にかなり詳細に描かれている。
　家政婦は、そもそも家事労働の人手不足を補うために雇い入れられた存在である。しかし、彼女たちは常に家に待機しており、何かあれば介護労働者の手伝いに駆けつけてくることが可能な存在でもある。おそらく雇い主の家に要介護者ができると、家政婦のこれまでの仕事には、さらに別の仕事が上乗せされる形になったと思われる。それもあってかザムザ家の家政婦は、グレーゴルの介護に従事する前に、次々と離職しているのである。
　最初の家政婦「アンナ」は、グレーゴルの「変身」直後の家族の混乱に立ち会ったが、その翌日に家族に暇を願い出た。家を出るときには「涙を流しながら感謝した」という。アンナの次に雇われた家政婦は十六歳の少女で、家族から特別に呼ばれた時以外は、仕事場である台所から居住空間への自由な出入りを禁じられた。彼女をグレーゴルから遠ざけようとする家族の配慮だろう。しかし間もなく彼女は家族から解雇され、その後釜として「大柄で、骨ばった」老練の家政婦が、朝と晩の通いの形式で雇われる。この老家政婦は虫になったグレーゴルと積極的に接触を持とうとするが、ただ彼を「糞虫」（Mistkäfer）と呼んで、ちょっかいを出すためである。グレーゴルの死を最初に発見し、その死体を掃除したのが彼女である。
　このような家政婦の慌ただしい交代劇は、どこであれ、グレーゴルのような「厄介者」を抱えた中産階級の家庭が、必ず直面する出来事であったと思われる。アンナの離職は、ザムザ家にとって相当な痛手であったに違いない。一度定着した家政婦が辞めると、次に気に入った家政婦を見つけるまで、なかなか安定しないものである。そのうえ稼ぎ頭が倒れたことで、ザムザ家は家政婦に対する支払いの問題でも頭を悩ませることになった。住み込みではなくパートへと雇用形態を変えざるをえなかったのである。
　本来、労働力不足を補うためだけでなく、臨時の用事に対応できる余剰労働力ともなりえたはずの家政婦が、このように不安定な状態である。だからこそ家事はもとより、グレーゴルの世話もまた、家の女たちが担わねばならなかった。グレーテが兄の世話を買って出たのは、家族の義務とし

てというよりも、まずは家庭内の労働力の決定的な不足が前提にあったということである。『変身』は、家庭内介護を、自発的な「献身」や「愛情」としてではなく、ジェンダーに基づく労働の分業体制の持つ、構造的な問題として描いていたのである。

5　介護とセクシュアリシティ〈略〉
6　無用さを問い直す〈略〉
7　まとめ
〈中略〉
　ザムザ家において、有用性の世界、すなわち生産労働は、男性が占有していた。それがグレーゴルが変身した後も変わらない。父が代わりに働きに出ているからである。つまり、女性は家に押し込まれ、男性がもたらす資源に依存した状態にあった。そのため、稼ぎ手の男（グレーゴル）が倒れると家の女（グレーテ）は、必然的に介護に従事しなければならなくなる。しかも、家計が危機に瀕すると、グレーテはグレーゴルの代りに賃金労働者として働きに出なければならなかった。すると、介護は決定的に労働力不足になる。
　こうして見ると、男性に依存せざるをえない女性の社会的な位置づけと、介護の不可能性は、同じ社会構造に起因する効果の二つの表れであることが分かる。上野はこの事態を指して、「ケア問題とはジェンダー問題である」と言った。家族からネグレクトされ、死に至るグレーゴルの結末は、もとはと言えば、介護を家族の中に閉じ込め、女性たちに押し付ける構造がもたらした結果であった。
　『変身』がザムザ家の様子を通じて読者に示しているのは、介護が生産労働の枠組みから徹底して排除されている社会構造であり、それが招く最悪の事態である。つまり、これは「告発の文学」としても読めるのである。ある種の人間を無用な存在とみなす人々に対して、そして、ある種の労働を無益とみなす人々に対して、その問題性と過ちを、ここでカフカは告発している。カフカは、保険局員として成しえなかった仕事を、作家として小説の形で成し遂げようとした結果、『変身』という物語を書いたと考える

第2章　生存のエスノグラフィー　81

こともできるだろう。

　本論文は、文学という虚構の芸術もまた、時として、それが虚構であればあっただけ、より濃密な「エスノグラフィー」でありうることを示した論文だと言える。人間の「生」の「両端」で、まさに人間が死に瀕する局面に置かれたときに、その「生」がどのような様態をとろうとするのか、そして、その「死にゆく存在」のまわりで、家族や社会がどのように行動するのか、そういったことが、この論文を経由することで、『変身』という小説を読むだけでも手に取るようにわかってくるのである。

Column

生存学セミナー「目の前のアフリカ」

斉藤龍一郎

アフリカのHIV陽性者運動につながる

　生存学がアフリカに目を向けたきっかけは、2000年前後、南アフリカ共和国、ケニア共和国、コートジボワール共和国、ナイジェリア連邦共和国ほかで広がったHIV陽性者（HIVに感染した人々）自身によるエイズ治療実現を求める運動への注目であった。

　1996年、多剤併用療法（耐性ウイルスの発生を防ぐために複数の薬を併用する治療法）が確立し、先進国では、「死病」であったエイズが「慢性病の一つ」となった。しかし、高価な治療薬へのアクセス、適切な医療へのアクセスがきわめて困難な途上国、とりわけアフリカに集中する後発発展途上国（2000年時点で、一人当たり年間所得が500米ドル以下）では、1996年以降もHIV感染の告知は「死の宣告」にほかならなかった。

　こうした状況に対し、1997年には、コートジボワールのアビジャンで開かれたアフリカエイズと感染症会議でHIV陽性者自身が「我々にも治療を」とのプラカードを会議主催者に提示し、1998年にはエイズ治療実現を求める南アフリカ共和国のHIV陽性者たちが中心となってTreatment Action Campaign（TAC）を起ち上げ、日和見感染症治療薬を国営企業で製造し治療を進めているタイに視察団を送るなどの取り組みが始まった。

　日本では、2001年春、アフリカ日本協議会（AJF）が『エイズとアフリカ資料集』発行を開始し、アフリカにおけるHIV陽

性者運動、エイズ治療薬の特許権問題めぐる国際的な論争を紹介し始めたことが、今日の生存学研究センターの取り組みにつながっている。

2002年、世界中どこであれ必要とする人にエイズ治療へのアクセスを実現することを目的に、新しい国際的な資金メカニズムとして世界エイズ・結核・マラリア対策基金（グローバルファンド）が創設された。2002年夏、現センター長の立岩真也教授は、このグローバルファンドへの日本からの資金拠出拡大を呼びかけるキャンペーンに呼びかけ人の一人として加わった。その後、上記『エイズとアフリカ資料集』を立岩研究室が再刊し、2011年には生存学研究センター専門研究員であった新山智基が『世界を動かしたアフリカのHIV陽性者運動――生存の視座から』を執筆して、アフリカのHIV陽性者運動の意義を紹介している。

生存学の視点とつながるセミナー「目の前のアフリカ」

生存学研究センターは、上記の経緯を踏まえ、2013年にセミナー「目の前のアフリカ」を開始し、アフリカのHIV陽性者運動、ブラインド・サッカーや聴覚障害者の身体表現、ハンセン病治癒者の村と周辺コミュニティの関係など、これまでほとんど紹介されてこなかったアフリカにおける障老病異と共に暮らそうとする取り組みにも焦点をあてようと努めている。2015年3月には、開催した10回のセミナーをもとにセンター報告『アフリカの病・医療・障害の現場から――アフリカセミナー「目の前のアフリカ」での活動を通じて』を発刊した。

2015年度には、第11回「植民地期の狂気：現代アフリカの精神障害を考えるためのプロローグ」、第12回「生物医療・民族・信頼：ナイジェリア・ラゴス州エグンによるマラリア治療の探求」、第13回「「銃を鍬に」――平和構築プロジェクトが果たした役割とESD――」を開催した。

第11回においてアフリカで精神医療に関わった3人の医療者の歩みを紹介してくれた政治学研究者の落合雄彦さんは、精神医療に関心の深い連れ合いさんと一緒にアフリカ諸国へ調査旅行に行くようになったことで精神病院を訪ねるようになり、精神病院での聞き取りなどを通して文献研究と研究者との交流を中心とする政治学研究では出会わなかったアフリカと出会った、と語っていた。日本以上に高ストレス社会であるアフリカでは、精神医療を必要とする人々も多いのではないかという懸念も表明していた。

第12回、第13回は人々のつながり、コミュニティと社会的な集団とのつながりのベースにある信頼・期待がどのようにして形成されるものかを問う内容であった。障老病異と共に暮らす世界を考えることは、人々の間の信頼に基づくつながりの広がり方、育み方を考えることでもある。これからも、セミナーを通して一緒に考えていきたい。

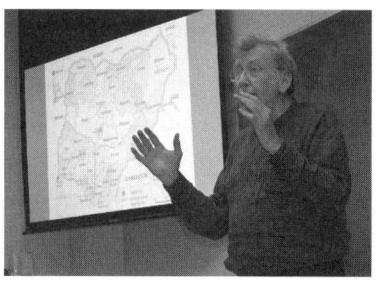

セミナー「目の前のアフリカ」第8回でのマリー・ラスト ロンドン大学名誉教授

■2　名指しと名乗りの民族誌　　小川さやか

石田智恵「「日系人」という生き方、日系人の生き方」

　私たちは、日々異質な他者に出会う。多文化共生の重要性を叫ぶとき、何らかの「集合的な異なり」の存在がすでに前提にされている。同時に、私たちは日々、異質な他者を創造・刷新してもいる。じっさい私たちが日々創り出している人間分節の指標には限りがない。人種、民族、宗教、ジェンダー、階級、政治的イデオロギーといった指標だけでなく、さまざまな障害や病、特定の性的な指向性、「団塊の世代」「ゆとり世代」といった世代、「勝ち組／負け組」「草食系／肉食系」といった無数の流行語も、ある集団とみずからを区別する指標となる。これらの指標にはもともとは偶発的に生みだされたものや、社会関係を円滑にするために便宜的に編み出された「ジョーク」に過ぎなかったものもある。しかし、特定の指標で名指される人びとに固定的なイメージが付与され、それがその人物（集団）の本質であるかのように語られ、結果として、それ以外の方法で彼／彼女をまなざしたり、理解する／しようとする回路が閉ざされたとき、自他を隔てる指標は、差別や偏見の温床、敵対や無関心の基盤となる。

　身ぶりやしぐさを含めた私たちのコミュニケーションの大部分を占めるのは、「あなたは何者であるか」「わたしは何者である」をめぐる応酬である。なかでも「あなたは何者か」と問いかけられることなしに他者から付与された自己像に苦しめられたり、あるいは自分が何者かを表明することを阻まれながら生を紡いでいる社会的マイノリティにとって、みずからが何者として生きるか、何者として生きようとするかは、生存そのものを左右する重要な事柄である。『生存学』第2号に掲載された石田智恵さんの論文「「日系人」という生き方、日系人の生き方」（石田［2010］）は、日本人とも外国人とも異なる「日系人」というカテゴリーがいかに生成したのかを明らかにすることで、人が何者として生きるかの基盤となる「名指し」と「名乗り」の選択をめぐる問いを考えるうえで示唆に富むものである。

よく知られているように、現在日本には多くの日系人が暮らしている。定説では、この移住の流れ、いわゆる「日系人のデカセギ」の始まりは1980年代半ば、ラテンアメリカでは「失われた10年」と言われる異常なインフレの時期にあたる。当初は「Uターン現象」とか「帰還」とか言われていたのだが、「日系人優遇政策」とも呼ばれる1990年の入管法改正を経て移住者の数が増え、日系人たちの生活習慣や振る舞い方、考え方のブラジル的特徴が目立ってくるにつれて「やってきたのは日系人ではなくブラジル人だった」といった、やや皮肉めいた言説がみられるようになった☆02☆03。これに対し、次のような意見もみられた。日系人はそもそも日本人ではなくブラジル人なのだから、そのことを理解しようともせず日本人と同一視して身勝手な法改正を行なった日本政府が間違っていた（だから当然かれらへの支援にかかる負担を追うべきだ）、と☆04。しかし日系人がブラジル人だと言ってしまえるなら、なぜ当初かれらの来日は「帰還」と呼ばれたのか。なぜ日本政府は、日系人を外国人一般から区別して労働者として受け入れるような法改正を行なったのか。答えは、ごく単純化して言えば、日系人はブラジル人よりは何ほどか日本人に近いのだという発想を、政府も含め、当初誰もが抱いていたからだろう。そしてその発想は、現実とずれていた。そのずれに気づいたとき、「やってきたのはブラジル人だった」となる。
　ならば日本人の「日系人」理解は、いかにして現実とずれてしまったのだろうか。そして、なぜ「デカセギ」に至るまで日本人はそれに気付かなかったのだろうか。（石田［2010: 222］）

　石田はこのように問いかけ、「日本語の世界で「日系人」の歴史が「日本人移民史」としてしか書かれてこなかったことが、「日系人」理解のずれに関わっているのではないか」（p.223）と仮説を立てる。一般的に「日本人」から「日系人」へと移行したターニングポイントは、敗戦後にあるとされてきた。だが、日本への帰還という当初の予定を変更せざるを得なくなったという事実だけで、「日本人」が「日系人」になったわけではない。石田は、戦前・戦後のアメリカ、戦後のブラジル、戦後の日本で「日本人」と「日系

人」という区別が重要となった場面を取り上げ、日本人や日系人が実際には異なった内容を指示して立ち現われていたことを確認する。そのうえで「日系人」が現れる際には、その前提として「日本人」が自明視されていることに注目し、「では、日本人でなくなるとはどういうことか」と問いを変換する。この問いを解くために、石田は文化人類学者の内堀基光の議論を援用し、いくつかの論点を付け加える。

内堀［1989］は、「民族」[21]が時代や地域を越えて問題になってくるメカニズムを、これが一種のカテゴリーであることに立ち戻ることで理解する。「日本人」も「日系人」も、人間を何らかの基準に基づいて分類した結果作られたカテゴリーである。この、取るに足らないとも思えることを改めて確認することの重要性は、「分類は認識や行動のために人間がつくった枠組であって、存在そのものの区別ではない」（坂本［1982→2006: 206］）ことを思い出させる点にある。私たちはしばしば、「日本人」のようなカテゴリーを人間の集合そのものと同一視し、その境界も一定したものと思いがちであるが、この態度はここで追っているような問題の理解を阻むものであることをまず確認しよう。

次に、内堀によれば、ひとつの民族が成立する基礎となるのは、その民族を示す「名」である（内堀［1989: 30］）。分類の仕方（分類されている中身）が異なっていても、カテゴリーの名称が同一であることで、民族間の区別やその内実は固定されているとみなされやすい。カテゴリーが設定、固定されるのも、それが変化するのも、そのカテゴリーを示す名の運用（の結果）であると言えるならば、「○○である」ことをめぐる問題は「○○と呼ぶ」ことの問題と読み換えることができる[22]。民族的カテゴリーの設定、すなわちある民族の生成をもたらすのは、民族の名を呼ぶこと、すなわち他者による「名づけ」と、自己による「名乗り」という相互的なプロセスにほかならない（内堀［1989: 31-35］）。他集団と自集団との差異や各集団の独自性は、名乗る主体と名づける主体が相互に認識する自己／他者という関係において有徴化するものであり「基本的には民族分化の過程にお

ける付随現象」（内堀［1989: 37］）である。

　また内堀は、民族というカテゴリーが実体として感じられる要因は、その名が「中間的媒介範疇としてその最も根底的なところでは物質的なものをもたない「民族」に与えられる、唯一ではないが最も効果的な物質代替物」（内堀［1989: 35］）であること、とりわけ「名乗り」に賭けられているものによるという。名乗りとは、その集団の社会的地位が形成され、他者にその差異を表明する過程をなす集合的行為である。特定の人々の間で、他者に向けてと同様に自己に対しても同じ名の使用が繰り返され、それが自己と他者に認められるにつれて、名は疑似物質的なものとなる。そして名が帯びる物質性は、その名乗りが目指す「集合性の意識」を介して実体化へと向かう（内堀［1989: 35-36］）。

　　現在にあるものとしての共同社会に、「名」のもとに過去を備え未来を語りうる民族として実現する可能性が開かれるのである。この可能性が与えられるとともに、民族はあたかも人々の外部にそれ自体として客観的に存在し、また主体的に行為しうるなにものかへと転化をとげる（内堀［1989: 36］）。

　さらに、民族がいくら想像され構築されたものであると理解しても、それへの帰属が原初的なものと感じられるのは、それが「自己保存の問題に、いいかえれば究極的には個体の死の問題にかかわっているからにほかならない」（内堀［1989: 37］）。名があり、その名を共同社会の成員と共に名乗ることは、それへの帰属を意識する個体にとって、自己の有限性を越えた永続性の確認作業となる。こうして、自己の名を不変、不死のものとする願望が「名乗り」を介して民族を固定する作用となる。

　民族的分類を固定するもう一つの重要な作用として、制度化された権力を持つ外部者（当該民族のメンバーでないという意味での外部）が名づけを行なう場合が指摘されている。現代におけるそのような外部者の最たる例は、内堀が「全体社会」と呼ぶところの国家である[☆23]。国家による名づけは、人間どうしの関係を介することなくカテゴリーを介して人を動かすこ

とが可能である（内堀［1989: 32］）。また内堀は明言していないが、国家による分類、名づけとはすなわち成員／非成員の認定であり、その是非が国家内における集団単位での生存の保障にも直結する。民族的分類が他者との関係における自己規定の問題にとどまらない要因の一つがこの固定作用である。加えて、「全体社会の外側の観察者」（内堀［1989: 31］）による名づけが、国家による名づけと共通の性質を持つことにも注意したい。その共通性は、名づける主体自身の分類がその分類に関わらず、名づける相手から名づけられるということが考えられないという点にある。

ここまで内堀の民族論を介して、自己および他者が名を呼ぶという行為の総体が、民族的集団の実体化と動態にかかわってくるということ、さらに、名づけの主体が全体社会以上の位置からなされる場合の作用を確認した。国家によって世界が分割されているという認識を前提とするのではなく、国家に独自の効果も含めて、民族というカテゴリーの人類史的な位置を確定することが内堀の目的だったとすれば、その試みは十全に果たされている☆24。だが注意しなければならないのは、彼の議論は、そもそもひとつの民族が「ある」とみなされる原理について、極めて抽象的に、「理論的仮想といってよい事態」（内堀［1989: 30］）を基に、時間的な順序ではなく論理的な順序に従って進められていることである☆25。

そこで、この議論が「日系人」に援用可能かどうか、別言すれば「日系人」カテゴリーの生成という個別事例が内堀の民族論で捉えられるか否かを検討しなければならない。「日系人」の生成に働いたはずの歴史的かつ具体的な現実をふまえてその生成過程に迫ろうとすると、内堀の論理的な「民族」理解に追加すべき論点が見出される。以下、ひとつずつ検討していく。

第一に、私たちが焦点化しているのが「日本人」の生成でなく「日系人」のそれであることから、いったん社会的認知を受けて浸透した名を転用する「名指し」とも言える別の名の運用を考える必要がある。「日本人」が名乗りの必要のないものとして確立された後に、それを基盤として「日系人」という別の名が生じたとみえることが重要なのである。何であれ必要に迫られ、自己／他者の差異化として名そのものを生み出していく名づけと名乗りの応酬とは異なり、名指しは、その自己／他者関係の外から、誰

でも使えるものとして他者の名がある状態で可能となる。つまりは、名づけが完了した段階で名指しが始まると言えよう。移民史について見たように、「日本人」という名がすでにあるなかで、それが途切れて「日系人」という別の名が生じたのだとすれば、名指しという段階を想定した上で、名づけが完了し名指しが繰り返される段階を経て新たに名づけが生じる契機を探究しなければならない。

　この名指しが関わる位相に2つに分けて考えたい。同じ名を用いる集団の内部で名指しが行なわれる場合、および、さきほど触れた「全体社会の外側」☆26 から行なわれる場合である。前者は次に挙げる論点である世代間での名の継承の問題に、後者は「ネーション」としての名の問題にかかわる。後者については第三の論点の一部として後にみる。

　名づけと名乗りを通じて生成し定着した名は名乗る主体によって永続性を託されていると内堀は論じた。だが名が物質代替物として客観性を帯びるとはいえ、それを同時に集団で名乗るだけで、つまり同時代の集合性を介するだけで民族の永続性が確認されるといえるのか。実際に一定の時間を経て、その集団の成員個々人の寿命を越えたとき、民族はどのように保存されるのか。言い換えるなら、民族の成員が交代することと、民族の同一性の維持はどう両立するのか。「日系人」の生成に関して考慮に入れるべき第二の論点はここで浮かび上がる。すなわち、「日系人」の「系」の字に凝縮しているであろうもの、世代間の連続性、同一性である。民族の同一性は世代を超えて継承されるという想定を、多くの場合その構成員は共有している☆27。そして世代間での同一性が自然なものと感じられるという点は、民族的カテゴリーの固定作用である。同時に成員の交代という契機そのものは、動態を生む作用にもなる。

　原口武彦はこの点を集中的に取り上げて論じている（原口［1996］）。原口は「部族」と「民族」の素因として「族」という概念を抽出し、これを含むカテゴリーを「族的集団」、「族的範疇」と普遍化したうえで、「族」の性質を次のように論じている☆28。族的区分の「基底的要素は、母子関係という人間の再生産過程にかかわる」もの、すなわち「血縁的紐帯」（原口［1996: 218］）であり、それ以外の要素はすべてこれに付随する。言語や

第2章　生存のエスノグラフィー　　89

文化や風土も、それが親子の間で「共有された血の外在的表現として意識されるかぎりにおいて」(原口 [1996: 221]) 個人を族的集団として規制する。原口に即せば、同一の集団であるという認識は、名乗りによってもたらされるというよりも、人間の再生産過程を通じてのみ形成される血の共有意識なのである[29]。

　同じ名を名乗っている成員の間で、血縁的紐帯によって親から子へと民族の同一性が維持されるという暗黙の了解がある。ここから、子の出生に際して親はその子に「名指し」を行なうのだという理解が可能となる。子が自分と同じ族的集団であることを確認する作業として、子の意思に全く関わりなく、親はすでにあるものとしての名を子に与える。だとすれば、内堀のいう個体の有限性を肩代わりする名の永続性は、この世代間での一方向的な名指しが首尾よく完遂する限りにおいて保証されると言うべきであろう。つまり、民族の同一性は、名の疑似物質性だけでは担保されず、親から子への願望がこの物質に託され、それが子によって生涯背負うものとして受理されるという過程が必要だと言えよう[30]。

　そうだとすれば、世代間で民族の同一性が継承されないのは、親の名指しが受け入れ難いものとなったときである。ここで考えられるのは、「名乗りの集合性」がその内側から崩されるという事態である。親と子のあいだで発生する名づけと名乗りの新たな過程とも言える。その唯一の要因について原口は「族外婚」、いわゆる「混血」を挙げている。父と母が同じ血の保持者として存在している限り、「生命の再生産過程と血の共有意識との間の矛盾」(原口 [1996: 220]) は顕在化せず、それが顕わになるのは、父と母が二つの異なる族的集団に属すると認識している状態で、子が出生するときである。

　だが「日系人」の生成は、両親ともに「日本人」であるなかでの名の世代間継承の不完遂に連動しているのではなかったか。矛盾が生じる要因には、混血による出生だけでなく、「日系市民」という語が「二世」という語と同義であった例から推測できるように、親の移住によって子が別の国家で出生したことも考えられる。

　考慮すべき三つ目の論点はここに関連する。すなわち、国家間の移住と

いう行為の作用、より正確には、移住することと世代間での「族」の連続性との関係である。民族と国民というカテゴリーに特有の問題がこの論点に伴って現れる。すでに述べたが、日本国内においては「日本人」の子は、名乗りも名づけも介することなく自動的に「日本人」となる。ここでは名指しは不備なく行なわれる。これは、「日本人」が国民（ネーション）の名とされていること、そしてこの名指しが国家の内部で行なわれていることに関わる。ネーションは、教育を始めとする様々な国家的装置を通して、途切れないよう配慮されながら再生産される。したがって、越境移住という行為が世代交代に達したとき、ネーションの同一性は崩され始める。

移民自身はただちに移住先の国家の国民になるのではなく、異質な存在として参入する。と同時に、多くの場合、移住後も出身国の国民であり続け得る。これは制度的にも、本人の認識としても考えられる。特に日本人移民の場合、その多くは国策移住であり、「日本人」という名を背負って移住し、「いずれは帰る」つもりだった以上、「日本人」という名の放棄は想定されていなかったはずである。ゆえに、子にもその名が伝達されることを当然としていた。

だが、言うまでもないが「二世」はふつう移民ではない。「移民二世」という言い方は、世代間で継承されるはずの同一性を前提とした表現である。移住後に生まれた子どもたちは、親の世代が共有している国家の歴史や、国土である土地に根差した生き方を知らない☆31。ただし「日系人」の場合それだけでなく、移住先の国家における成員の認定制度により、二世が出生をもって現地の正当な構成員すなわちネーションとなったことが、「族」の連鎖が途切れた要因として大きい☆32。日本人移民の子は、アメリカ大陸各地において、出生とともに親と異なるネーションの名（ナショナリティ）を法的に与えられた。そしてこの法に裏打ちされた名は、親からの名指しや周囲の民族的集団からの名づけ、名指しに影響を与え、しばしば齟齬をきたす。ブラジルの「日系人論争」や米国の「日系市民」という語のエピソードを思い起こせば、「日系人か否か」が問題となるときの論点のひとつが、「二世」の立場に関わっていたことは明らかである。このように二世のややこしさとは、親から継承するはずの何かと、生まれ育った土地あるい

は国家で得る何かが両立するか、または相反する（と見える）ところ、有体に言えば、二世は日本人ともブラジル人（あるいはアメリカ人）とも呼べるし、どちらとも呼べないところにある。そして当の二世たちは、様々な名づけ、名指しをあびながら、しばしばどちらかを選ばねばならない状況にあった。あるいは、選ばねばならないと感じていた[☆33]。

　名の世代間継承とは直接に関わらない次元でも、国家をまたぐ移住という事実は「日系人」カテゴリーの生成、動態に影響を及ぼしている。それは日本が、日系人の属する全体社会（＝国家）の外にあり、「日本人」からの「日系人」の名指しが一方向的になされるということに関わる。名づけ、名乗りの交渉から生じた名が、別の誰かによって受け入れられ、名指しに転用されたとしても、その名を用いて相互に名づけ合う関係にある命名者と同じ分類を指しているという保証はない。名づけはカテゴリーの設定であるが、名指しはカテゴリーの指示、引用である[☆34]。日系人にとっての自己／他者関係の文脈からはずれて、要するに「日系人」を生きる人々が日常的に見えない場所で「日系人」を名指す場合、名指されている当人からの反応（承認、否認）や、名指し合う場で表出する集団的な現実を度外視できる。「海外日系人」が不在の日本国内では、言ってみればカテゴリー名称の独り歩きというような事態があり得ることを考慮する必要があろう。

　こうして、冒頭近く（1の末尾）で提起した問いに答えたことになる。日本人による「日系人」の理解が現実とずれていたことに日本人が気づいたのは、日系人がデカセギとして集団で日本社会の構成員にカウントされてからだった、ということを想起したい。50年代ならあり得なかっただろうが、80年代の時点で日本]人研究者は、アメリカ大陸の各地にいる「日系人」という研究対象を名指し得た。名指しが可能な状況、たとえば、あなたの隣に住んでいる人はブラジル人であると教えられれば、その人の外見や行動にブラジル人らしさを見つけることは容易である。名指されているのが隣人であれば、あとはその人との個人的な関係を構築するなかで、その名がふさわしいかどうかを判断できる。だが全体社会からの名指しはそのプロセスに至らない。全体社会の外部からの名指しは、「日系人」が生成してくる過程にその渦中の人たちのどのような生き方が関わっていたの

かを見なくても可能である。
　〈中略〉このような、文字通り超歴史的な視点から民族を論じることの代償は、個体の寿命の有限性が「民族」の現実にいかに反映されるかという、民族的カテゴリーの連続性の核とも言えそうな論点を避けることであったのではないだろうか。加えて、現代世界に頻出している、一つの国家のみを全体社会として置くことができない事例を内堀の議論は想定していない。先の点に関連させて言うなら、国家間の移住が引き起こす現実と、世代交代を含む一定の時間の広がりが民族的分類に関わる集団的現実を考える必要があるはずである。（石田［2010: 226-231］）

　日本人は、日本社会にいる限り「日本人」という族的な縛りを感じずに生活している。「類」的なポジションを獲得している。これを援用すれば、日本人であると名乗ることも、日本人であることを疑うこともない人々、無自覚に日本人という「類を僭称して生活できる」人々を、積極的に「日本人である」と捉えることができる。これは、国家があることから生じる状況である。国家がネーションとして認定する名は、名乗る必要がない状況に置かれるのである。
　〈中略〉
　集合性の意識が脅かされず、それをことさらに求める必要のないとき、名は水や空気にたとえられる。この比喩を借りれば、移民は移住した先で、名づけられ名指されるという、生きづらさ、息苦しさを感じて初めて、そこで空気が不足していることに気づき、名乗りを上げるのだと理解できる。
　ならば、「日本人でなくなる」でもなく、「日本人と呼ばれなくなる」でもなく、その前に、まず「日本人と呼ばれる」段階を経なければならないということになる。いったん類の位置に置かれた名は、族的集団に引き下ろされてから、すなわち名の運用が他の集団と双方向的に行なわれる位置に置かれてから、動態を帯び始める。「日本人」と名指されるには、国家による国民という固定作用、類化作用を解除する必要があるのだ。移民という行為はそのままこの解除作業の着手につながり、多くの場合、世代の交代を経て解除が完了する[☆38]。

ここで、世代の交代を経ずに、移民として外国に長く暮らすなかでこの段階に達したと見える人物の例を引いておきたい。〈中略〉
　「少数民族として生活の細部にいたるまで遠慮を余儀なくされる空間と時間」では、「「日本人です」と札を立てなくてはふんばっていられない。彼らの歴史は「日本人です」と明に暗に示しつづける歴史にほかならない」（細川［2008: 3］）。このような、名乗りの必要性に迫られる状況は、移民がまず直面するものである。こうしてネーションとしての名を背負い、故郷を思いながら生きた長い時間があり、そのなかで身近な生と死に立ち会ってきた。だからこそ、その後ブラジルで死ぬということが自分のこととして実感され、日本との筋が解かれ得る[☆39]。こうして、日本という国に帰属しているという感覚は失われ、「日本人」はネーションでなくなる。つまり、「日本人」でなくてもよくなるのである。（石田［2010: 231-232］）

5　類化解除のもう一つの可能性

　「日本人」のような名前のついた生き方が空気のように漂っている場で、出生と同時に「日本人」と名指されれば、その名前を否定することは難しい。否定に向かわせない作用が、ここでみてきた「族的」なカテゴリーの性質であるだけでなく、現代社会では国家がこうした名前を規制するからでもある。だが人はあらかじめ与えられた生き方、名前のつけられた生き方を生きているのではなく、別の名前のついた生き方を選ぶのでもなく、人が生きる生き方に人が名前をつける。だから、名前を使わなくても他者の生き方と自分の生き方を相対させて、その違いを言うことはできる。だが人は集団をなすし、集団の名が個々の生き方に沿ってつけられるとは限らないし、個人が生き方と与えられた名に齟齬を感じても、その名を固定するものは多い。そしてその縛り方は、排除として働くこともあれば、生存の保障として働くこともある。族的分類に限らず、個人を分類するあらゆる名についてこのことは言える。とはいえ、「日本人」のように、名指し合い名乗り合うことのないカテゴリーを生きている間は、そのことに気づき難い。これに対し、移民の多くは、常に名指しの中に置かれていた。さらにその「二世」は多くの場合、選択肢として与えられた名前のついた生でな

い生き方を体現してしまっていた。だからこそ息苦しさに気づかざるを得なかったのである。

　ではブラジルを外国と呼ばなくなった移民の女性のように、移住先の空気を吸って生きていけるようになったとき、「日本人です」という名乗りの必要を感じなくなったとき、別の名は必要なのだろうか。集団の名を必要とせずに生きることが難しいのであれば、名指しから逃れた自分の生き方にどんな名前をつけるかは、再び、誰と集団の名を共有するかということになるだろう。「日系人」の生成はこの局面に関わる☆40。

　ところで、移住がなされた後の移民の出身国から見れば、移民が移住先国家でマイノリティとして経験する様々な出来事よりも、他国に住む自国のネーションであることそれ自体が意味を持つ。これは出身国におけるネーションをめぐる現実とも無関係でない。日系人は米国やブラジルなど、日本以外の国家内におけるマイノリティとして、日本人とは違う歴史を辿ってきたのであり、かれらの現実はかれらが日常的に生活する社会に見出される、というのは事実である。だが、私たちが日本にいながらにして、日本語で「日系人」という語で誰かを名指し、そこに「日本人」との近さを見出し、同時にその同じ日本語の名が、他の国家のマイノリティの間でも名乗りとして用いられ得るということは、少なくとも1980年代までは日系人の居住する社会でなかった日本という国家が、他の国家のマイノリティである「日系人」に関わってきたからにほかならない。日本以外にも日本人や、日本人と同じ族的系譜をたどれる集団がいるということは、類の位置にない「日本人」の存在を、つまり「日本人」が名指されるものとしてあることを意味する。国内では類であることを（そうと知らずに）享受している「日本人」が、国家の外では族としてあるという事態は、日本国内における「日本人」の類化を不可視にする装置の一つであったとは考えられないだろうか。

　このことを私に示唆したのは、戦後日本に持ち越された朝鮮人と日本人をめぐる民族的状況において、「在日」というカテゴリーが、「1970年代後半以降、二世・三世の若い世代の新たなアイデンティティの模索と関連して使われ出した」（尹［1992: 59］）ということと、南北アメリカ大陸に

移住した日本人の子どもたち、二世たちが 1970 年代後半から 1980 年代にかけて日本語ではなくかれらの母語（スペイン語、英語、ポルトガル語）として、「自分たちはニセイ nisei だ」と名乗り始め、「日本人」を意味する japonês/Japanese/japonés ではなく「ニッケイ nikkei」というカテゴリーを使い始めたこととの同時性と類似性である。この両者は、それまでに選択肢として用意されていた名前のついた生き方（日本人か朝鮮人か、日本人かブラジル人か、などの名指し）のどちらにも満足することができなかった人間たちが模索し発見し提示したものである。そしてそれ以上に、両者は異なる方向からではあるが、「日本人」が僭称する類の位置を指示し、わずかな瞬間でも「日本人」を類の位置から引き降ろし得るものであると思われた[☆41]。このような生き方は、名前のついていない別の生き方を模索した経験のない私のような人間に、しかも「日本人」という空気で生きている人間に、何がしかのインパクトを与えるものである。（石田［2010: 232-234］）

　グローバル化と「内なる国際化」の進展により、移民をめぐる問題はますます重要性を増している。ただし冒頭で述べたように、他者をいかに名指すか、みずから何者として生きるかをめぐる応酬は、あらゆる「人間分節」とそれによって生じる苦悩や社会的な包摂と排除、生き方の変容を考えるうえで共通した、その根本にある人間行為である。石田も述べるように、自他をわけ隔てる指標は必ずしも差別や排除に帰結するわけではないし、それは時として困難の際に助け合うための連帯意識を醸成し、特定の権利を訴えるためにともに行動する際の礎ともなる（第 1 章参照）。だが、そのように創られた共同性が「何者として生きたいか」をめぐる個人の選択の自由を阻む要因ともなる。名乗りと名指しは、国や民族を単位とする政治から、日常のコミュニケーションを左右するミクロな政治に深く影響し、私たちの生を規定する「核としての倫理」を構成するひとつなのである。

■3 ナラティヴ・アプローチの可能性　　小川さやか

高橋菜穂子・やまだようこ「児童養護施設における支援モデルの構成——施設と家庭をむすぶ職員の実践に注目して」

　生存のエスノグラフィーでは、障老病異の当事者やその当事者にかかわる人びとの日常的な生の営みに光をあてる。だが、そうした日々の営みについて収集した語りをいかに取り扱い、エスノグラフィーとして構成するかは、想像するより難しい問題である。フィールドで出逢う人々の語りは、聞き手や聞き手の質問のしかたに応じて柔軟に変更されるだけでなく、そもそも「まとまり」を欠いており、時には同じ聞き取り対象から、まったく「矛盾する」語りを聞くこともめずらしくない。ところが、いざエスノグラフィーをまとめる段階になれば、まとまりのない語りが、執筆者の主張や意図、学術的な問いにあわせて都合よく切り取られ、首尾一貫した論理のなかに体系的に整頓されていく。文化人類学者の松田素二は、こうしたエスノグラフィーを記述する営みを「一種の魔法だ」と批判し、そのうえで、何らかの属性に規定された個人がある利害や理念に従って合理的に判断を下し語り行動する、という人間認識の回路そのものを議論の俎上に載せる必要があると述べ、生活論の視座から、フィールドの人々の「豹変」をとらえる人間認識の回路を提示している（松田［2009］）。

　本節では、語りそのものと格闘し、独自の研究領野を切り開いてきた質的心理学、とりわけナラティヴ・アプローチを応用した研究の方法論を取り上げ、現場で生起する日常的実践を分析する手法を提示する。ここで取り上げる論文は、高橋菜穂子・やまだようこ著「児童養護施設における支援モデルの構成——施設と家庭をむすぶ職員の実践に着目して」（高橋・やまだ［2012］）である。本論文は、児童養護施設を中心として、家庭、児童相談所、学校のむすびつきにおいてどのような支援が展開されているのかを明らかにすることを目的とした論文である。「児童養護施設とは、乳児を除いて保護者のない児童、虐待されている児童、その他環境上擁護を必要とする児

童を入所させてこれを擁護し、その自立を支援することを目的とする施設である」(p.156)。児童養護施設に関する研究は多岐にわたって展開しているが、高橋・やまだは、多くの研究は、生い立ちの不全という、子どもの「問題」が中心に据えられており、「治療の対象としての子ども」に対して、専門家がかかわるという枠組みが強固に維持されている」ために、「児童養護施設という現場で、子どもと、支援の当事者である職員とのかかわりの中で実現される日常的実践が見落とされている」ことを課題として提示する（p.157）。本テキストを通じて、医療や福祉の対象とされる前に人々が生きている現場を立脚点とする生存学のアプローチとして、質的心理学の方法論がもつ精緻さとそれをエスノグラフィーへと応用する豊かな可能性を提示したい。以下まず pp.157-160 より引用する。

研究目的と基本枠組み
1　児童養護施設における心理学的研究とその課題　〈略〉
2　子どもへの支援の当事者である児童養護施設職員の語り

　子どもが施設に入所して以降、子どもとの日常的なかかわりの中心となる職員の存在が、子どもの育ちなおしに与える影響の大きさはさまざまな研究で指摘されている（Moses, 2000; 村瀬, 2002; 森田, 2006 など）。子どもと寝食をともにし、入所から大所までを肉親に代わって見守る職員以上に子どものことを知っているものはいないだろう。しかし、支援の当事者としての彼らの実践への意味づけを明らかにしようとした研究は少ない。わずかに散見される、職員の実践への意味づけを扱った研究（Herron & Chakrabarti, 2002; 伊藤, 2007）は、いずれも職員の職場環境への意識や、バーンアウトの問題に焦点を当てており、子どもへの支援に対する意味づけを明らかにするものではない。よって、職員の語りの中から、彼らが自らの実践をどのように意味づけ子どもへの支援にあたっているのかをとらえることを本稿の目的とする。

　その際有効と考えられるのは、物語の枠組みを用いて人々の経験の意味づけを明らかにするナラティヴ・アプローチと、それを理論的背景とするイン

タビュー法である。やまだ（2007b）は、物語を、「経験を有機的に組織し、意味づける行為」であると定義し、それぞれの文脈にいる人々が自分自身の経験を自身の声で語る多声性をはぐくむものであると述べる。ナラティヴ・アプローチは、そうした語り手自身の生の言葉に寄り添いながら、その語りを、語り手が生きる文脈とむすびつけて理解することを目指す。本稿は、現場の複雑な文脈を理解するための方法としてインタビュー法を用い、支援の当事者としての職員の実践への意味づけを理解することを目的とする。

　ここで、インタビュー法を用いる意義を 2 点あげたい。第 1 に、インタビュー法では、「出来事」「文脈」を重視し（やまだ 2007a）、誰にでもあてはまる普遍的な知を目指すよりは、状況依存的な具体性を重視する。そのため、職員の語りのなかに立ち現れる生の体験や、これまでかかわってきた事例の個別性に目を向け、語りの具体性をそのまま生かしながら、彼らの実践への意味づけに寄り添うことが可能になる。当事者の語りを、彼らの生きる文脈に沿って救い上げることで、福祉政策の展開における規範化あれた役割モデルとしてではなく、ボトムアップ的に具体的実践支援のありようを明らかにすることが出来ると考える。

　第 2 に、彼らの意味づけを、彼らが現場で生きてきた長期的な時間軸に根ざしながら明らかにすることが出来る。過去の体験を、現在直面する課題とのかかわりの中で意味づけた語りや、将来の展望や見通しを含めた語りによって、彼らの実践への長期的なパースペクティブをとらえる事が可能になる。ここで扱う職員の経験とは、語ることによって現在から過去を、あるいは現在から未来をまなざし、それらが現在においてとらえなおされたもの〈略〉なのである。

3　家庭との関係づくり、教育・福祉機関との連携を含めた支援

　職員の支援実践に焦点をあてる上で、もう 1 点重要なことは、児童養護の実践は、子どもと職員の二者的な関係性に閉じるものではないという点である。児童養護施設の職員は家族関係の調整、関係機関との連携を含めた多重の役割をこなしていかなければならない（Milligan & Stevens, 2006; Smith, 2009）。職員の支援実践はそのような重層的な支援基盤の連

関の中で行われるものであり、このような連関を取り払っては支援実践の様相を明らかにすることは出来ない。このような連関を見据えつつ、その中で行われる実践をあきらかにする必要がある。

　ソーシャルサポートの領域では、社会に開かれた柔軟なシステムの枠組みを前提として、他のシステムと協働関係を構成しつつ支援を行う実践を積極的に開発する必要があるとの認識が広まっている。重層するシステムの連関を切りはなさず、その中で展開される対人援助のあり方を明らかにした研究として、谷口（2004, 2006）の〈つなぎ援助〉モデルが挙げられる。谷口は、病院内学級の教師が、子どもの生態システムを有機的につなごうとする〈つなぎ援助〉の様子を明らかにし、それを〈つなぎ援助〉モデルとしてまとめている。実際の生活世界と、自分が本来いるべき家庭とが分断され、不安定な状況に置かれている児童養護施設の子どもへの支援においても、〈つなぎ援助〉モデルは遠洋可能であり、実践理解に役立つモデルとなる。しかし、〈つなぎ援助〉モデルはシステム間の連関に焦点を当てているため、当事者がどのような〈つなぎ援助〉を行っているのか、そのダイナミクスが見えにくいという点が指摘できる。よって、本稿では〈つなぎ援助〉モデルを出発点としながら、いくつかの変更を行い、児童養護施設における実践の理解への有効な形へと発展させることを試みる。特に、システムの内部における当事者の実践のダイナミクスに焦点を当て、多様な支援基盤とのむすびつきのなかで進行し続ける具体的実践のありように近づくことを目指した。

4　語りからモデル構成へ

　児童養護施設の実践を、支援の当事者としての職員の語りからとらえることは、上記のように、これまでトップダウン的に論じられる支援役割のなかで規範化され、覆い隠されてきた職員の実践への意味づけをとらえるうえで有効である。さらに、本稿はそのような語りをモデル化するプロセスを提示する。やまだ（1997, 2002）は、質的研究における一般化への、有効な方策として「モデル構成」を挙げる。モデルとは、「現象を相互に関連づけ、包括的にまとめたイメージを示すと共に、そのイメージによって

新たな知活動を生成していくシステム」と定義される。本稿は、「やまだ（1997, 2002）、やまだ・山田（2009）の「モデル構成的現場心理学の方法論」に基づき、現場の具体性を保持しながら、先行モデルや既存の概念との関連の重視したモデル、すなわち、語りデータ等の〈現場の生データ〉と、先行研究における既存の枠組みである〈基本枠組みモデル〉とを有効に組み合わせ、2つの水準を往還することにより、より現場の特徴に合致した、領域密着モデルである〈基本構図モデル〉が提示できると述べる。

　モデル化の意義として、やまだ・山田（2009）が述べるように、異なるモデルが生成的にむすびつき、発展していくことも重要である。ここでは、多様な視点から実践を理解するため、抽象度の異なるモデルを複数提示する。抽象度の高い〈基本枠組みモデル〉は、実践の枠組みや、大きな支援の流れを理解するのに役立つ。〈基本構図モデル〉は、システム内部の実践者の動きに密着し、実践を詳細に検討するのに有効である。このように、複数のモデルを提示し、それぞれが他のモデルと相互につき合わされることで、職員の実践のありようを異なる水準から重層的に理解できるモデル構成を目指す。

5　先行モデルの改変と〈基本枠組みモデル〉

　上述のように、本稿では児童養護施設の子どもをとりまく支援基盤の連関を見据えつつ、支援の当事者である職員の実践のダイナミクスに焦点を当てたモデルを構成する。よって谷口（2004, 2006）の〈つなぎ援助〉モデルを出発点として、以下の①〜③のような変更を行い、モデルを発展させることを試みた。

　①全体的なシステム間のつながりを記述することにとどまらず、当事者がどのような実践を行っているのか、そのダイナミクスを明確にする。そのため、システムに焦点をあてるのではなく、場所に埋め込まれた人間の動きに焦点を当てることが必要である。やまだ（1988）、やまだ・山田（2009）は、「人やものを関係づける基盤」として場所（トポス）を定義し、場所（トポス）の中に位置づけられた人間像の把握のしかたを提唱している。

　②内部の人間の双方向的なかかわりを強調するため、支援の方向は一方

向ではなく、双方向的なものとする。〈つなぎ援助〉モデルは病院内学級における支援という特性上、「"動かない相手に向かって働きかける"という一方向性をもつもの」（谷口, 2004）であるが、本稿は、子どもや他の支援基盤との双方向的な対話性を基盤としたむすびつきを想定している。そのため、一方向の矢印ではなく、双方呼応の矢印を用いて支援の流れを示す。これにより支援―被支援の固定化した関係性を超え、さまざまなむすびつきを描くことができる。

　③子どもをとりまく多重の場所の連関と、そこで行われる内部の人間の実践に焦点をあて、特に、その実践を、異なるものを関係づける能動的な行為としてとらえるため、モデルの名称を〈つなぎモデル〉から〈むすび（やまだ, 2003b: やまだ・山田 2009）モデル〉へと変更する。

　以上の改変をもとに、現場の具体的現象の構図を位置づける基本的骨格となるモデルとして、児童養護施設の〈基本枠組みモデル〉を提示する。図1では、子どもをとりまく重要な支援基盤として、児童養護施設（Ⅰ）、家庭（Ⅱ）、児童相談所（Ⅲ）、学校（Ⅳ）をあげ、子どもへの支援を行う成員として職員、親、ケースワーカー（以下CW）、教師をあげた。それらがむすびつきを保ち連関している様子を二重線で示し、その連関の中で各成員が子どもと双方向的にかかわる様子を双方向の矢印で示した。

　本稿では、現場で進行し続ける具体的実践のありようを重層的に理解す

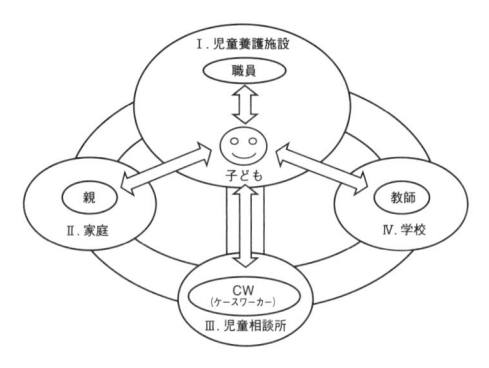

図1　児童養護施設におけるむすび支援の基本枠組モデル――子どもをとりまく4つの場所の連関

る目的とするため、上述のように、異なる水準の複数のモデルを提示する。以下では、〈基本的枠組みモデル〉をもとに、職員の語りを収集し、〈基本構図モデル〉を構成するまでのプロセスを提示する。

　本論文では、3つの児童養護施設に依頼して8名の職員に対して、家庭、学校、児童相談所それぞれの支援基盤のむすびつきにおける、①現在のかかわり、②具体的なやりとりの様子、③印象的なエピソード、④実践における迷いや葛藤について質問項目を設定し、聞き取りを行っている。そこで得られた語りを、やまだ（2003a）、やまだ・家島・塚本（2007）のテクスト作成法を参照しながら、テクストに変換し、それを上記の基本枠組みモデルに即して検討している。本論文ではとくに家庭との結びつきに焦点を当てて検討している。どのような語りを取り上げているのか、一例を提示しておきたい。

　語り3〈D先生〉「ここを居場所として、いずれは家庭なり社会へ」
　やっぱ私らの仕事ってなんやって言ったら、ここにいる子どもたちが、やっぱりここが、自分たちの居場所として、ホッとできる場所として、あれるように、やっぱ私らが考えて、そうしてあげんとあかん。で、いずれは家庭に帰るなり、社会に出るなりっていう、その過程の支援をしていく形なんやけども。(p.63)

　語り5〈I先生〉「家族って何？　ってならんように」
　一番愛着関係持ってる担当さんと、外泊に行ってる人とかおるんですよ。(筆者：あ、担当さんと外泊に) はい、帰省とか、正月の帰省の代わりとか、盆の帰省の代わりとか、普通の子は家帰るんですけど、何人かは、お姉ちゃん（女性指導員）とこ泊りにいったり、お兄ちゃん（男性指導員）とこ泊りにいったりっていう、そこで甘えを出したりって、そういうのを使いながら。(筆者：家に来たりするんですか？子どもが) そうですね、泊まって行ったり。(筆者：あ、そうなんですか) 家族っていうのを分からん子もおるんで。お母ちゃんって、家族を味わったり、お兄ちゃんとかに甘え出し

たりして。1人占めして、帰ってくるっていう。こういうことがあるとやっぱり全然違いますね。(p.164)

本論文では、こうしたテキストを児童養護施設における日常的支援実践と家庭とのむすびを含む支援実践にわけて整理し、それを基礎として基本構図モデルを構成していく（pp.168-169）。

3 〈基本構図モデル〉構成プロセス

ここからは〈基本構図モデル〉を構成するプロセスをたどる。〈基本構図モデル〉とは、〈基本枠組みモデル〉（図1）と、〈現場の生データ〉(フィールド ロー)との往還によって構成される両者の媒介モデル（山田，2002）である。基本骨格となる〈基本枠組みモデル〉（図1）に沿って〈現場の生データ〉(フィールド ロー)を整理・配置し、職員の支援実践の具体像を検討する中で明らかになった視点に基づき、〈基本構図モデル〉を構成した。明らかになった視点とは以下のようなものである。

（1）〈実践者〉／〈媒介者（メディエーター）〉としての職員の役割

児童養護施設職員の役割は、子どもへの日常的支援の〈実践者〉であるとともに、子どもをとりまく支援基盤のむすびつきを生みだす〈媒介者〉(メディエーター)としてとらえ直すことができる。〈媒介者〉(メディエーター)とはやまだ・山田（2009）によれば、「教師-生徒」、「親-子」のように非対称な役割を持つ者の間で、双方の立場をよく理解し、ことばを介して場を組織化しするというような促進的働きを行ったり、意味の言い換えや価値のズレをつくりだすというような生成的な役割をとる者を指す。本稿においても、児童養護施設職員が、「親-子ども」という非対称な関係の間で、促進的に働きかけ、両社のむすびつきを生み出し、対話の基盤を作り出そうとしている様子がみられた。例えば語り8で「親との関係をまずむすんで」と語られたように、職員が、児童養護施設-家庭のむすびを生みだし、対話の基盤を築き、そこから子ども-おやのむすびつきが組織化されていく様子が明らかになった。語り10でも、「中継点」と語られたように、親子双方の心情をひとところに向かい合わせ、綻び(ほころ)を修

復し、より安定したむすびを生みだそうとする立場として職員の役割をとらえることができる。よって職員は、児童養護施設における日常的支援の〈実践者〉としての役割に加え、子どもをとりまく支援基盤の〈媒介者〉としての役割を担っていると考えられる。〈基本構図モデル〉では、〈媒介者〉としての職員の役割を新たにモデルの中に加えることとした。

（2）役割の往還

　一連の語りからとらえられる職員の支援実践のありかたにおいて重要点として、役割の往還がみられた。児童養護施設の職員は、語り3にみられるように、「やっぱりここ（児童養護施設）が、自分たちの居場所として、ホッとできる場所として、あれるように、やっぱ私らが考えて、そうしてあげんとあかん」というように、施設が居場所として機能できるよう、日常的なかかわりの中で場所を組織化し、関係性を整えるような実践が語られ、時には語り5にみられるように、職員が家庭代替的な存在として子どもを支える様子が語られた。

　その一方で、子どものおかれた状況によっては、生まれた家庭や、そこにいる親の存在をうまく支援のなかに組み込み、親とのむすびつきを組織化していくことで、子どもの抱える困難に柔軟に対応していくことが可能となる様子も語られた。そのように、職員はここの子どもの抱える状況に応じて柔軟に役割を変容させている様子が明らかになった。つまり、児童養護施設においてみられる実践は、制度的に規範化された役割構造の中で固定化されてあるものではなく、子どもや家庭との双方向的なかかわりの中で柔軟に変容し、日常的視線の〈実践者〉／〈媒介者〉の役割の往還の中で行われているのである。これは能動的な実践のなかで柔軟な再編を繰り返すものであり、子どもの状況の変化に応じて、その強調点が変わってくる。たとえば、施設に入所して間もない子どもについて、親の存在が色濃く子どもに影響を及ぼしているような場合には、家庭とのむすびつきを整える〈媒介者〉としての役割に力点が置かれると考えられ、他方、施設での生活が長期化し、家庭復帰の見込みが薄い子どもに対しては、施設における子どもの居場所をともに築いていくような〈実践者〉としての役割に力点が置かれていると考えられる。〈実践者〉／〈媒介者〉としての職員

の結びだすむすびは、このように、双方向的な対話の中で生起する柔軟な変化プロセスを内包するものである。よって、モデルの中にも、そのような役割の変化プロセスを描くこととした。

(3)〈基本構図モデル〉

上記の視点により構成された〈基本構図モデル〉が図2である。図2では子どもをとりまく世界の全体を、円で囲み、その中に児童養護施設、家庭という2つの支援基盤を入れ子構造で示した。さらに、職員の役割を〈実践者〉／〈媒介者〉に分けて描き、〈媒介者〉としての役割を、ⅠとⅡの間に位置付け、両者をとりもつ様子を示した。

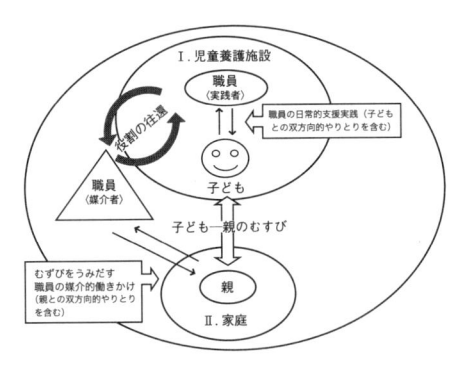

図2　家庭とのむすびを含む支援の基本構図モデル

このように基本構図モデルを作成したうえで、高橋・やまだは、以下の事例に対する児童養護施設職員（D先生）の支援実践を考察していく。

事例概要：小学3年生の女の子の事例。母子家庭で、ネグレクトを主訴として3歳の時にB園に入所。現在定期的に母親との面会や外泊がある。ただし、ぽっと間があいてしまったり、B園から連絡しても、応じてもらえないことがある。母親の病気や、経済的な問題といった課題はあるが、現在それらを整え、家庭復帰に向けての調整が行われている。（p.170）

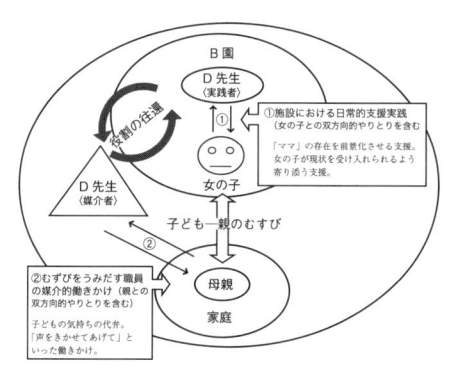

図3　基本構図モデルにもとづいた事例理解

そして「〈基本構図モデル〉をもとにした事例の理解」から「総合考察」に進む（pp.172-173）。

〈基本構図モデル〉をもとにした事例の理解
　この事例におけるＤ先生の支援の展開を、モデルに沿って追うと図３のようになる。
　Ｄ先生は、母子双方の心情を理解し、結果と考察①で確認したような両者への媒介的働きかけを続ける。このような〈媒介者〉としての働きかけは、女の子と母親の間にお互いが向かい合うための対話の基盤を生みだすプロセスとして理解できる。働きかけの結果、母親は女の子に、「おりこうさんにしてたら、〈Ｂ園に会いに〉来るしな」、「すねても言葉でちゃんというっていうようなことができてたら、〈Ｂ園に〉また来る」と言うなど、双方向的に向かい合う構図が築かれる様子がみられた。Ｄ先生は、女の子と生活をともにし、女の子の抱える母親への複雑な思いに寄り添いながら、母親へも働きかけを行う。しかし、母親‐女の子のむすびつきを生み出そうとしつつも、それがうまくいかない困難さがこの事例ではみられ、Ｄ先生はこれに対し、媒介的な役割をいったん止め、女の子との対話をかさえ、Ｂ園のなかで女の子の居場所をともにうみだそうとしており、そのような役

第２章　生存のエスノグラフィー　107

割の往還が事例にみられた。

総合考察
1　理論的検討及び実践への視座
　本稿では児童養護施設職員の語りから、支援実践のあり方を質的に検討してきた。ここでは、本稿で行った分析およびモデル構成の概要をまとめ、その意義を述べたい。

（1）福祉実践におけるナラティヴ・アプローチの意義
　児童養護施設の支援実践をめぐっては、従来その関心の多くは制度や政策の動向に向けられ、日常における具体的実践への関心は少なかった。アセスメントに基づく支援計画の作成と実践、つまり、子どもの「問題」や家族の「問題」に焦点をあて、客観的指標を用いてそれらを測定し、問題改善に向けた実践を、制度や政策の枠組みから行おうとするアプローチが従来の児童養護の関心の中心であることに対し、本稿はナラティヴ・アプローチを用いて実践のありようへと迫ることを目指した。それは、当事者の視点に寄り添い、彼らの意味づけから実践を理解し、その意味付けのなかから、実践のありようを変容させていくための道筋を見出そうとするものである。福祉実践の具体的展開における、当事者の相互行為や語りに目を向けることを重視し、ここでは特に、施設職員の語りに焦点を当て、施設における日常実践から、家族関係の調整まで多重の実践を担うなかで彼らが何を思い、どのような迷いや葛藤を抱え、日々子どもと向き合っているのかを明らかにしようとした。これによって、福祉政策や制度といったマクロな展開のなかで捨象されてきた、当事者の視点を明らかにすることが可能となると考えられる。児童養護の現場で起こる、人と人との何気ないかかわりや、普段見過ごされてしまいがちな関係性、そしてその中から達成されるむすびつきや、他の支援基盤を含みこんだ支え合いのプロセスを示し、さらに今後の支援のあり方を模索したことにおいて、実践への意義があったと考えられる。

（2）本稿のモデル構成プロセスとその意義

　本稿では、児童養護施設の職員の語りを質的に分析することに重ね、支援の当事者の視点から、現場の実践にまとまったイメージをあたえられる、複数のモデルを構成した。その意義として、事例の関心の水準によって複数の視点から実践をとらえることが可能になった点が挙げられる。すなわち、〈基本枠組みモデル〉（図1）を用いることで、児童養護施設をとりまく支援基盤との多重のむすびつきのなかで支援の枠組みをとらえることが出来る。また、職員の視点や動きに密着した〈基本構図モデル〉（図2）によって、児童養護の現場で起こるやりとりの様子を、当事者の視点に立って理解することが可能になる。今後もこのモデルを生成的に発展させ、現場の実践の理解をふかめていくことができると考える。さらに、「基本構図モデルを用いた事例理解」（図3）において、個別具体的実践の中で、より抽象度が低く、現場の実践をイメージしやすいモデルを提示した。これにより、本モデルを用いてさまざまなケースの実践をとらえていくことが可能になるという、援用可能性（やまだ・山田, 2009）を示した。現場の支援実践は、個別具体的な事例について、その都度立ち止まり、詳細に検討していくことで少しずつ改善されていくものであると考えられる。事例をとらえるうえで、それぞれの改善目的の水準に応じたモデルを用いて、その支援のあり方をとらえ、議論の焦点を明確にすることが可能となれば、個々の雑多な事例をある程度共通の議論の俎上にのせることが可能となると考えられる。

（3）職員の実践に見られた、むすぶ働き

　本稿では、児童養護施設に入所している子どもを支える支援基盤の全体像を〈基本枠組みモデル〉（図1）として描き、その中でも特に重要な〈家庭とのむすびを含む実践〉に焦点をあて、〈基本構図モデル〉（図2）としてその具体像を詳細に分析した。このことにより、児童養護施設のみが支援実践の責任を担い、各システムに一方向的な働きかけを行う構図を脱することが可能になると考えられる。多様なむすびつきの中で子どもへの支援の展開を模索することは、責任を区画化し個々の役割の内に閉じこもる

ことを超え、事例のもつ個別性に柔軟に対応し、再編を繰り返しながらよりよい支援へと発展していくことを可能にすると考えられる。これは、マニュアル化され、固定されたつながりではなく、個々の実践において柔軟にむすびつくものである。本稿でも〈媒介者(メディエーター)〉としての職員の働きをもとに、支援の柔軟な再編や対話が生みだされる様子や、対話の変化プロセスを内包する対話的場所（トポス）が生みだされる様子を描くことで、現場の支援のあり方を、固定化され、区画化されたものでなく、柔軟な協働としてとらえ直したという点で意義があると考える。本稿で明らかにした視点や、それをもとに構成したモデルは、多彩なアプローチを理解し、より有効な実践を、現場の当事者とともに検討していくための手立てとなると考えられる。

　本論文は、質的心理学の方法を用いて、児童養護施設の職員の語りをモデル化するプロセスを慎重に計画・実行することで、職員の日々のとらえがたい実践の諸相とその役割を見事に描き出した論文である。まず、先行研究における既存の枠組みを、現場にあわせて改変し〈基本枠組みモデル〉を作成。それを基にして職員の語りを収集し、語りをテキストに変換して〈基本構図モデル〉を構成し、さらに〈基本構図モデル〉を基礎として児童養護職員（D先生）の支援実践の事例を解きほぐしていく。冒頭で述べたように、他の隣接分野においてはしばしば、定性的なデータ、つまりインタビューや語りを、研究者の主張に都合よく並べて解釈し、既存の体系的なモデルへとあてはめていく「魔法」が無自覚に／無批判に実践されている。本論文はまさにそうしたエスノグラフィーの「魔法」を慎重に排除しながら、語りから日常実践を理解するモデルを構成した優れた論文であるといえよう。質的心理学、とりわけナラティヴ・アプローチの方法論は、本節で取り上げたもの以外にも多岐にわたっている。定性的なデータが根幹となるエスノグラフィーにおいて、「語り」を扱う人々にぜひ参照いただきたい領域である。

Column

自殺をめぐる常識的推論とその帰結
―― 制度としての言語の観点から

藤原信行

　身近な人、とりわけ家族を自殺で喪った人たち（自死遺族）は、さまざまな困難に直面する。しかし、日本国内でこのことに関心が集まるようになったのは、今世紀になってからのことである。彼ら彼女らが直面する困難はいくつもあるが、周囲の人から「あんたが○○さんを死なせた」と非難されたり、「私のせいで△△は死んだ」と自らを責めたりする「責任帰属」をめぐる問題も主要なもののひとつである。この問題は、遺族自身も含めた人びとが、自殺への誤った意識を「心」のなかに抱いているせいだ、だから誤解をただすべき、と考えられがちである。ようは心の問題というわけだ。

　しかし、個人の心――他人は観察不可能で、本人も正確に把握できるか怪しいとされる――の問題にすることは、以下の事態を招くこととなる。まず、遺族本人も正確に把握できるか怪しいことにつけこんで、他人、とくに力関係で優位に立つ人が、勝手に遺族の心の状態を決めつけ、押し付けることが可能になる。逆に、人の心を他人が観察不可能なことを盾に、自死遺族の直面する困難を無視し、理解を拒むことも可能になる。これでは、遺族が直面している困難の理解も解消も困難ではないか。そもそも理解の前提となる、妥当性のある論拠を示して彼ら彼女らの困難を記述する研究が成り立たない。

　しかし、われわれが（心の有無やそのあり方を）語る「言葉」とその使われ方に焦点を当てれば、そのかぎりではない。言葉とその使われ方それ自体は疑問の余地なく存在し、かつ記録・報告可能なのだから、それらに焦点を当てれば、研究において妥当性のある論拠を明示できる。こうした、あらゆる制度の基盤である言葉と、その使われ方に焦点を当てる研究上の方針は、社会学、とくに「エスノメソドロジー」の視点から提起されている（Coulter [1979=1998]）。ならば、責任帰属をめぐる自死遺族の困難を記述する研究も、遺族をはじめとする人びとが、どんな言葉をどんなふうに使い責任を帰属するかを（再）記述すればよい。具体的には以下を（再）記述することになる。(a) 死者の自殺の動機はどんな語彙か（いじめ、借金、長時間労働、うつ病等）。つぎに、(b) 彼／彼女は動機を勘案した場合、どんな類型（「成員カテゴリー」）に当てはまる人か（生徒、多重債務者、労働者、患者等）。そして (c) その類型を勘案した場合に、彼／彼女と他より優先してペアを構成する人はだれで、(d) その人と彼／彼女との間で期待される権利・義務・活動等はなにか。最後に、(e) そうした権利・義務・活動等に背いているのはだれか。

　しかし、上記のやり方で記述された責任帰属の過程を見ると、責任の宛先はランダムではない。自死遺族、しかもそのなかの特定の人に責任が帰属されがちである。われわれの家族をめぐる常識的推論では、家族（という「カテゴリー集合」）に「成員

を支えあう」といった権利・義務・活動等がかたよって配分され、家族内でも不平等に（たとえば「母／妻」に）配分されているためだ。しかも、成員のあいだの支えあいは「家族であること」の証しとされてすらいる（Gubrium & Holstein［1990=1998］）。だからわれわれは、誰かが自殺したならば、最も身近な家族員がそうした権利・義務・活動に背いたからだ、と推論してしまう。国がすすめる自殺対策の一環として、家族に他の成員の自殺を予防する活動——自死遺族への自殺の責任帰属を助長——がなんら疑問に付されることなく要求されるのも、この家族をめぐる常識的推論ゆえである（藤原［2011］）。

　特定の自死遺族に近親者の自殺の責任が帰属される問題は、言葉を用いた家族をめぐる常識的推論により支えられている。そこから解放されないかぎり、遺族はいつまでも責任帰属をめぐる困難に直面し、われわれも彼ら彼女らへの責任帰属に加担しつづけることになる。

第3章　生存をめぐる制度・政策

渡辺克典

　本章では、「生存をめぐる制度・政策」を課題とする。「障老病異」にある人びとに対する制度・政策は、一般的には、社会保障や人権擁護ということばで指し示され、政治や法律を中心とした社会科学の研究課題となっている。これらの政治過程や法的制度は、第1章「生存の現代史」の社会背景ともなっている。たとえば、「障」をめぐる障害者基本法や支援制度、「老」をめぐる高齢者の医療の確保に関する法律や介護制度、「病」をめぐる難病の患者に対する医療等に関する法律や難病政策、外国人をめぐる人権擁護制度など、私たちは「障老病異」にある人びとに関する制度・政策とともに生きている。

　では、こういった制度・政策を〈生存学的に〉考えるとはどのようなことなのか。生存学では、「生存をめぐる制度・政策」という研究課題に対して、従来の学術分野を前提としつつ、分野を横断して思考する。そうすることで、制度・政策に対して、多様なアプローチをとることが可能になる。

　多様なアプローチについて、ここでは次の3点について取り上げたい。第1に、現在の制度・政策は適切で最適なものなのか、道徳や倫理、哲学、社会思想といった思考の営みとともに考える。第2に、現在の制度・政策を自明視せず、実際にどのように運営されているのか、徹底した調査と分析にもとづいて問題点と課題を明らかにする。第3に、私たちの「生存」への制度・政策を通じた介入について考察する。

　本章では、以上のようなアプローチの成果を取り上げる。第一に、「倫理／規範と制度」をめぐる課題として、社会思想・倫理学から〈あるべき制

度・政策〉について構想する研究である。第二に、私たちの社会をめぐる新しい制度・政策の現状と問題として、情報を〈保障する仕組み〉について考える研究である。第三に、生の反転である〈「死」へ介入する政策〉から「生／死と政策」について日本の歴史を活写し、その含意を描き出す研究である。

■1　倫理／規範と制度

安部彰『連帯の挨拶——ローティと希望の思想』

　最初に、社会思想・倫理学から生存をめぐる制度・政策を研究する成果として、安部彰『連帯の挨拶——ローティと希望の思想』（安部［2011］）を取り上げる。本書は、2部構成をとっており、第1部「ローティとともに——ローティ「政治」思想の究明」では、アメリカの哲学者リチャード・ローティ（Richard Rorty, 1931-2007）の政治思想を、哲学から政治思想への転回（第1章）を踏まえた「人権」（第2章）「正義とリベラリズム」（第3章）について読み解いている。つづく第2部「ローティをこえて——ローティ「正義」論の批判的継承」では、ローティの政治思想から「残酷さ」（第4章）、「社会的連帯」（第5章）、「ケア倫理」（第6章）、「共感」（終章）について精査し、よりよき社会の倫理について討究している。

　ここで取り上げるのは、「ローティの挑発と社会的連帯再考」と題された第5章の一部である。第5章のタイトルにもなっている「ローティの挑発」は、次のように整理されている。

　　(a)「我々とはなにか」という道徳的普遍主義の本質主義的な問いは、もはや失効している。したがって、より適切な問いは「我々とは誰か」という問いである。問いのそのような転回によってひらかれるのは、道徳性を「義務」ではなく「愛着」の問題、すなわち「（相互）信頼」の問題としてとらえる視角である。またそれによって、人々は道徳的アイデンティティ

の（再）決定を迫られることにもなる。「我々」にふくまれる範囲の選択──「我々」とは家族か、地域か、国家か、グローバルな共同性をさすのか──を余儀なくされることになる。

　（b）かかる道徳的アイデンティティの（再）決定は、財の再分配に人々がいかに応じうるかという問題と切離しがたくむすびついている。物質的／現実的な裏づけのない道徳的言明は空疎だし、「感情教育」がうまくいくかどうか、つまり「残酷さの回避」を「正義」とみなす「我々」の拡張は、財によってもたらされる安全をその条件とするからである。しかるに、再分配によって、それをもたらす側の安全が欠如してはその当の条件が掘り崩されることになる。また、「身近な他者」を差しおいて見知らぬ他者への再分配に応じることは、それが「不自然」なことであるがゆえに困難である。（安部［2011: 153-154］）

　著者はローティが提示する論点に対して「他者と私との関係、他者が私にあらわれる差異」の課題を抽出し、「そうした差異にもとづく他者との倫理的関係、他者への倫理的配慮における質／位相の相違」をめぐる「距離」を現代社会の中心課題として指摘する。

　他者との差異や距離とよばれる「挑発」が、生存をめぐる制度・政策とどのように結びつくのか。それは、社会保障や福祉国家とよばれる制度の構想と結びつく。つまり、富の分配である社会保障制度は、福祉国家に内包される「国民」というカテゴリーあるいは境界の設定を前提として、分配が構想され、実践される。限られた富や財を「どういった人びとに／どの範囲で／どの程度まで」分配するのか。社会保障制度は、私たちにとっての〈他者〉を考えることと結びついている。現代社会は、福祉国家に対するグローバル化の進展、経済格差の広がりによる分断といった事態が進展している。こういった激動する社会において、「障老病異」にある人びとは、社会保障や分配をめぐる境界の狭間、あるいは「外」におかれがちである。このことを考える際に、著者はローティの哲学から具体的な人の人との関係──以下では、「人称」という概念でも問題化されている──の差異／距離の問題から、現

代における「連帯」の課題を導き出す。以下 pp.157-166 より転載。転載元の注はすべて省略している。

序〈略〉
1　道徳的普遍主義に対するローティの懐疑とその精査〈略〉
2　社会的連帯（論）の現在——「非人称の連帯」の危機
2-1　社会的連帯論の再燃

　今日のコミュニティにたいする高い関心は、モダニティの不安定な条件下——経済／文化のグローバル化——において解体された我々の「帰属（belonging）」への希求が醸成しつつあることへの表現にほかならない（Delanty 2003＝2006）。かかるデランティ（Gerard Delanty）の謦に倣えば、昨今の社会的連帯論の隆盛もまた、おなじ条件によってもたらされた反応とみるのが適切だ[☆11]。すなわちそれは、「制度としての福祉／福祉国家」の危機と、その裏面としての「社会統合」——国家的／地域的な包摂と排除——の進行にたいする反応あるいは抵抗として現象しつつあると。

　そして以下にみるように、「制度としての福祉／福祉国家」の危機はとりわけ私たちの生にとって看過しえない現況である。「制度としての福祉／福祉国家」をそのひとつの形態とする社会的連帯は、私たちが存在するための基底的な条件をなしているからである。つまりそれは私たちの生／自由にかかわる財の（再）分配をささえるしかけだからである。

　とはいえ、かかる「危機」の内情に踏みこむまえに、あらためて／あらかじめ確認しておくべきことがある。〈社会的連帯とはなにか〉というのがそれである。この概念は文字どおり「社会的」という形容詞と「連帯（する）」という動詞の合成によりなっている。このことはしかし、ここで「社会的」といわれるものがまた限定詞でもあることを意味している。そもそも「連帯」とは、辞書的にいえば、「二人以上のひとが協力してことにあたること」の謂である。つまりそれは、ひとまず価値的には無記である。しかしそれに「社会的」という形容／限定が付されることで「連帯」はひとつの価値、あるいは理念を志向した概念となる。どういうことか。

　まず「社会的」とは、字義どおりにとれば、「社会規模での」ということ

である。だが、そもそもここで「社会」とはいったいなにをさすのか。我々の「現在」の文脈、つまり歴史的な文脈では、さしあたりそれは「国家」のこととされてきた。社会的連帯は「1870年代以降のヨーロッパにおいて徐々に社会保険として制度化され、……第二次世界大戦を挟む時期に、構成員の生活保障を普遍的に実現しようとする福祉国家ないしは社会国家として確立されるようになった」（齋藤 2004a: 1）。つまり〈社会的な規模での連帯〉とはとりもなおさず「福祉国家」体制のことにほかならない。

しかるに他方で——いや、そのこととも密接に関係して——、そもそも「社会的」という形容詞／限定詞それじたいが、ひとつの価値あるいは理念を体現する概念であることが看過されてはならない。市野川容孝が「社会的（social, sozial）」なる概念の歴史的／思想史的な系譜と変遷の検討をつうじて指摘するように、「社会的」には〈生の平等〉という価値／理念が包摂されてきたのである（市野川 2006）。

してみれば、「社会的連帯」とは〈人々の平等な生を保障するために社会（国家）の成員が協力すること〉としてあらためて理解することができる。のみならず、ローティの連帯論を社会的連帯論として位置づけなおすことも可能となる。つまり市野川が指摘するような意味での「社会的」という価値／理念を共有する点において、それを社会的連帯論に帰属させることができる。というのも「残酷さの回避」が身体／物理的な苦難を避けることをその主たる目標に掲げるものであるとすれば、それはまずもって他者の存在の棄損を回避するということ、すなわち「他者の生／存在を保障すること」にほかならないといえるからである[☆12]。

2-2 社会的連帯のふたつの形式

ところで、その社会的連帯には、じつは「ふたつの形式」がある。すなわちそれは、「非人称の連帯」と「人称的な連帯」のことである。一般に、社会的連帯は、社会／国家による資源の強制的な徴収と再配分をおこなう形態——「非人称の連帯」——として理解されているが、しかし社会的連帯にはそもそも「互いの生を保障するために人びとが形成する人称もしくは非人称の連帯」（齋藤 2004a: 1）のふたつの形式があるのだ。

齋藤純一によれば、前者、すなわち「非人称の連帯」とは、見知らぬ人々のあいだに成立する強制的な連帯のことである。そこでは、見知らぬ者たちが保険料や税金の強制的な拠出をつうじて互いに生のリスクをささえあう。つまり社会保険という制度を媒介に結果として成立するもの、それが「非人称の連帯」である。そしてその具体的な形象がいわゆる「福祉国家」である[☆13]。他方、「人称的な連帯」とは、特定の人々のあいだで自発的なネットワークとして形成されるものである。多くの場合、それは既知のメンバーのあいだでの相互的な生の保障、すなわち人称的な関係性にもとづいて形成される連帯である（齋藤 2004b: 275-76）。

　ところで、これらふたつを比較したとき、「非人称の連帯」は「安定性」と「優位性」という特長を有しているといわれる。すなわち「人称的な連帯」が特定の人々のあいだでのネットワークという形態をとるがゆえに、その生の保障が社会の全域には及ばないのにたいし、「非人称の連帯」は社会保険という制度的な形態をとるため、構成メンバーの生の保障を遍く可能にするという点において安定しているとされる。またそれは制度によって媒介されているがゆえに、保障される側と保障する側の関係が相対的に不可視化され、そのことによって相互のあいだに依存や犠牲といった否定的な感情が生じるのを抑制しうる点で優位性をもっているとされる。

　しかしながら近年生じているのは、「非人称の連帯」のかかる安定性と優位性はもはや自明ではないという、まさにそのような事態にほかならない。

2-3　安定性と優位性のゆらぎ

　すでにふれたように、社会的連帯の危機は今日、さまざまな観点から言挙げされている。その危機は、一国単位での「成長の限界」にもとづく経済／文化のグローバル化とそれがもたらす国際競争力の増大という大情況を背景としつつ、社会保障費の増加をめぐる財源問題、保障をうける権利資格をめぐる問題として論じられる一方で、福祉国家の存在論的批判——「生‐権力」批判——としても展開されるなど、多様な位相のもとで論じられている。

　それらの論点と部分的に重なりつつも、とはいえ、そのもっとも留意す

べき危機は、間接的な互酬という「非人称の連帯」の構成原理のゆらぎであるといってよい。すなわち経済・政治・文化変動によってもたらされた複合的な要因によって、ささえる側とささえられる側の非対称性が増大しつつある現在、見知らぬ者らが保険料や税金の強制的な拠出をつうじて互いに生のリスクをささえあうことが困難になりつつあるという現状こそ、まさしく危機の名に値すると。

　岩田正美も指摘するように、「非人称の連帯」（福祉国家）の構成原理である間接的な互酬は、日本もまたそうであるように、主に社会保障制度というかたちをとっている。したがって、「制度の他者」とならないためには、保険料の支払い義務などの給付条件を満たさねばならず、それゆえ個人の「自助努力」や「自己責任」が強調されることになる。のみならずそれは市場経済がもたらす所得格差の是正、つまり再分配効果をもつことがほとんどないため、むしろ率先して「制度の他者」になろうとする者もあらわれつつある[☆14]。他方、徴税によって構成される点で社会保険とはその形態をことにする制度に生活保護がある。しかしそれもまた、勤労可能な年齢層にたいしてはきわめて厳格で、高齢や疾病、傷害などを事由とする「働けない人々」に事実上その理由は制限されているというのが現状である（岩田 2007: 190-93）[☆15]。

　かくしてこのような現況に照らしたとき、「非人称の連帯」がもはやかつてのような安定性を誇示するのむずかしいといわざるをえない。そしてこのゆらぎは、抜本的な政治／政策的な手立てが講じられなければ、今後ますます強まっていくとも予想される。しかも今日、「非人称の連帯」をみまっている危機は、じつはそれだけにとどまらない。それはまた別なる――優位性のゆらぎという――危機にも際会している。

　すでにみたように、「非人称の連帯」は、〈制度によって媒介されているがゆえに保障される側と保障する側の関係が相対的に不可視化され、そのことによって相互のあいだに依存や犠牲といった否定的な感情が生じるのを抑制しうる点で優位性をもつ〉とされてきた。しかしながら昨今、かかる優性性は懐疑に曝されている。たとえば以下の言に端的にしめされるような想いをつうじて。

第3章　生存をめぐる制度・政策

〔福祉制度、つまり「非人称の連帯」によって〕わたしの住まいの戸口の見知らぬ人びとは、たしかに福祉を受ける権利を有している。しかし、こうした権利を管轄する役人からはたしてかれらが相応の尊敬と思いやりを受けているかどうかは、まったく別問題なのだ。(Ignatieff 1984=1999: 21)

　かかるイグナティエフ（Michael Ignatieff）の指摘／懐疑の要諦はなにか。それは、「非人称の連帯」が〈他者の個別性——人格性——にたいする関心〉という意味での〈承認〉の契機を軽視しているということにほかならない☆16。すなわち「保障される側と保障する側の関係が不可視である」といった、その優位性とされるものがまさに難点へと反転することがここでは喝破されているのである。すこしく敷衍しよう。
　すなわち、たしかに天田城介も述べるように、「語られる‐聴き届けられる」ことこそをもとめるニーズ——友愛、愛情、帰属感、尊厳、尊敬——の充足は「未知による／非人称の連帯」によって「基本財の配分」がなされることをその条件とするであろう（天田［2004: 298-299]）。にもかかわらず、しかしだからといって〈承認〉という契機が軽視されてよいということにはならないとイグナティエフはいうのである。なぜかといえば、そもそも〈承認〉は再配分とはことなる位相に位置する、しかしそれと比肩する主要な財／ニーズだからである。つまり〈承認〉の本質——同時にそれはそのアポリアでもある——は、ほかならぬこの私の生／存在の個別性をあなたによって認められるという契機にこそある。のみならずまた同時にそれは、ほかならぬあなたの生／存在の個別性をこの私が認めるという契機でもあるのだ。
　のみならず、この社会的連帯と〈承認〉の関係、あるいは社会的連帯における〈承認〉の位置をめぐる問題提起は、今日においてまたつぎのような重要な意味をもっている。たとえば、近年台頭しつつあるケア倫理。次章でも詳しくみるように、それは近代以降主流の座にあった対等で相互的な人間関係モデルにもとづく倫理説を批判し、非対称的で個別的な人間関

係にもとづく倫理の構想を積極的に展開しつつある。そこでの主な論点は、ひとつに、あくまでも「現実」にそくした認識のもとで〈承認〉という問題を考える必要があるということである。つまり我々の存在状態——とりわけ身体——はそれぞれにことなりのもとにあるという「現実」についての透徹した認識が不可欠だということである。というのもケア倫理によれば、それによってはじめて、これまで周縁的なとりあつかいしかうけてこなかった障老病異の問題を主題的にとりあげることが可能になるからである。つまりここでもまた重視されているのは、他者の個別性、個別的なニーズを認めるということ。そうして、各人のことなりに応じた——〈承認〉の一形態としての——適切な「ケア」がなされる必要があるということ。これにほかならない[☆17]。

3　ローティの挑発と「人称的な連帯」の共振

　以上、安定性と優位性の双方において「非人称の連帯」が目下その危機を迎えていることをみてきた。現実問題としてかかる危機にたいしてはまずもって、政治／政策的な制度（構造）の変革をつうじて対処する道の模索が急務である。そして、じっさい政治学、経済学、社会学をはじめとするさまざまな観点から、実現可能性を備えた対案が今日提起されつつある。そのことの意義、またそれが不可欠であることはいくら強調しても十分すぎるということはない。そのうえで、しかし、以上にみた危機は、「非人称の連帯」の本質的な瑕疵を衝いたものであるともいえる。とりわけ〈承認〉の問題は、「非人称の連帯」の再構築によっても解決されないように思える。それは、社会的連帯が「非人称的なもの」であるかぎり必然的に抱えこまざるをえない問題だからである[☆18]。してみれば、我々はその問題に別の仕方で対する必要があるのではないか。そして、その「別の仕方」を「人称的な連帯」という社会的連帯のもうひとつの形態——オルタナティブ——にもとめることはできないか。ローティの挑発を真摯にうけとめるなら、そのようにいうほかない。というのもかかる挑発と「人称的な連帯」は相互に密接に関連しているからである。

　すなわち第一に、両者は他者との「距離（感）」と切り離しえない〈承認〉

という契機に留意する点において、その志向をともにしている。すでにみたように、我々がローティの挑発から抽出した「距離」の問題は、道徳的普遍主義が他者との経験的な距離（感）を捨象することに向けられた懐疑に胚胎するものであったが、それは「非人称の連帯」につきつけられた〈承認〉の問題と同型の問題／論点とみなしうる。また第二に、ローティの挑発は「身近な他者による相互信頼」を重視する点で、間接的な互酬という「非人称の連帯」の構成原理へのアンチテーゼをなしている。つまり裏返せば、それは社会的連帯を直接的な互酬にもとづけ、そうして「人称的な連帯」を「非人称の連帯」に代位されるべきものと位置づける、そのような主張にほかならないといいうるからである。

　だが、以上をふまえるならなおのこと、私たちとしてはこう問わねばならないはずだ。「人称的な連帯」は「非人称の連帯」に代置されるべき内実を本当に備えているだろうか。それは「非人称の連帯」が軽視する〈承認〉の問題を、さらにはその難点とされる〈特定の人々のあいだでのネットワークという形態をとるがゆえに、その生の保障が社会の全域に及ばない〉という問題をクリアできるだろうかと。とりわけ後者の課題はきわめて重要である。かかる難点こそ、「非人称的な連帯」が「人称的な連帯」に理念的に優越し、また現実の歴史においても支配的な形式でありつづけてきた主因であったのだから。してみれば、「人称的な連帯」がそのオルタナティブたらんとするなら、「非人称の連帯」に優越こそしないまでも、すくなくとも同程度には安定していることをしめしうるのでなければならない。そこで次章では、その（不）可能性について検討することにしよう。

　第5章はここで閉じられ、引きつづく第6章では「「人称的な連帯」は〈承認〉および安定性の問題をクリアできるか」をケア倫理の課題として論じる。福祉国家や社会保障は、「障老病異」にある人びとの生存を考える上での社会背景となっているが、本書は現状の制度・政策を自明視することなく、オルタナティブを考える上での「連帯」をキー概念として位置づける。福祉や保障の自明性を批判的にとらえることが、「生存をめぐる制度・政策」

をめぐる思索の出発点となるのであり、本書はこういった思索に導く成果となっている。

なお、ケアあるいはケア倫理とよばれる課題については、本書の著者が共編者となっている生存学研究センター報告『ケアと／の倫理』（安部・堀田編［2010］）を合わせて参照するとよいだろう。また、「倫理／規範と生存」は、具体的な事例や社会問題から考える必要がある。生存学研究センター報告『生存をめぐる規範』（大谷・村上編［2015］）では、死刑、修復的司法、差別、自殺、イノベーション、新聞報道、連帯と制度、リベラリズム、所得保障といった多様なテーマが取り組まれており、関心をもったトピックに合わせて読み進めていくことができる。

■2　情報を保障する

坂本徳仁・佐藤浩子・渡邉あい子「手話通訳事業の現状と課題――3つの自治体調査から」

次に、情報を保障する制度・政策として聴覚障害者への手話通訳業務を取り上げる。「障」や「病」にある人びとをめぐる制度・政策を定める障害者基本法が2011年に改正され、第3条「地域社会における共生等」の第3項において手話が言語として明記された。

> 三　全て障害者は、可能な限り、言語（手話を含む。）その他の意思疎通のための手段についての選択の機会が確保されるとともに、情報の取得又は利用のための手段についての選択の機会の拡大が図られること。

基本法の改正以前より手話通訳は公的な制度として整備されてきたが、制度・政策が整備されたからといって聴覚障害者の情報保障が達成されるわけではない。ここでは、坂本徳仁・櫻井悟史編『聴覚障害者情報保障論――コミュニケーションを巡る技術・制度・思想の課題』（生存学研究センター報告16、坂本・櫻井編［2011］）に収録されている論文、坂本徳仁・佐藤浩子・渡

邉あい子「手話通訳事業の現状と課題——３つの自治体調査から」（坂本他[2011]）より、実際の情報保障をめぐる問題に対して京都市・中野区・金沢市での聞き取り調査にもとづく研究を紹介する。

　日本の手話通訳業務は1970年代以降整備されているが、業務内容に対して賃金・雇用や技術・研修についての要望も出されてきた。本調査は、2008年から2009年にかけて３つの地域について調査したものである。この３つの対象地については、次のような注意書きが記されている。

　　調査対象とした３つの自治体は手話通訳事業に対する独自の取り組みや歴史があり、本稿は全国の平均的な自治体の姿を分析したものというよりは「熱心に取り組んできた自治体の実像」に基づいて研究したものと言える。その意味において、本稿で提示される課題は手話通訳事業に恵まれている自治体でさえも抱えている問題であって、平均的な水準の自治体が抱えている手話通訳事業の構造的問題はより深刻であるということに留意されたい。（坂本・佐藤・渡邉［2011: 160-161］）

調査地域は限定されているが、情報保障がいかに可能であり困難であるのかを詳細に調査し分析することによって、よりよい制度・政策を構想することができる。ここでは、調査結果の詳細とそこから導き出される課題について見ていきたい。以下 pp.161-168 より転載。転載元の注は全て省略している。

1　はじめに〈略〉
2　手話通訳養成事業における自治体間の差
　本節では、３つの自治体の手話通訳養成事業について概要を説明し、その課題を検討しよう。最初に、表１は３つの自治体の手話奉仕員養成事業の概要を示したものである。
　表１からわかるように、金沢市と京都市では手話の体験学習の機会が設けられている。この体験学習は、①手話講習会入門課程の準備段階、及び②手話の普及と聴覚障害への理解、の２点を目的として実施されている。次に、京都市と中野区では昼と夜の講座が並行して行なわれているが、金

表1　手話奉仕員養成事業の概要

	体験学習	昼・夜の講座	講座時間数 （厚労省基準80h）	サークル実習	修了試験
金沢市	あり	昼・夜 一年交替開講	入門 23 回 基礎 38 回 （計 122h）	あり	ちからだめし （ビデオを用いた面接審査）
京都市	あり	昼・夜開講	入門 23 回 基礎 27 回 （計 100h）	なし	ビデオ試験による自己申告制
中野区	なし	昼・夜開講	入門 40 回 基礎 40 回 応用 30 回 （計 220h）	なし	筆記・実技試験

出典：聞き取りで得られた資料をもとに筆者らが作成。

沢市では予算の都合で2005年から昼のみの講座と夜のみの講座を1年交代で実施することになった[03]。講座時間数については、いずれの自治体も厚生省がガイドライン[04]で示した80時間（入門課程35時間、基礎課程45時間）よりも多い時間を費やしているが、とりわけ中野区が応用課程という独自の講座を開設して、他の自治体の2倍近い時間を割いていることがわかる。これは中野区では手話奉仕員を実際に登録・派遣しているためで、手話奉仕員を登録・派遣していない金沢市や京都市よりも[05]、中野区の手話奉仕員には手話の技量が求められているためである。

　続いて、養成講座における手話サークルの活用については、中野区や京都市では手話サークルでの実習がないのに対して[06]、金沢市では入門課程の受講者は手話サークル活動に参加することが必須となっている。中野区や京都市では手話サークルの実習を義務付けてはいないものの、現実問題として手話が上達するには手話講習会の講座数では不十分で、手話サークルなどで実際に聴覚障害者と触れ合いながら手話を学ぶ必要があるとのことを面接調査で聞くことができた。

　最後に、手話奉仕員・通訳者の認定基準について確認しよう。金沢市では講座出席率が8割以上で入門・基礎課程を修了し、「ちからだめし」[07]に通れば手話奉仕員認定証が発行される。入門課程を修了すると手話サークルで2～3年の研鑽を積んだ上で基礎課程に進む。市の基礎課程を修了し、レポートとその内容を手話でまとめたビデオを県に提出して審査に合格す

ると、石川県の実施する手話通訳者養成講座（基本・応用・実践）に移行できる。その後、県が独自に作成する認定試験に合格すると石川県の手話通訳者として登録されることになる。京都市では、入門・基礎課程の修了はビデオ試験による自己申告制となっている。具体的には、手話で会話する内容のビデオを視た後で、その内容に関するテストを自分で採点・申告し、合格水準に達している者はその課程を修了して上級の課程に進むことができる。市の入門・基礎課程を修了し、京都府の基本・応用・実践課程を修了した者は全国手話研修センターが作成した全国統一試験に合格することによって京都府の手話通訳者になることができる。中野区では、手話奉仕員の認定は入門・基礎・応用課程を修了した上で区の認定試験（実技・一般常識筆記）に合格するか、「日常的な会話場面が通訳できる者」として区長の認定を受けることになっている。中野区の手話通訳者になるには、既に奉仕員登録者で区の手話通訳認定試験に合格するか、「日常的会話場面のみでなく専門的な技術を必要とする講演、会議カウンセリング等においても通訳ができる者」として区長に認められる必要がある[08]。中野区の認定試験は委託先のNPO法人聴覚障害者情報活動センターが作成している。

　以上のように、3つの自治体の間だけでも講座の時間数やサークル実習の有無、各課程の修了、手話通訳認定の方式に差があり、そのプロセスや判定は各自治体に任され一様ではない。裁量制の存在は手話通訳事業の極めて大きな地域間格差を生み出す要因になっており、均質な手話通訳サービスを全国レベルで提供するためには今後見直しが必要であろう[09]。また、3つの自治体のいずれにおいても、手話通訳者の養成に手話サークルが重要な地位を占めていることは見逃すべきではない。サークル実習の有無に関わらず、手話の獲得のためには受講者の手話サークルでの活動が望まれており、手話の習得と実践は手話サークルに頼るかたちで成立していると言える。しかし、このことは手話サークルの活動が消極的な地域では養成事業が機能しないという可能性も示唆しており、ろう者の情報保障に地域間格差が生じる危険性のあることを留意しなければならない。

　続いて、手話奉仕員・手話通訳者養成事業の目的の1つである手話通訳者の合格者数について言及しよう。筆者らが行なった聞き取り調査で

は、3つの自治体ともに手話通訳者の合格数が低く、手話通訳者が効果的には養成されていない現状が明らかになった。例えば、京都市では入門課程（昼・夜）の受講者200名前後から出発して、京都府の手話通訳者になれる者が例年2～3名程度、中野区では入門課程（昼・夜）の受講者130名前後から出発して区の手話通訳者になれる者が1名程度☆10と、各々合格率が非常に低いことがわかる。金沢市でも入門課程の受講者30名程度から出発して石川県全体での手話通訳者試験に合格する者が1～2名程度と、京都市や中野区と事情はほとんど変わらない。手話奉仕員養成事業の目的には手話通訳者の養成だけではなく手話の普及や聴覚障害への理解も含まれているが、各自治体が様々な工夫をしている中であまりにも合格水準が低いのは好ましい状況とは言えないだろう。この低い合格率の背景には、①「低い所得しか得られないから手話通訳者を目指さない」といった経済的要因や、②「ボランティアや職場内でのコミュニケーションのために手話を学んでいるので手話通訳者は目指していない」といったような手話学習における受講者の動機、③「手話通訳は難しいから手話通訳者を目指すなんてとても無理」という手話の技術的困難さ、といった要因が関係しているように思われる。しかし、本調査は手話講習会の受講者を対象にした調査を行なっていないために、この問題について正確な知見を提供することはできない。養成講座受講者の動機と学習を継続できなくなる理由を別途調査し、手話通訳者を育成するために必要とされている施策を検討する必要があろう。

　さて、以上の議論から、手話通訳者養成事業には、①養成講座時間数や課程修了・合格基準の地域間格差、②手話サークルへの依存、③手話通訳者育成の困難さ、という3つの課題のあることが明らかになった。

3　手話通訳派遣の状況

　本節では3つの自治体における手話通訳派遣の状況を考察し、派遣事業における課題を解明・検討したい。

　最初に、各自治体の1・2級聴覚障害者数や手話通訳者数などを表2で確認しよう。

表2　2007年度の人口・聴覚障害者数・手話通訳利用件数・手話通訳者数

	人口	1・2級の聴障者数	手話通訳利用件数（括弧内は対1・2級聴障者比）	手話通訳者数（括弧内は対1・2級聴障者比）
金沢市	454,442	410	943 (2.3)	65 (15.9%)
京都市	1,468,588	2,028	3,639 (1.8)	128 (6.3%)
中野区	309,824	175	433 (2.7)	36 (20.6%)

出典：聞き取りで得られたデータをもとに筆者らが作成。ただし、中野区の手話通訳利用件数については東京都の派遣総数52件が含まれていない。

　表2から明らかなように、2007年時点における1・2級聴覚障害者一人当たりの手話通訳利用件数は金沢市が2.3件、京都市が1.8件、中野区が2.7件と京都市が最も低くなっている。市・区民一人当たりに占める聴覚障害者の比率が金沢市、中野区よりも京都市が高いということと、京都市は伝統的にろう運動の中心となってきた自治体であるということの2つの事実を考えると、これは意外な結果である。地域間における利用件数の格差の原因としては、①手話通訳者割合の差、②家族による通訳の代理などの代替的手話通訳手段の存在、③1・2級の聴覚障害者全体に占めるろう者の割合の違い、④聴覚障害者の年齢構成（手話通訳を病院や学校などで定期的に利用する高齢層・若年層）の影響、⑤手話通訳技術・利便性の地域間格差、⑥ろう者の権利意識の違い、といった6つの要因が考えられるが、これらの要因が手話通訳の利用状況にどの程度関与しているのか、現時点ではデータの制約のためにはっきりしたことが言えない状況である。

　次に、各自治体における手話通訳利用内訳について、利用頻度の高い項目は、病院、社会活動、学校の3つに絞られ、それらだけで利用項目全体の7～8割が占められていた。病院や学校での手話通訳は高齢者や児童が定期的に利用する場合が多いために、同一人物による利用が多いことを容易に想像できるが、調査においても実際にそうであるということを担当者から聞くことができた。また、全日ろう連がまとめた調査報告☆11〈全日ろう連［2006］〉においても手話通訳利用に関する特定個人への利用の集中が観察されている。したがって、手話通訳の利用においては一般に「個人の集中」と「利用内容の集中」という2つの「集中」の状況が存在するよ

うである。しかし、このことから「手話通訳は特定の人が特定の使い方しかしないのだから、専門特化して頻度の高い利用方法以外の通訳はやらなくてもよい」という解釈を導出するべきではない。むしろ「ろう者は病院と学校、社会活動以外ではほとんど手話通訳を利用することができない」という状況が存在し、聴者中心の社会の中でろう者がいかに不便を強いられているかということの例証の1つとして、このことを解釈すべきように思われる☆12。

　この他、手話通訳事業の委託先への聞き取り調査からは、①柔軟に働ける人材の不足と派遣対応可能な時間帯の制約、②場面に応じた手話通訳の使い分け、③生活相談員との連携、という3つの点が明らかになった。以下、各々の点について解説しよう。

　第一に、手話奉仕員・通訳者の多くは主婦層で占められているため、通訳として派遣できる時間帯に制約が多い。また、主婦ではなくとも手話奉仕員・通訳者の収入のみで暮らすことは困難であり、副業で通訳をやらざるをえないという状況がある。そのため、見かけ上は登録している手話通訳者の数が多かったとしても、実際に柔軟に働ける奉仕員・通訳者の数は不足するという事態が発生する。その結果、各自治体ともに十分な数でもって派遣対応が可能になる時間帯に制約が生じてしまっているようである。

　第二に、手話通訳を派遣している団体は手話通訳の利用内容に応じて、意識的に様々な使い分けをしていることが明らかになった。具体的には、高い専門性が要求される司法・警察・医療関係での手話通訳については手話通訳士や熟練した手話通訳者に任せるといった「専門性に応じた使い分け」が為されている。また、手話通訳者と依頼者は地域内の顔見知りであることが多いために、離婚の調停や大病を患っている場合の病院での通訳などの私的な事柄に関する手話通訳については顔見知りではない手話通訳者に依頼するという「プライベートな事柄に関する使い分け」が行なわれていた。最後に、手話には方言や個人独特の言い回しがあるが、そのことに配慮して方言や個人の言い回しに慣れている手話通訳者を派遣するという「個人・地域限定的な手話に関する使い分け」も行なわれていた。このように手話通訳の派遣には少なくとも3つの形式で使い分けが為されてお

り、通訳者が不足している中でも、各団体で創意工夫が為されている現状が明らかになった。

　最後に、手話通訳の依頼の中には通訳が必要であるとして派遣されたものの、実際にはろう者の生活上の困りごとに関する相談であったというケースが少なからず存在する。この場合には、事務所で雇用している生活相談員やソーシャルワーカーと連携して相談業務を行ない、各ケースについて対処している。行政上の手続きや社会保障制度の概要について手話通訳者が説明するということが多い背景には、行政における窓口対応が不十分であることや普段から気心の知れた通訳者に相談したいというろう者の気持ちがあるのかもしれない。

　さて、本節の議論から手話通訳の利用状況については、①平均利用件数の地域間格差、②特定項目・特定人物における手話通訳利用の集中、③柔軟に働ける人材の不足と派遣対応可能な時間帯の制約、といった問題や、④手話通訳の場面に応じた使い分け、⑤ソーシャル・ワーカーとの連携、といった派遣団体の創意工夫があることが判明した。

4　おわりに

　本稿を閉じる前に、留意すべき点と研究方法上の課題について論じたい。

　第一に、3つの自治体の調査から得られる知見のみで全体を語ることは不可能である。本稿で調査対象とした3つの自治体は各々手話通訳事業についての優等生と言うべき自治体であり、平均的な自治体や手話通訳事業にほとんど取り組んでいない自治体の情勢について現時点では何もわかっていない状況にある。今後は全国レベルのデータに基づいて詳細な検討を行なっていくことが求められよう。

　第二に、手話奉仕員・通訳者養成講座の受講者を対象にした聞き取り・質問紙調査を行ない、受講者の動機づけや手話の使用状況について検証する必要がある。受講者の参加動機や手話サークルとの関わり合いを分析することによって、手話通訳者を効果的に育成するために必要な施策を検討することが可能になるだろう。

　第三に、手話通訳を利用していない聴覚障害者について、①手話通訳を

利用したいが、手話通訳を制度上利用しづらいから利用できないのか、②普段の生活で手話通訳を利用する必要がないから利用していないのか、明らかにする必要がある。このことは利用者の属性や利用内容によってどちらの状況も起こりうるものであるが、手話通訳の利用に関して聴覚障害者がどのような不便・便利さを感じているのか、当事者の観点から分析することで手話通訳制度をよりよいものにしていくことができるだろう。

　最後に、本稿で明らかにした諸問題のいくつかは手話通訳者の低所得問題に起因していると言っても過言ではない。手話通訳者の低所得問題を解決するためには、手話通訳者に十分な所得が保証されている国々（アメリカなど）の制度を分析した上で、日本で必要とされている施策を検討していく必要があるだろう。

本論文では、手話通訳の運用に関する調査からいくつもの論点を導き出している。たとえば、手話通訳認定の方式といっても自治体間で多様であり、「裁量性」や「手話サークル」といった要因が重要な位置を占めていることが指摘されている。また、手話通訳が利用内容に応じて「使い分け」されているという実態や、通訳者が相談業務に結びついているといった発見は、「手話通訳という制度がいかなる役割を果たしているのか」に関する知見を与えてくれる。従来、手話通訳に関わるこういった側面は「聴覚障害者のわがまま」であったり、「手話通訳者の権限ではない」といったかたちで処理されてきた。しかし、こういった問題を放置したままで、「意思疎通のための手段についての選択の機会が確保され」かつ「情報の取得又は利用のための手段についての選択の機会の拡大」が図られているといえるだろうか。障害者基本法の実施には、その目標と実態をつきあわせる調査・分析を欠かすことができない。

　情報保障に関する調査と制度・政策の考察については、これに引きつづく「補論　手話通訳制度の改善に向けて」（坂本［2011］）も参照するとよいだろう。

　なお、聴覚障害と手話については、『生存学』第8号の「吃音／ろう」特集に「日本の聾唖空間の親密圏・中間体・公共圏の変容に伴う「いわゆる日本の手話」の変遷」（末森［2015］）、「日本における手話と聴覚障害教育」（甲

斐［2015］）が収録されている。あわせて、視覚障害者への情報保障に関する研究成果として、『視覚障害学生支援技法』（青木編［2010］）がある。これらの成果から、コミュニケーションをめぐる支援や制度の課題を考えることもできる。

■3　生／死と政策

櫻井悟史『死刑執行人の日本史──歴史社会学からの接近』

　私たちの社会には、「生存をめぐる制度・政策」としての社会保障や人権擁護とともに、生の反転としての「死」をめぐる制度・政策がある。「死」をめぐる制度・政策を歴史的な視点から取り組み、私たちが生きている社会の生と死について考える研究成果として櫻井悟史『死刑執行人の日本史──歴史社会学からの接近』（櫻井［2011］）がある。

　従来、死刑制度は「死刑判決」と「死刑執行」の区別をすることなく論じられてきた。本書では、職務としての死刑執行制度の歴史から死刑制度について再考する。本書の考察において、職務としての死刑執行は、他の身体への侵襲行為をともなう職務という点で人びとの生存にかかわる医療業務と類似した職務としてとらえられる。

　　死刑執行に携わることと、医療業務に携わることの違いは何か。それは端的にいって、人間の生命を奪うか否かの違いである。基本的に、医療業務は生命を救うためになされる〈職務〉であり、死刑執行は生命を奪う〈職務〉である。それ以外に特に違いは見い出せない。（櫻井［2011: 30］）

　本書は「牢役人」（第1章）や「看守」（第2章）といった死刑執行職務の歴史を明らかにしている。ここでは、そういった制度の歴史を踏まえて現在の死刑制度の問題点をとらえなおす第3章「戦後から現在に至るまでの死刑執行人をめぐる諸問題」の一部（第3節「法文上での死刑執行現場の消滅」、第4節「死刑執行人の現状と問題点」）を掲載する。第3章では、第1節でGHQ

の指令によって国家公務員から労働三法（労働組合法・労働基準法・労働関係調整法）に関する権利が取り上げられ、上官の命令を受けて看守が死刑執行を担う構図が強化されたことが指摘されている。第2節では絞首刑違憲訴訟が取り上げられ、1961年までには絞首刑が死刑執行方法として是認されたことを確認する。以下では、それらの議論を引きついで、職務としての処刑執行制度から生／死に制度が介入することについて考察する箇所を取り上げる。以下 pp.125-135 より転載。ただし、転載元の注の一部は省略。

1　国家公務員法の制定・改正への GHQ の関与〈略〉
2　絞首刑違憲訴訟〈略〉
3　法文上での死刑執行現場の消滅

　刑務官が死刑執行を担うことの合法性が国家公務員法によって強化され、絞首刑が合憲であるとの判決が下された――この事実は、死刑執行方法の歴史における明治期からの連続性を示している。本節では明治末期以降、刑務官が死刑執行を担う根拠とされていた「看守及ヒ女監取締職務規程」の廃止について、すなわち明治と現在との断絶を示す事実を見ていくことにする。

　同規程が廃止されたのは1991年であり、同年に成立した「行刑施設の規律の維持等に関する刑務官職務規程」の附則2条による。この新たな規程で「看守ハ上官ノ指揮ヲ承ケ死刑ノ執行ニ従事スヘシ」という文言はなくなり、それに代わる同主旨の規程も作られなかった。序章でも見たとおり、刑務官が死刑執行を担うことは自明とされていた[☆38]ため、また、国家公務員法での服務心得を示した同規程4条3項「職務上の危険及び責任を回避しないこと」が死刑執行も含んでいると解釈されたため[☆39]、このことに疑義を呈する者はいなかったのである。また、2006年5月24日には「行刑施設の規律の維持等に関する刑務官職務規程」が廃止され、新しく「刑務官の職務執行に関する訓令」が施行された[☆40]が、そこにも、刑務官が死刑執行に従事すべしという規定は盛り込まれていない。死刑の後の死体の処理について定めた監獄法も05年に廃止されたが、これは同年5月25日に公布された「刑事施設及び被収容者等の処遇に関する法律」にほ

第3章　生存をめぐる制度・政策

ぼそのまま受け継がれているし、刑法や刑事訴訟法での死刑の手続きに関する規定も、明治期からそれほど大きく変わっていない。にもかかわらず、死刑執行を誰が担うかを記す文言だけが消去されたのである。

　以上のことが何を意味するのかを分析する前に、現在は、死刑がどのように執行されているのかを確認しておきたい。

　採用された正確な時期は不明[☆41]だが、現在では地上絞架式は廃止され、地下絞架式と呼ばれる死刑執行装置が使用されている。2010年8月27日に公開された刑場の写真と、03年7月23日に東京拘置所の執行場を視察した保坂展人の証言とスケッチとを突き合わせて検証する[☆42]と、以下のようなものであることがわかる。〈図：略〉

　地下一階にある鉄の扉を開けると、まず灰色の壁に囲まれたフローリングの部屋が現れる。ここで死刑囚は遺書を書いたりすることができる。また、教誨のための観音像なども置かれている。隣の部屋はアコーディオンカーテンで遮られているため、死刑囚は見ることができない。遺書を書き終わると、カーテンが開く。カーテンの向こうには別の部屋があり、正面はガラス張りになっている。ガラスの向こうには、死刑に立ち会う人々が並んでいる。部屋の中心には絞首ロープがあり、ロープの真下の床の上には開閉式の床がある。そこには外枠を示す大きな四角と、死刑囚を立たせるのだろう内枠を示す小さな四角が描かれていて、ともに赤で塗られている。床は刑務官がスイッチを押すと開く仕組みになっていて、180度開くと天井に張り付き、跳ね返りを防ぐ仕掛けが施されている。刑務官のスイッチについては諸説あるが[☆43]、東京拘置所の場合、3つ並んでいて、3人の刑務官の誰のスイッチによって床が開いたか、わからないようになっている。スイッチが押され床が開くと、受刑者はロープで吊るされたまま、コンクリートがむき出しになっている地下2階の部屋に落下する。この部屋には排水溝があり、これは糞尿などの始末をするためのものと考えられる。地下2階の奥にはエレベーターがあり、死体はそこから搬出される。死刑が終わると、死刑に携わった刑務官は人事院規則9-30（特殊勤務手当）10条2項「前項の手当の額は、作業1回につき2万円とする。ただし、同一人の手当の額は、1日につき2万円を超えることができない」に従って2

万円の特殊勤務手当を受け取り、その日の仕事を免除される☆44。

　死刑執行装置こそ変わったものの、死刑執行の手順自体はほとんど変わっていない。誰が開いたかわからなくする仕組みは、刑務官の精神的苦痛軽減のための措置とされている。しかし澤野雅樹が述べているように、「私が押す」のが当然であるからこそ「誰もが押す」のであり、そこには完全なる共犯関係が成立する。☆45〈澤野［2004: 141］〉。つまり、死刑執行を担う刑務官が1人から3人以上に増えただけなのである。床の上に受刑者を直立させ、受刑者の首に縄を回す役目を担うのも刑務官であり、これは1873年（明治6年）当時のままである。

　これらの変更点に留意しながら、現行の法文にのっとって死刑執行を検証しようとすると、2つの点に気づく。

　一点目は、死刑執行人の不在である。看守が死刑執行を担うと明確に規定していた「看守及ヒ女監取締職務規程」が廃止されたため、死刑執行人を特定する法文は、1991年以降存在しなくなった。人事院規則9-30（特殊勤務手当）10条1項でも、「死刑執行手当は、刑務所又は拘置所に所属する副看守長以下の階級にある職員が死刑を執行する作業又は死刑の執行を直接補助する作業に従事したときは、それぞれの作業1回につき5人以内に限つて支給する」とあるだけで、死刑に従事する者を看守と限定せず、あえて「副看守長以下の階級にある職員」とすることによってカテゴリーに幅を設けている。監獄内の最下等の職員が死刑執行を担うとはされていないが、なぜ看守長や検察や裁判官や法務大臣ではなく、副看守長以下なのかは不明のままである。

　もう一点は、死刑執行の経過の省略である。監獄法72条では「死刑ヲ執行スルトキハ絞首ノ後死相ヲ検シ仍ホ五分時ヲ経ルニ非サレハ絞縄ヲ解クコトヲ得ス」とされていたが、2005年に施行された「刑事施設及び被収容者等の処遇に関する法律」179条（解縄）では「死刑を執行するときは、絞首された者の死亡を確認してから5分を経過した後に絞縄を解くものとする」へと変更された。ここでは「絞首ノ後」から「絞首された者」へとニュアンスが変化していて、前者が、生きている死刑囚の首に縄をかける時点からの経過を含んでいるのに対し、後者は、死刑囚が吊るされて

以降のことだけに言及している。

　以上の二点からわかるのは、法律文書から死刑執行現場が消滅したことである。現在は国家公務員法98条1項が、刑務官が死刑執行に従事する唯一の根拠であるとされている。刑事訴訟法475条1項に「死刑の執行は、法務大臣の命令による」とあるとおり、死刑執行の命令は、法務大臣が死刑執行命令書にサインすることによって発動される。しかし、この命令が誰に対する命令であるかは、法文に示されていないのである。これは、刑務官のなかから死刑執行人を選ぶべき必然性を示す根拠が存在しないことを意味する。このような事態は、1991年以降になって初めて出来した。なぜこのような事態が出来したのかは不明だが、その背景には、89年12月に国連で国際人権規約第2選択議定書が採択されたことなどがあると思われる。89年から93年までの3年4カ月間は死刑の執行が停止されており、死刑廃止運動の間で、このまま死刑が廃止されるのではないかという期待が高まっていた時期でもあった。こうした背景のもと、誰が死刑執行を担うかを示す文言が削除されたのかもしれない。いずれにせよ、大塚公子は『死刑執行人の苦悩』のなかで、88年（昭和63年）に「刑務官の服務規程に、「死刑の執行をする」という項目はない」[☆46]〈大塚［2006: 12]〉と書いたが、それは、当時の時点では間違いだった。

　また、元刑務官の清水反三は1990年の論文で、矯正研修所の研修時代に教官に死刑執行命令の根拠を尋ねた際、「看守及ヒ女監取締職務規程」を持ち出されたことに疑問を呈した[☆47]〈清水［1990: 25-27]〉が、この疑問も91年以降は意味をなさなくなった。より明確な命令根拠が示されたからではなく、より明確に命令根拠がなくなったからだ。疑問は解決されるどころか、一層不可解なものになった。

　1991年よりも前であれば、死刑は刑務官の職務として法文で定められていた。そこでは、職業選択の自由という論理も法文上は通用したかもしれない。しかし91年以降は、確実に死刑は刑務官の職務ではない。93年3月16日、死刑が再開されたが、そのときにはすでに、誰が死刑執行を担うかを示す法律文書はなくなっていたのである。

4　死刑執行人の現状と問題点

　江戸時代から現在に至るまでの死刑執行人の歴史を詳細に見てきた。本節ではそれらの歴史を総括し、現状でいったい何が起こっているのかを明らかにしたい。

　江戸時代には、死刑執行は牢役人が担っていたのではなく、町奉行の内当番若同心や山田浅右衛門など牢屋外部の人間によって担われていた。そのため死刑執行人と死刑囚が出会うのは、死刑が執行されるまさにその瞬間だった。そもそも、牢屋は矯正教育を施すような場ではなかったので、牢を管理する者と囚人たちとの関係は希薄だった。これに対して、現代の死刑執行人は何年もの間、死刑囚監房という同じ空間で顔を合わせて生活することを余儀なくされる。そこでは、「殺さず・狂わさず」☆48〈坂本敏夫［2003: 50-51］〉死刑囚を処遇することが、刑務官に求められている。死刑囚が自殺することは、死刑執行が不可能になることを意味し、それは同時に、法秩序の破壊も意味することになるからだ。そのため、法治国家である日本は、刑務官に死刑囚と親密な関係を結ばせることで、法秩序の破壊を守ろうとする。すなわち、死刑囚が自殺しないように、あるいは死刑執行を受け入れられるように、刑務官にケアをさせるのである。そのうえで、その刑務官に親密な関係を断ち切る死刑の執行を命じる。このことが刑務官にどのような思いを抱かせるかは、以下の証言から明らかである。

　　所詮は、刑場の露と消えゆくかれらの運命ではあったが、私は、「おまえのことは尻の穴のことまで知っている」というくらいの仲になっていた。だから、いつかこの日のくることは予想はしていたが、その日が早くくるがいいとは、決して念じていなかった。たまには手古ずったことがあったけれど、仇敵視はしなかった。彼らとしても、逮捕から5年半の獄中生活なので、われわれの気苦労の一端は感じていただろう。それだけに、お互い処刑はつらいのだ。個人的にはなんら無関係な人間同士が、生命を絶ち、絶たれてしまう。死刑執行人を命ぜられたひとびとの心懐を、思ったりした☆49〈坂津［1958: 135］〉。

石廊に根をおろしたみたいに立ちつくして、私は３つの肉体と別れをつげた。永遠の別離であった。あとからあとから、複雑な想いがわいてこまった。何がゆえに、気心のわかった人間同士が、一人は断罪する立場にたち、他の一人は断たれる立場にならねばならぬだろうか。（略）まして人間ではないか。歳月をかさねて、情の湧いた間柄でもある。それを鬼心になれと命じる。しかも教育者と看板かかげた職員の、その手で処刑しろという。いいつかった部長連中が、いやな表情するも当然だった。私のように、直接手を下さない立場にある者でも、後味のよい日ではなかった。今日一日を、家庭で寝てしまうことにした[☆50]〈坂津［1958: 142］〉。

　以上は戦後すぐに刑務官の職に就いていた板津秀雄の語りである[☆51]。板津は死刑執行を担ったわけではないが、それでもこのような感情を抱いたのだ。この心境を最もよく描いたフィクションが郷田マモラの『モリのアサガオ』[☆52]〈郷田［2005-2007］〉だろう。人間同士として接し、しかもそれが長年に及ぶとなれば、そこに親密な関係が生まれるのは当然のことである。

　また、特に戦後の刑務官たちは、教育行刑の理念を身体に刻み込まれてきた。序章でも見たが、刑務官募集案内のパンフレットには以下のような文言がある。「犯罪がどんなに複雑化しても、罪を犯した人が、私たちと同じ人間であることに変わりはありません」。向江は絞首刑違憲論のなかで、死刑は「犯罪人の生命を剥奪する刑罰」と定義し、犯罪者を一般人から区別しているが、刑務官にとっては犯罪者もまた、人間として扱うべき存在なのである。つまり、犯罪者とそれ以外という分類は、刑務官の職業倫理では解体されている。したがって、刑務官にとって死刑とは、「人間の生命を剥奪する刑罰」なのである。死刑を執行する刑務官にとっては、死刑は犯罪者を処刑によって罰することではなく、まさに人間が人間を殺すことになる。

　以上をふまえるなら、死刑執行を刑務官に担わせることは、ただ単に「殺せ」と命じるだけでなく、「殺すために共に生き、それから殺せ」と命じるのと同じである。それは「殺す権力」から「生かす権力」への移行ではなく、その２つの権力がまったく同時に存在しているという現実である。澤

野雅樹はここに死刑のパラドックスを見出した☆53〈澤野［2004］〉が、死刑執行と矯正教育の間に人間という媒介を置くことで、これらはまったく同時に作動しうるし、実際に作動してきたのだ。

　「殺すために共に生き、それから殺せ」と、検察官でも裁判官でも法務大臣でもなく刑務官が命じられる根拠は、偶然の歴史的経緯にしかない。第2章で示したように、明治期に看守が「看守及ヒ女監取締職務規程」によって死刑執行を担う立場に置かれたのは、誰にでも扱うことができると思われた器械の登場と、死刑囚との接触を忌避してきた牢屋の歴史的連続性からであった。以上の2つの要因に加えて、日本国憲法と国家公務員法の登場は「職員は、その職務を遂行するについて、法令に従い、且つ、上司の職務上の命令に忠実に従わなければならない」という第三の要因を生み出した。さらに絞首刑違憲訴訟は結果として、器械を用いた絞首刑執行方法が日本国憲法によって承認されるという裁判所判断を定着させた。以上の要因は時間を媒介としてまったく偶然に結び付き、死刑執行を担うのは誰かについての根拠を示す1つの装置となったのである。

　この装置によって生み出されたのが、〈刑務官＝死刑執行人〉という今日通用している自明性である。「行刑施設の規律の維持等に関する刑務官職務規程」は、この装置の一角を崩すものだったが、40年以上特に問題なく作動した装置は、それだけでは崩壊するには至らなかった。この装置に問題がなかったわけではない。第4章でも述べるように、多くの死刑執行人たちは以前からひそかに悲鳴をあげていた。しかし、刑務官には労働三法がそもそも適用されていなかったため、悲鳴をあげる口さえ封じられていた背景がある。今日、死刑廃止論では、刑務官のためにも死刑廃止を、と訴えられている。たとえば、死刑廃止運動団体フォーラム90の2008年10月28日付死刑執行抗議声明には、「法的に何らの義務がないにもかかわらず、死刑の執行を強いられている拘置所職員の苦痛にも心を致すべきである」との言明がある。しかし、それが何を意味するのか、これまであまり考えられてこなかったのが現状である。

　日本社会では、ある条件が整えば人間を殺してもよいとされていて、さらにその条件を満たしていれば、どのような思想信条を抱いていようとも、殺

第3章　生存をめぐる制度・政策　139

すのを拒否することは許されない。そこにこそ問題があるのであり、これは決して死刑廃止によって解決する問題ではない。死刑執行を作動させているこの装置は、死刑判決とは別の装置につながれることもあるからだ。それは安楽死であったり、戦争であったり、臓器移植法案であるかもしれない。

　死刑存置論者は死刑判決だけでなく、死刑執行について、多くのことを考えるべきである。たとえば、われわれは誰に人間を殺す職務を任せるのか。死刑執行に際して刑務官に支払われる２万円という対価は、はたして適当なのか。なぜ刑務官が死刑の執行に当たらなくてはならないのか。死刑はフルオートメーション化できない。なぜなら死刑とは、明確な意志をもって囚人に死をもたらす行為であるからだ。毒を飲んで死んでもらう、器械に殺してもらう、雷に打たれて死んでもらう——これらは自殺、事故、天災であって、死刑執行ではない☆54。そして何よりも、死刑判決だけでなく、執行の存置をも主張するのであれば、そう主張する者こそが、刑務官は〈なぜ人を殺したくないと述べてはならないのか〉に答える義務があるだろう。

　「死刑」は人びとの生に介入する政策である。日本における死刑制度にかかわる法文を歴史的に検討してみると、執行を担う死刑執行人について記載されておらず、かつ、死刑執行経過が省略されていることが確認できる。しかし、現実の死刑制度は、死刑執行を——職務として——刑務官に担わせている。著者は、このような事態を〈殺す権力〉と〈生かす権力〉が同時に存在する現実と表現している。

　私たちはこのような「奇妙な」思考様式をどのように理解すべきなのだろうか。現代社会は、制度・政策を通じて人びとの死あるいは生に介入する社会である。こういった仕組みは、死刑制度だけにとどまらない。「死刑執行を作動させているこの装置は、死刑判決とは別の装置につながれることもあるからだ。それは安楽死であったり、戦争であったり、臓器移植法案であるかもしれない」という著者の指摘とともに考える必要があるだろう。こういった生と死への制度・政策を通じた介入をめぐる研究としては、「優生学」や「安楽死」とよばれる問題がある。これらについては、松原洋子と小泉義之

による編著『生命の臨界』(松原・小泉編［2005］)、立岩真也による著書『良い死』『唯の生』(立岩［2008］［2009］)、小泉義之による著書『生と病の哲学』(小泉［2012］)等が参考になるだろう(注14)。立岩真也と有馬斉による編著である『生死の語り行い・1』(立岩・有馬［2012］)には、いわゆる「安楽死法案」に関する法案や反対・抗議意見が収録されているので、これらを参考にして「生／死」をめぐるよりよい制度・政策について探求することもできる。

なお、本書と関連する課題を考える上において、生存学研究センター若手研究者研究力強化型・歴史社会学研究会の成果である『体制の歴史』(天田・角崎・櫻井編［2013］)に収録されている同著者の「笞刑論争にみる死刑存置を支える思考様式」(櫻井［2013］)も参照するとよいだろう。

Column

あべこべの世界と障害者権利条約
―― 排除のないインクルーシブな社会へ

長瀬 修

多くの参加者は仰天した。文句を言う人もいた。なぜなら、配布された資料は点字文書だったからだ。配布した盲人たちは、何が書いてあるのか分からないという声に対して、にこやかに「そうでしょう。皆さんが今、たぶん初めて経験してらっしゃることを私たちはいつも経験しているんですよ」と答えたのだった。それを聞いても、まだ文句を言う人はいなかったように思う。目が見えない人が日常生活そして国連会議でどういう立場におかれているのか気づかざるを得なかったためだろう。

ニューヨークの国連本部会議場で開かれていた、障害者権利条約を策定するための国連の特別委員会(2002年〜2006年)の出来事だった。障害者の権利を守るための国際人権条約を作るための国連の委員会自体でも、残念ながら、障害者が困る場面があったのは事実だ。たとえば文書についても、点訳されていたものは限られていた。スウェーデンの女性がリーダーを務めた世界の盲人の代表たちは、見える人と同じ情報を得て条約交渉に参加するために、自分たちには点訳された文書が必要だと繰り返し訴えてきていた。しかし、なかなか改善されなかったために業を煮やした末の「暴挙」だった。

そもそも、なぜ、たとえば目が見えない人や、見えづらい人は困るのだろうか。私が取り組んでいる障害学では、目がみえる人向けに私たちの社会ができているから、目がよく見えない人は困ることがあると考える。このように、社会が築いている障壁やバリアが障害者の社会参加を阻害したり、障害者を排除してしまっているという視点を社会モデルと呼んでいる。そして、2006

年に国連で採択され、2014年に日本が批准した障害者権利条約（Convention on the Rights of Persons with Disabilities）は、社会モデルという考え方を取り入れている。この考え方は、2011年に改正された障害者基本法や、2016年4月から施行される障害者差別解消法にも盛り込まれ、日本で推進されている。そして、同じ東アジアの中国や韓国でも推進されているのは心強い。

社会モデルの視点を明確にするために、自ら障害者であるイギリスの障害学者は、あべこべの世界を考えてみた。たとえば、車椅子を使う人のためにだけに設計された街である。そこでは、車椅子を使わず、歩く人はヘルメットが必要になる。ドアや天井も低く、しょっちゅう頭をぶつけてしまうからだ。この発想にヒントを得たイギリスの障害平等研修の教材ビデオでは、手話ができないと可哀想に思われてしまったり、図書館に点字図書しかなかったり、車椅子利用者専用のタクシーやバスだけが走る世界を描いている。つまり、障害者のためだけの世界である（Finkelstein [1975]）。

社会モデルの視点を取り入れた障害者権利条約が策定される過程で、障害者が繰り返し使った言葉がある。"Nothing about us without us"である。みなさんなら何と訳すだろうか。障害者の参加が重要だとアピールする言葉である。実際に、障害者権利条約交渉には、視覚障害者や身体障害者、精神障害者、知的障害者、ろう者、難聴者、盲ろう者など、たくさんの障害者が積極的に参加した。

この条約が自分たちのものだと障害者が感じることをオーナーシップと言う。障害者が、この条約についてオーナーシップを持つことは非常に重要である。ただ忘れてはならないのは、障害者のオーナーシップが強まると同時に、障害者と非障害者とのパートナーシップも同じだけ重要になる。非障害者との連携や協力を通して、社会全体の課題として取り組むことが不可欠だからだ。社会的障壁を取り除き、排除をなくすことを障害者だけに求めることはできない。

条約は、障害者だけの世界を作るものではもちろんない。冒頭で紹介したエピソードでは、通常とは逆に点字を読めない人が情報から阻害されてしまう場面が一瞬ではあるものの、現実に創出され、あべこべの世界を私たちは味わわされた。それは、排除の現実を示すためのアクションだった。しかし、条約が求める世界は、排除のないインクルーシブなものである。

自分が排除する側になっていないかどうか、皆さんにも一緒に考えてほしい。そして是非、排除をなくし、私たちの社会をインクルーシブなものにするために一緒に取り組んでほしい。

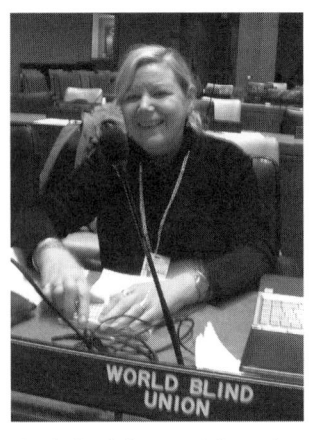

国連の会議で点字だけの文書を配布したキキ・ノルドストローム（世界盲人連合会長：当時）

第 4 章　生存をめぐる科学・技術

松原洋子

　自然について深く考える、あるいは自然物から道具を作り能力を拡張する営みは、古代以前から人類の歴史とともにある。しかし専門職としての科学者や技術者が登場し、科学と技術が国家や産業と結びついて社会を動かす大きな力になっていったのは、19 世紀以降のことである。科学と技術の関係および科学・技術と社会の関係は、20 世紀後半から 21 世紀の現在に至るまで一層密接なものとなっている。

　科学・技術に包摂された社会に生きる人々の生存は、科学・技術と必然的に絡み合う。その絡み合いがほどよく調和していることもあれば、生存を締めつけ、果ては絞め殺すこともある。一方で、国家や産業の思惑と人々のニーズが乖離しているために、適切な科学・技術に人々がアクセスできないこともある。その場合は、人々と科学・技術の結び直しが必要となる。問題はこの「人々」とは誰か、ということである。科学・技術を推進する国家や産業も、人々の幸福や人類の存続を科学・技術の課題に掲げている。そこでは科学・技術と社会をめぐるメジャーな課題を、マクロなレベルで解決することが有意義かつ重要と考えられている。

　「生存をめぐる科学・技術」では、「障老病異」とともにままならぬ身体を生きる人々の現場から問いを見出し、科学・技術と生存の多様な絡み合いを研究する。これは、マイナーかつミクロなアプローチである。ただし、メジャーな課題を細分化したケーススタディや、マクロなアプローチを補完する個別研究とは趣旨を異にする。生の現場からボトムアップで科学・技術と社会をめぐる

新たな課題を発見することが、「生存をめぐる科学・技術」の目標である。

サイエンス・スタディーズと呼ばれる分野と同様に、「生存をめぐる科学・技術」では哲学、倫理学、歴史学、人類学、社会学、政治学、経済学、ジェンダー研究など幅広い研究分野に渡る方法がとられる。このうち本章では情報通信技術（ICT）、先端医療技術、エネルギー技術をめぐって、科学・技術と人々の生存に関わる制度の歴史を扱った研究をとりあげる。

■1　ままならぬ身体からの発信技術

本節では、**堀田義太郎「重度障害者用意思伝達装置の開発・供給と政策について」（『生存学』5、堀田［2012］）** を取り上げる。

われわれは、様々な動作や言葉を通して、日々の生活の必要を満たしている。動作が不自由になった場合には、手すりや杖や義手・義足・車椅子などの道具で補完するほか、何が必要かを言葉で伝えて他者から支援を受ける。しかし、全身が麻痺して動作と発話がともに不自由な場合はどうだろう。命にかかわる事態を察知しても、自分から「こうしてほしい」と伝えられなくなる。意思伝達装置には、こうした危機回避のための発信はもとより、言葉による思考や他者との交流を助ける重要な役割がある。

本節では、声や動作によって意思伝達をすることが困難な人々のための、情報通信技術を利用した意思伝達装置の開発過程をみていく。パソコンやワープロ、インターネットなどの情報通信技術の歴史は、重度障害をもつ人々の支援技術の歴史とどのように重なりあっていたのだろうか。なお、この論文は建物への「落書き」（グラフィティ）の支援という少し意外なエピソードから始まる。意思伝達の支援はこんなスタイルでもありうることをまずは知ってから、読み進めてほしい。以下、『生存学』5、pp.88-102 より pp.88-97 を抜粋。

　　1　はじめに──Eye Writer とは何か
　　Eye Writer は市販のゲーム機器にオプションとして付属しているウェブ

カメラを赤外線感知に改造し、専用のソフト（フリーソフト）と組み合わせて視線入力で描画ができるようにする装置である。

　重度四肢麻痺障害者や ALS 患者にとって、眼球筋の動きは、他の筋肉の動きが衰えた後も長く維持される可能性が高いため、視線入力装置に対する期待は大きい。文字入力機能なども備えた本格的な福祉機器としての情報通信支援装置としては、スウェーデンの tobii 社の「マイトビー」が世界的に有名であり、日本でも徐々に普及しつつある。ただ、製品化された機器は、機能は良いがやはり高価であり（本体価格が 149 万円）、たとえば日本の福祉制度を使ったとしても自己負担額が 100 万円近くかかる。必要な人が容易に利用できる環境にはなっていないという点では、米国でも同様のようである。

　Eye Writer はこうした状況で、とくに機能を描画に絞った視線入力機器を市販の装置を改造して安価に自作する、という方針で企画されたプロジェクトでもある。Eye Writer の機能は、もちろん市販の福祉機器よりも非常に限定されている。福祉機器は、障害者や患者の身体的な「ニーズ」の一般的な実現が目的になるが、Eye Writer は、かつてグラフィティ・ライターだった一人の ALS 患者のために仲間のライターやアーティスト・技術者が集まって、グラフィティを再び描くための道具としていわば「遊び道具」の延長線上の装置として作られているからである。グラフィティを描くといっても実際にペンキなどで物理的に描くのではなく、ベッドサイドと野外をパソコンで繋ぎ、大型のプロジェクターから建物の壁面に線や映像を投射するという方法である。

　企業が福祉機器として販売する場合には、意思伝達や情報通信必要なパソコン操作などの多様な機能を備え、動作の安定性や操作性、そして安全性その他の製品に対する保障と製造物責任も当然のこととして付いている。そして、これらを得るための開発費が製品の価格に反映されるのが高額になる一つの要因でもある。それに対して、Eye Writer の場合、機能は限定されているが、別の用途で販売されている機械——Eye Writer の場合にはソニーの「プレイステーション・アイ」——を解体・改造した入力装置と、自作のフリーソフトで作動させる仕組みであるため、材料費は視線入

力装置としては非常に安価に済む。ただ、最初から既存の機械を解体というか破壊して作るため、動作の安定性を含めてメーカー保障のようなものは最初からない。これは福祉的な観点から評価するならば致命的な点だが、Eye Writer は最初から福祉的な目的で作られていないしそもそも製品として売られているわけでもない。

　先に「遊び道具」の延長線上にあると言ったが、もちろん、この機械を作成するためには、描画ソフトのプログラムも含めて、きわめて高度な知識と技術が要求される。また、設計やメカニズムが分からなくても、公開されている作成手順を見ながらカメラ部分だけを作成することは不可能ではないが、電子工作用の道具を用いて、かなりの手間と時間そして集中力が必要である。（図は私たちの試作品の設定画面）。

　ただ、それでもやはり「遊び道具」という形容が適当だと言えるのは、Eye Writer の主要目的が「グラフィティを描く」という、アートと悪戯の境界線上の行為だからである。それは、経済的な利益を求めて行われるような活動ではないし、普通の福祉の発想からすれば、本人の生活にとって必要な活動にも入らない。

　なにより、パウダリー氏（引用者注：James Powderly, Eye Writer の開発者のひとり）も述べているように、グラフィティはある意味では「落書き」であり、日本でもアメリカでも法に触れるような非社会的あるいは反社会的な行為とされている。障害のある人が反社会的と呼ばれうるような行動をするための支援は、通常の福祉の発想では想像しにくいし、また基本的に却下されるだろう。

　ニーズを満たすために支援が必要な人、あるいは権利の主体、逆の立場から見れば福祉の対象者とされる重度障害者が、悪戯をできるようにするために、コンシューマー用のハードウェアをハッキングして[01]、身体の動きを拡張する機械を真剣に作るという行為自体が面白い。映画『さようなら CP』（1971 年）で、脳性まひ者の横田弘氏が通行人の行き交う地下道の真ん中に座り込み、通行を遮って地面に詩を書くというパフォーマンスが思い出される（そういえば、そのシーンでも警察かガードマンが登場していたような記憶がある）。

ところで、Eye Writer は、少なくとも、作成が比較的簡単な初期型（1.0）では文字入力ができないため、汎用性を備えた「意思伝達装置」ではない。ただ、視線入力まではいかないとしても、指など体の一部分を随意的に動かせる人ならば、現在、パソコンの文字入力については、フリーソフトを活用して市販の安価なゲーム用の機器を少し改造することによって不可能ではない。四肢等に障害のある人にとって、パソコンはコミュニケーションの可能性を拡げる機器として非常に有用である。指でペンをもって紙に文字を書く動作に対して、キーボードを押す動作は、動作に制約がある人にとっても比較的容易である。さらに、いくつかのソフトや市販の機器を組み合わせたり少し改造したりすることによって、微細な動作で文字入力等が可能になることも少なくない。

　The Eye Writer プロジェクトにはたしかに「非‐福祉的」な側面があり、それはそれで面白いのだが、以下ではむしろ、このプロジェクトの技術的な背景となる機器開発の歴史を確認しておきたい。眼球の動作に限らず微細な動きを文字入力や描画等につなげるためには、当然だがコンピュータが必要である。意思伝達装置の開発と普及の歴史は、コンピュータの高度化と普及の歴史にほとんど重なる。以下ではとくに日本国内に限定して意思伝達装置の開発の経緯を確認し、あわせて、90年代〜2000年代の日本の障害者 ICT 支援関連の政策の流れについても概観しておきたい。意志伝達装置の開発と普及の歴史については日本リハビリテーション工学協会の報告書（日本リハビリテーション工学協会 2009: 36-9）に詳しく、以下の記述もそれを元に周辺情報を付加したものだが、あらためて70年代後半以降の機器開発の歴史を、90年代以降の政策も含めてまとめておくことは無駄ではないだろう。

　2　ICT 機器の開発と普及──コンピュータと意思伝達装置
　ICT 機器の開発は、文字入力補助装置としてのコンピュータの開発と普及に並行して行われた。
　最初期の意思伝達装置は、日本リハビリテーション工学協会（2009）の

報告書によれば、1977年の「タイパーマトリックス」である。

> 「養護学校に在籍していた遠藤知美氏、また育英工業高等専門学校（現在、サレジオ工業高等専門学校）に所属していた依田勝教授による「タイパーマトリックス」が、国内のコミュニケーションに関する機器支援の最初であると位置づけられる。「タイパーマトリックス」は、依田教授の研究室所属の学生の卒業研究としてテーマ的に継続し、「コミュニケーションプリンター」「フレンドワード」として、フレンド社から市販化もされた」（日本リハビリテーション工学協会 2009: 38）

この「タイパーマトリックス」は、昭和52年の兵庫県西宮市の議事録のなかで当時の奥五一市長が言及していることから、1977年には市販化されていたと思われる（この機械は当時89万円とされている）[02]。

また上記の報告書によれば、日本最初のワープロは1978年の「東芝JW10」の発売であり、「環境制御装置」についても次のように書かれている。

> 「「疾患」への対応という点では、頚髄損傷を中心として、環境制御装置を神奈川県総合リハビリテーションセンター研究所で開発していた畠山卓郎氏が、入手可能となったパーソナルコンピューターを用いて、1978年頃で実現したのが最初であった」（日本リハビリテーション工学協会 2009: 38）

70年代後半から80年代前半は、60年代の電卓からワープロを経て、さらにコンピュータが改良を重ねて急速に発展していく時期である[03]。

まず、1976年にはアップル社が創業し「アップルⅠ」を発売、77年には「アップルⅡ」が発売されている。マイクロソフト社の設立も76年である。日本国内でも、ほぼ同時期の1976年4月に、東芝が日本初の「マイコンキット」を発売、8月にはNECから同じくキットの「TK-80」が発売されている。これらのキットが基盤むき出しの構造をもっていたのに対

して、78年には、日立から初めて筐体をもつパーソナルコンピュータとして「ベーシックマスター」が、また、シャープからはディスプレイとセットの「MZ-80K」が発売されて「マイコン・ブーム」の一つのきっかけをつくった。79年9月にはNECが「PC8001」を発売、81年の「PC8801」、82年の「PC9801」へと続くことになる。81年には、三菱が16ビットパソコンを、富士通が8ビットパソコン「FM-8」を発売し、またアメリカでは標準OSをMS-DOS（IBMの表記ではPC-DOS）として、インテルのCPUを搭載した「IBM-PC」が発売されている（インテル社の設立は1968年）☆04。

　国内のワープロを用いた意思伝達装置に戻ろう。ALS患者を対象として「まばたき」を用いた文字入力装置については、80年代前半から開発・提供されていた。久能（1997）によれば、1982年に北海道で開発されている。

　　「国立療養所南病院の神経内科の医師と札幌市内の電子機器メーカーが共同開発し、患者に使用した装置を、翌年に「ウィンクコミュニケーター」と命名し、北海道難病連が取り扱いを始め、さらに本装置が日常生活用具に指定されるよう要望してきた経緯がある」（久能 1997: 66）

　この装置は84年には「コミュニケーション愛」と改名されて北海道難病連が取り扱い、日常生活用具としても採択されていた（日本リハビリテーション工学協会 2009: 39）。

　機器開発とは少々異なるが、80年代初頭のアメリカの組織や企業についても確認しておきたい。重要なものはいくつもあるが、なかでも80年代初頭のClosing the Gapの設立がある。これは、障害者とICT、AAC機器に関する団体であり、障害児の両親（Budd and Dolores Hagen）によって設立された〈中略〉。Closing the Gapは毎年10月に会議を開いて最新機器を展示紹介しており、この会議は2011年で29回目を迎える。たとえば、93年の同会議での音声認識装置について、「93年のCTG〔Closing

4章　生存をめぐる科学・技術　149

the Gap）では、複数の会社が音声認識装置を展示していた。性能は一様ではないが、3～5万語を認識できるという」（太田 1994: 113）と報告されている。また、企業としては、80年代初頭には、後に「目で打つワープロ」を開発する福田忠彦氏が輸入した機器を開発した会社、Applied science lab 社が設立されている。また、90年代に日本でも一定の普及をみた「キネックス（Ke:nx）」の Don Johnston Inc 社が設立されたのもこのころである。「キネックス」は主にアップル社のマッキントッシュ PC を操作するための機器として開発されたものだが、後に、ウィンドウズでも使える「ディスカバーキネックス」も発売される。

　80年代初頭は、携帯型の意思伝達装置の先駆けになる機器も開発が開始された時期でもある。1983年には、大阪府立身体障害者福祉センター・リハビリテーション工学室の川上博久氏が、85年に「トーキングエイド」として発売される機器の開発に着手している。この機器の主な利用者としては、言語障害をもつ脳性まひ者が想定されていた〈中略〉。

　1983年は日本国内のパソコン普及にとって画期となる年でもあった。同年6月にアスキーがMSX規格を発表し、10月には三洋・松下・三菱がMSX規格のパソコンを発売している。80年代中盤の国内でのパソコンを用いた意思伝達装置・入力補助装置の多くは、制御部分にMSXを使っていた。

　1985年にはNHK放送技術研究所の福田忠彦氏・山田光穂氏により「目で打つワープロ」の研究開発がすすめられ、『毎日グラフ』1985年6月30日号には次のような記事が掲載されている。

　　「放送技術研究所では、現行放送のサービス改善のための研究、ニューメディア開拓の研究のほかにも、将来のための基礎研究がされている。人間の目がどこを見ているかを調べるビジョンアナライザーというのがある。この装置は、人間の視線の動きを分析して、文字や一般画像用のディスプレーの性能や見やすさの改善のために当研究所が開発したもの。これを利用してさらに開発されたのが、視線の動きだけで文字表示のできるワープロ。身体が不自由で眼だけしか動かせない

患者にとっては福音。必要な文字が出たら、決められた部分を見ただけでディスプレーに文字が入力されるというもの。この装置は、都立の病院で実際に試用されているということだが、スペースシャトルなど身体の動きの取れない狭い場所で、目の動きだけでスイッチ操作が容易となるなど、幅広い利用法が期待され、注目されている」（p.87）

　ここで紹介されている機器は、後に竹井機器工業株式会社より発売されることになる。
　また、同じく85年には、先述の川上氏の研究が実り、「トーキングエイド」が携帯型の音声会話補助装置としてナムコから発売される（当時の価格で9万9千円）。86年には、川上氏とナムコは、四肢麻痺・重度障害者用のワープロソフト「パソパル2」を開発し発売する。90年の本では、「このソフトは走査型入力でありながら分節変換ができ、使いやすくするための工夫が凝らされている」（浅野・高松・太田 1990: 95）と紹介されている。また、この装置は、当時「朝日新聞大阪厚生事業団はこのシステム（ハードとソフト）もプレゼント対象機器に選定し、61年〜63年（1986年〜1988年）まで西日本の養護施設などへ贈呈」されたとのことである（浅野他 1990: 95）。
　85年には、ALSを対象とした機器として、三菱電機が筋電センサーを用いたスイッチを備えた機器を「パソコンレター」として発売している（日本リハビリテーション工学協会 2009: 38-39）。また、同年には、MSXパソコンを利用したコミュニケーションエイドも市販化されている（奥・相良 1986）。
　他方、ソフト関連では、1986年には、NECがパソコン通信サービス「PC-VAN」を開始し、後にこの通信上でいくつかの文字入力支援ソフトが無料公開されることになる。アメリカに目を向けると、同年に「リハビリテーション法」の508条として「電子機器アクセシビリティ条項」が追加される。この条項が、80年代後半に太田茂氏らの「福祉システム研究会」によって日本に翻訳・紹介され、90年の通商産業省の「情報処理機器アクセシビリティ指針」に結実することになる。この指針については、「個々の

4章　生存をめぐる科学・技術　151

臨床に近い研究者の開発から、企業化が進んだのは、旧通産省のアクセシビリティ指針制定以後であり、大企業内に部門ができたことが大きい」（日本リハビリテーション工学協会 2009: 39）と評価されている。また、同年の 86 年には、日本では、第一回「国際保健福祉機器展」が開催されている。

　80 年代後半には、パソコンが普及しはじめ、それに伴って、ワープロ専用機や音声補助装置だけではなく、パソコン上の文字入力補助ソフトがプログラムの知識をもつ人々によって開発され、先述のパソコン通信 PC-VAN を介してフリーソフトとして広められていく。まず、87 年〜 89 年頃には、脳性まひをもつ当事者のプログラマー吉村隆樹氏がワープロ操作のためのソフト QSD（Quick Shift Driver）を開発し、PC-VAN において無料公開している（吉村 2001）。QSD は SHIFT キーを使いやすくするソフトであり、吉村氏自身によって次のように説明されている。

　　「普通、小さい「っ」等を入力しようとする時、SHIFT キーを押しながら「つ」等を押さないといけませんが、このソフトを使うと、まず SHIFT キーを一度ポンと押して「つ」等のキーを押してもよいというものです。そして「つ」のキーを押した直後に SHIFT キーは解除されるというものです」（吉村 2001: 172）
　　「QSD の反響は私の予想以上のもので、平成元年には神奈川県の川崎で開かれた電子機器アクセシビリティの指針に関する集まりに、私が発表者として招かれたこともありました」（吉村 2001: 175）

　後者の記述からは、QSD は少なくとも 1989 年以前に公表されていたことが分かる。なお、吉村は 2000 年に共同開発者とともに、視覚走査ソフト「ハーティーラダー」を開発し、現在も改良を続け公開されている。
　また、同じく文字入力補助ソフトとしては、90 年代初頭に、坂爪三津・坂爪新一の両氏が PC98 用の「手・指の不自由な人達のためのキーボード入力処理ソフト」SKL を開発し、これもパソコン通信で無料公開されている〈中略〉。坂爪三津氏は坂爪新一氏の娘であり、脳性まひをもつ障害者でもあった。このソフトは、1992 年 1 月の『はがき通信』13 号〈中略〉で、

次のように紹介されている。

> 「このソフトは東北大学の坂爪新一先生とお嬢さんの三津さんが共同で開発したものです。三津さんが大学在学中にパソコンの使用でキーボード入力に悩まされ、その対策として作成したもので、その特徴は2個、あるいは3個のキーを同時に押す操作が必要な場合、それらのキーを順序に押しても、或いは同時に押してもよいようにしたこと、キーのリピート速度を調整できることですが、PC98にしか使えません。」

なお、坂爪新一氏は、後にALS患者をはじめ重度障害者の意志伝達を支援する活動に従事することになる。

ハード面に戻ると、89年には、ALS等の身体障害者にとって重要な製品として、前述の竹井機器工業株式会社が"トークアイ"（自動較正機能付眼球運動データ処理システム）を開発、販売を開始している[05]。同年にはこれが「日常生活用具品目」としても採択されている。また、同社は当時の日本のパソコンの主流であったMSXを制御部分に使ったワープロ専用機、「目で打つワープロ2MSX」も発売している。この機器についてはMSXに関するブログのなかに次のような記述がある。

> 「キーボードを叩くことができない人向けに「視線を検知するメガネ（のようなもの）」を使って文字を拾い、文章を組み立てることのできる独特のハードウェアです。当然メガネ部分は一般に売っていないものですが、「目で打つワープロ」ではその制御とモニタ表示に松下のMSX2+が使われていました。MSXを使っている利点としては、補助金の枠内に収めるための安価さと、ハードディスクなどがないため頑丈であることの2点が挙げられていたのを覚えています[06]。

これを使用していたALS患者の土居喜久子さんについて、「そのころ、目で打てるワープロがある、という情報が医療機械の業者さんからもたら

4章　生存をめぐる科学・技術　153

されました。まだ、大分には一台も入っていないというその機械は、今はもう過去の遺物になった MSX パソコンという、当時のゲーム機を改造して作られた特殊なワープロ専用機でした」と書かれている[07]。

　その他のコミュニケーションエイドとしては、「「MSX コミュニケーター MK-1 Joy」「P-Word」「P- ワード」「漢字 P- ワード」「漢字 P- ワード／V」として商品化まで研究が継続され、販売もされた」（日本リハビリテーション工学協会 2009: 38）。コミュニケーションエイドについては、90 年に出版された ALS 患者の闘病記のなかに――機器は特定できないが――次のような記述がある。

>　「院長院生は回診の帰りにも私の病室に回り、今度私に、コミュニケーション・エイド機器で手紙を書いて先生にくださいと言って、私を勇気づけてくださいました。
>　私もいち早く上手にあしでもいいからこれまでの一五年もの空白だった自分を綴りたいと考えております。
>　このような私に私の考えごとや、思った通り作動してくれますコミュニケーション・エイド機器をお送りくださいました団体の皆様や、お世話くださいました方々に心より感謝のお礼を申し上げます。
>　いつまでもエイドさんと仲よく、大事に大事に使わせていただきます。」（佐藤力子 1990: 227〈中略〉）

　竹井機器工業の「目で打つワープロ」についても ALS 患者の闘病記に複数の記録がある。たとえば、篠原糸美氏は次のように書いている。

>　「このままでは駄目になってしまう、せめて文章でもつづることができればと思い、渋谷先生にお願いして、日本 ALS 協会の紹介で、特殊なワープロ（竹井機器製）を購入しました。手足が不自由でも、まばたきや、ほんのわずかな力でスイッチ操作ができる機器です。このワープロのおかげで、手と口の不自由さをカバーすることができ、どんなに助かっているか知れません」（篠原 1990: 28）

「ワープロ
てのじゆうを、うしなった私は、ペンを、もつことが、できない
でも、「ことば」があった
その「ことば」も、やがて、うしないはじめた
私は、じっとしていられない
せんせいに、そうだんした
「めでうつワープロ」を、さがしてくれ、おじが、かってくれた
私にとって、なによりの、くすりであり、ともだちと、なっている
ワープロは、なにもいわずに、私の、きもちを、きいてくれる
ワープロよ、ありがとう
いっしょう、ともだちで、いてね」（篠原 1990: 138）

また、先述した土居喜久子氏も、90年代前半に「目で打つワープロ」が導入されたことについて、次のように書いている。

「文字盤では意思の疎通がうまくいかず、限界に達していたときに、山本先生から「目で打つワープロをつかってみたらどうだろう」というお話をうかがいました。平成3年〔1991年〕6月のことです。
　全身の筋力が脱落しても、最後にまぶたの筋力が残ると聞いていました。しかし瞼の開閉でワープロが打てるというのはいったいどの様なものか、私には想像すらできませんでした。
　山本先生は、病院に医療機器を納入しているオグチ医療器械にお話しをしてくださいましたら、しばらくして会社の方がデモ機を持参してくださいました。」（土居・土居 1998: 45）
「意思伝達装置の導入には国の補助がいただけると聞き、私はさっそく市役所に出向きました。……
　担当職員の方は、市の年間予算は200円で、1人に50万円は使えないと言われました。」（土居・土居 1998: 45）
「オグチ器械から納入されたものは、新潟県に本社工場のある竹井機器工業という会社の製品でした。」（土居・土居 1998: 46）

「大高様はどんなワープロをご使用ですか。
　私は、目で打つワープロで、漢字変換に手間取ったり、時には主人の操作ミスで、打ったものが全部消えてしまい、悲しい思いをしますし、漢字変換しているときに、画面の前を容赦なく通るので、たちまち狂ってしまい、なかなかはかどらず、たいへんです。」(土居・土居 1998: 113)

　1990年には「日常生活用具」に意思伝達装置が組み込まれ、91年には携帯型会話補助装置のナムコから「パソパルPC」が発売される。92年には、トーキングエイドが厚生省「重度身体障害者日常生活用具給付等事業」の「携帯用会話補助装置」指定で給付種目となる。この給付額の上限は9万8800円であり、初代トーキングエイドの値段に準じていた。また、同年、第3回「国際保健福祉機器展 '92」が開催されている。94年には、パシフィックサプライ社（1968年に川村義肢グループとして設立）から出ていた「Pワード」をもとにした「漢字Pワード／V」がIBMから発売され、96年には、リコーが「HA3グラフィックキーボード（1スイッチ入力装置）」を、PC9801パソコン用の装置として開発・販売している[08]。

　日本でのパソコン普及の「元年」と呼ばれるのは1995年（「Windows 95」の発売）だが、90年の「指針」の影響もあり、大企業がパソコンを基盤とした意志伝達装置の開発に着手するようになる。その後は知られているように、1997年10月に日立から「伝の心」が発売、また、98年12月にはNECから「オペレートナビゲーション」が発売され、それぞれにバージョンアップしながら現在に至っている。

　入力スイッチについても、上述のパシフィックサプライをはじめとした企業による開発がすすめられ、90年代末からは、身体の動きを検知するのではなく、さらに、体内の生体信号を検出する機械の開発も進められてきている。生体信号を使ったスイッチは、主に、随意筋が侵されても認知能力が維持されるALS患者を想定して作られている。生体信号を検出するスイッチとしては、99年には、脳波を検出する意志伝達機器「MCTOS（マクトス）」がテクノスジャパンから発売され、2005年には日立から脳血流を検出する「心語り」が発売されている。

あらためて言うまでもないことだが、重度障害者の意志伝達装置は70年代後半以降のパソコンの発展を基盤にして開発されてきたことが確認できる。現存する意思伝達装置の多くが、何らかの形でコンピュータを組み込んでいるか、あるいはスイッチ部分のみの場合でも、コンピュータとの接続を前提として作られている☆09。

　プロジェクション・マッピングというアートのなかで、障害者支援と情報通信技術が結びついたEye Writerと、福祉工学のなかで発達してきた意思伝達装置。開発の目的やスタイルは異なるものの、共通しているのは利用者と開発者の密接な連携である。開発者自身が障害のある人であることも珍しくない。ソフト開発を柱とする情報通信技術は、迅速なフィードバックと改良をしやすい技術である。
　目の動きをスキャンして文字入力につなげるような技術を、障害のある人のために開発し製品化することを可能にする条件とはなにか。ロボット工学の福祉・医療分野への進出は、高齢化社会における市場の成立を前提としているが、市場規模が見込めない障害の場合はどうだろう。福祉工学への政策的支援だけでは限界がある。
　安全性管理を徹底し製造物責任を保障する、従来の方法が必要な製品もある。一方で最近では、義手をオープン・ソースのソフトフェアと3Dプリンタで製作するビジネスも出現している。情報通信技術の特徴を生かし、利用者と技術者によるブリコラージュを様々なビジネスモデルで進める試みを展開していくことが重要だろう。

■2　出生前検査のガバナンス

利光恵子「新型出生前検査について考える」

　本節では先端医療技術のひとつとして、出生前検査に注目し、利光恵子「新型出生前検査について考える」(『生存学』7、利光［2014］)をとりあげる。

出生前診断技術は、検査をうける人（妊婦）とは別の生命（胎児）を検査するという特異な技術であると同時に、現在多くの人々の関心を集めている技術である。その理由は、出生前検査の多くは事実上障害をもつ胎児の出生を防止する技術となっているからだ。現在生殖の医療化がすすみ、妊娠中の胎児のモニタリングが広範におこなわれるようになっている。超音波検査で映像化される胎児の姿は、まだ妊娠の実感を得にくい初期にも、新しい生命の存在を視覚的に訴えかけてくる。しかしそれは同時に、生きている胎児の異常をチェックして胎児の生命を絶つ手立てにもなる。

　出産の高齢化や不妊治療の普及によって、胎児の異常に関心をもつ妊婦が増えているという。2012年秋には母体血だけで胎児のDNAを検査するいわゆる「新型出生前検査」が、20万円以上の自己負担を課せられるにもかかわらず、問い合わせが相次いで社会の注目を集めた。ただし、母体血による出生前診断については、別のタイプの検査技術の導入をめぐって1990年代の終わりに論争があった。

　本節でとりあげる利光論文は、新型出生前検査と以前から利用されてきた母体血清マーカー検査の導入をめぐる医師や障害者団体らの比較している。かつて母体血清マーカー検査については、厚生労働省が通達で患者にその検査の存在を知らせなくともよい、とされた。現在ではそのことが、患者の知る権利を奪うものとして批判されている。厚生労働省はなぜこのような措置をとったのであろうか。そして新型出生前検査の導入では、なにがどのように変わったのだろうか。以下『生存学』7、pp.177-198 より pp.177-178、pp.180-192 を抜粋。

1　はじめに

　今春（引用者注：2013年4月）、妊婦の血液検査だけで、胎児にダウン症をはじめとする3種類の染色体の変化があるかどうかを調べる出生前検査が始まった。「無侵襲的出生前遺伝学的検査（Noninvasive prenatal genetic testing NIPT）」、「母体血中 cell-free DNA 胎児染色体検査」、「母体血を用いた出生前遺伝学的検査」、あるいは端的に「新型出生前検査」

（以下、新型検査）と呼ばれている検査である。血液採取だけという簡便さに加えて、妊娠10週からという早期に、検査による流産等の心配もなく、相当の精度で胎児の染色体変異の有無が分かるとされている。日本産科婦人科学会（以下、日産婦）は、2013年3月に「母体血を用いた新しい出生前遺伝学的検査に関する指針」（以下、「新型検査指針」）を策定し、これに準拠して臨床研究として導入された。

　筆者は、1970年代から2010年に至るまでの出生前診断をめぐる論争をたどる中で、日本においては、1970年代の障害者運動で形成された優生思想批判の言説や姿勢が、その後の出生前診断に対する医療界や社会の対応に影響を与え、一般医療としての普及を抑制してきたこと、1990年代に至っても、出生前診断を不特定多数の妊婦を対象とするマススクリーニング（ふるいわけ検査）として行うことへの躊躇や拒否感が、母体血清マーカー検査や受精卵診断の導入と拡がりに少なからず影響を与えたことを示した（利光 2012）。だが、今日、簡便で侵襲性の少ない網羅的な遺伝学的検査技術の登場を前に、新たな局面を迎えているようにみえる。新型検査導入をめぐって、遺伝医療関係者、日本産婦人科医会に所属する市中病院・診療所の産婦人科医、検査会社、日産婦等の医療サイド、及び「日本ダウン症協会」をはじめとする障害者団体や女性団体等の間で交わされた論争の経緯をたどり、今、新たな命を迎える医療の場で何が起きているのかを描出する。

　1990年代終盤に、今回の新型検査同様、妊婦の採血のみによる簡便で侵襲性の少ない出生前検査として母体血清マーカー検査が登場し商業ベースで普及しはじめた際には、厚生科学審議会先端医療技術評価部会「出生前診断に関する専門委員会」が、「医師は本検査を妊婦に積極的に知らせる必要はなく、勧めるべきでもない」と定めた「母体血清マーカー検査に関する見解」（以下、「血清マーカー見解」）を策定した。これが、検査の普及に抑制的に作用したという点において関係者の見方は一致する。今回の「新型検査指針」は、この「血清マーカー見解」の骨子を踏襲したされる。「新型検査指針」は「血清マーカー見解」の何をどのように引き継いだのか、あるいは、引き継がなかったのか。両者の策定過程や論争を比較検討する

ことで、新たな問題となっている論点を示す。特に、現在、進められている遺伝カウンセリング体制の整備・充実による出生前診断の正当化について問題点を指摘する。

〈中略〉

3 「母体血を用いた新しい出生前遺伝学的検査に関する指針（2013）」は「母体血清マーカー検査に関する見解（1999）」を踏襲したのか

「新型検査指針」は、「血清マーカー見解」の骨子を踏襲したとされる。3点にわたってほぼ同様の「検査の問題点」を挙げた上で慎重な実施を求めたこと、障害をもつ人への配慮もなされている点、最後尾に「医師、検査会社の基本的姿勢」として「医師が妊婦に積極的に知らせる必要はない」との項が書き込まれたことなど共通点も多い。「新型検査指針」作成過程の様々な局面で「血清マーカー見解」への言及が見られ、当事者団体である日本ダウン症協会も「新型検査指針」策定に先立って「血清マーカー見解」を範とするように求めた。だが、両者の作成された経緯をみてみると、その力点の置かれ方が大きく異なっており、それゆえ、今後の出生前検査の動向に与える影響も違ってくると思われる。「新型検査指針」は「血清マーカー見解」の何を、どのような形で引き継いだのか、あるいは、何を引き継がなかったのか。まずは、「血清マーカー見解」の作成過程で行われた議論とその意味、その後の今に至る経緯についてみてみよう。

3-1　母体血清マーカー検査導入をめぐる論争

母体血清マーカー検査は、妊婦の血液中のタンパク質やホルモンを指標に、妊婦の年齢を加味して、胎児が21トリソミー（ダウン症）や無脳症、二分脊椎である確率を予測する検査である。確定診断ではなく、明確な診断を得るためには羊水診断等の侵襲的な検査を受ける必要がある☆18。1994年から米国系の臨床検査会社（ジェンザイム・ジャパン）が日本に進出し、検査の受注を開始し、1996年には国内大手の検査会社も受注を始めるなど、母体血清マーカー検査は商業ベースでの普及の兆しを見せ始めた。妊婦からの採血のみで可能な検査であり、安全かつ手軽に行なえるこ

とに加えて、検査の受注が拡大すれば医療機関も検査会社も共に利益を得るという経済的要因を背景に、一気に普及・定着する可能性があった。これに対して、日本ダウン症協会をはじめとする障害者団体、障害者の親の会、女性団体が反対を表明した。懸念すべき重大な問題点として特に強調されたのは、簡便さゆえに、「妊婦一般に対するスクリーニング技術として普及されようとしている点」であり、それは「ダウン症などの障害をもつ人々の『存在の否定』、障害をもつ人々とその家族の福祉の否定につながる」として、「検査の普及凍結」を主張した（日本ダウン症協会 1997）。

　厚生省は、1998 年 10 月に、厚生科学審議会先端医療技術評価部会の下部組織として「出生前診断に関する専門委員会」（古山順一委員長）を設置し、母体血清マーカー検査のガイドライン作りについて議論を始めた。専門委員会は、一九九九年に「母体血清マーカー検査に関する見解」（「血清マーカー見解」）を出した。その「基本的考え方」として、以下のように記している。

　　本検査には、（1）妊婦が検査の内容や結果について十分な認識を持たずに検査が行われる傾向があること、（2）確率で示された検査結果に対し妊婦が誤解したり不安を感じること、（3）胎児の疾患の発見を目的としたマススクリーニング検査として行われる懸念があることといった特質や問題点があり、さらに（中略）現在、我が国においては、専門的なカウンセリングの体制が十分でないことを踏まえると、医師が妊婦に対して、本検査の情報を積極的に知らせる必要はない。また、医師は本検査を勧めるべきではなく、企業等が本検査を勧める文書などを作成・配布することは望ましくない。（厚生科学審議会先端医療技術評価部会出生前診断に関する専門委員会 1999b）

そして、「妊婦からの本検査の説明の要請があり、本検査を説明する場合」には十分説明すべきとして、詳細かつ具体的な検査前後の説明や遺伝カウンセリングの方法を「別紙」として示した（厚生科学審議会先端医療技術評

価部会出生前診断に関する専門委員会 1999b)。

　その結果、母体血清マーカー検査の実施数は、1997 年には約 14,700 件、翌年には 21,700 件と急増していたが、「血清マーカー見解」が出されたのを機に徐々に検査数を減らし、2000 年以降は約 15,000 件前後で推移した〈中略〉。「血清マーカー見解」の抑止効果は明らかであった。

　しかしながら、上記専門委員会での議論をたどるとき、「医師が妊婦に対して、本検査の情報を積極的に知らせる必要はない」という一文をめぐって、障害者団体や女性団体、産婦人科医師らも巻き込んだ激しい論争が行われたことが分かる。専門委員会では、当初、古山委員長を含む 4 人のワーキンググループ[19]を作って見解（案）作成にあたった。第 2 回専門委員会（1998.12.9）に示された見解案では、問題点として前述の（1）〜（3）を列挙し、「以上の本検査に関する特質や問題点を踏まえると、この検査は、医師が妊婦に対してその存在を積極的に知らせる必要はなく、検査を受けることを勧めるべきでもない。また、医師や企業等はこの検査を勧める文書などを作成または配布すべきではない」としている[20]。これに対して、激しい論戦が行われた。最も強く反対したのが、松田一郎熊本大学名誉教授[21]である。松田は「知らせるべきでないとなってしまうと、これは現在の生命倫理の基本である知らせてチョイスするという基本から外れてしまうことになる」と主張した（松田 1999）。

　松田をワーキンググループに加えて検討し、再度、見解（修正案）が出されたのが第 4 回専門委員会（1999.3.19）である。修正案では、以下のように変更された。

　　本来、医療の内容については、受診者に適切な情報を提供し、十分な説明を行った上でその治療をうけるかどうかを受診者自身が選択することが原則である。しかし、本検査については、関係者の間でも検査の実施の可否について評価が大きく分かれていることから、本検査をうけることを医師は妊婦に対して勧めるべきではない。また、医師や企業等はこの検査を勧める文書などを作成または配布すべきではない。（厚生科学審議会先端医療技術評価部会出生前診断に関する専門委員会 1999a）

本検査の「特質と問題点を踏まえると」が、関係者の間での評価の分岐に変更され、「医師が妊婦に対してその存在を積極的に知らせる必要はない」の部分は全て削除されている。
　「知らせる必要がない」の記載削除の可能性が伝えられことから、委員会あてに各地のダウン症児親の会、障害者団体、女性団体、医師らから削除に反対する意見が届けられ、その数は百件を超えた。日本ダウン症協会は「きわめて重大な結果を招きかねない変更」であるとし、マススクリーニング化は検査の簡便性と共に現状の「一般的な障害者観」[22]があって成り立つが、当協会が主張してきたのは、「現在の社会情勢下では、母体血清マーカー検査の存在を知らせることがそのまま『勧奨』につながりかねないという危惧の念」であり、「この危惧を払拭するような情報提供のあり方が、現在の教育制度や社会制度の中で見いだせずにいるからこそ、私たちは『検査の存在を知らせない』という主張」をしてきたのだと訴えた（日本ダウン症協会 1999）。障害者と女性らを構成員とする「優生思想を問うネットワーク」は、意見書の中で「女性や障害者が圧倒的に不利な立場に追いやられている今の社会では、自己決定など成り立たないのではないか…女性が障害児を産み育てることに不安を抱くような社会状況をそのままに、障害胎児の発見・中絶につながりかねない検査の存在を、妊婦に周知徹底させるようなことが進められるならば、社会の在り方として障害者排除に向かっているといわざるを得ない」と主張した（優生思想を問うネットワーク 1999）。産婦人科医ら308名の署名意見書は、「知らせる必要はない」の削除は、産婦人科医が全ての妊婦に本検査を受けるかどうかを聞かざるを得ない状況をつくりだすが、「この検査は、いかに言い繕うともダウン症の胎児の排除を目的としたもの」である。よって、この一節の削除は、「『障害のある胎児の排除』を産婦人科医の仕事と認定することを意味し」、これを認めれば、障害児の出生によって「産婦人科医が訴訟を受ける可能性は、今後格段に高く」なるとして、削除しないように強く求めた[23]。
　第4回専門委員会議事録によれば、これら多くの反対意見を無視できないとする複数の委員と松田名誉教授らの間で議論が行われたが、結局、母

体血清マーカー検査は簡便性や確率を示すに過ぎないなどの「特質」があるゆえに、あるいは、情報提供や十分な説明を行う体制が不備であるがゆえに「知らせる必要はない」と解釈することで同意が成立し、当該箇所が削除されることなく、ほぼ、最初の「見解（案）」に戻すこととされた（厚生科学審議会先端医療技術評価部会出生前診断に関する専門委員会 1999a）。最後に、第5回専門委員会（1999.4.28）で、カウンセリング体制の不備に関する文言[24]が加えられて、本節冒頭の「血清マーカー見解」となり、厚生省児童家庭局長通知[25]として発出された。

　玉井は、この「知らせる必要がない」が、母体血清マーカー検査の特殊性に依存している以外に「出生前診断全般にかかわる普遍的かつ重要な問題提起を含んでいる」とし、出生前診断の存在について知る「機会の平等」は自律的意思決定のためにも保障されなければならないのかという問いとして提示している（玉井 2005）。さらには、いまだに決着のついていない問いとして「倫理的観点からすれば、推奨ではなくあくまでも許容というレベルにある出生前診断、とりわけ選択的中絶を前提としたそれについての情報提供を、いかなるレベルでの義務や必要と考えればいいのか」と再提示している（玉井 2011: 73）。陶久は、この「知らせる必要がない」は適切だったのか、適切だったとすればなぜそう言えるかを検討し、「検査情報がなによりも障害児への差別意識を増大させる実際的効果をもつ」ゆえに知らせる必要はない（陶久 2003）と結論付けている。

　日本ダウン症協会をはじめとする障害者団体と「知らせる必要はない」の項に強く反対した松田名誉教授らの間には、出生前診断技術そのものに対するとらえ方、あるいは、現在の社会における出生前診断技術が果たしている役割についての認識に大きな差があるのは明らかであろう。松田にとって、出生前診断も医療行為のひとつに過ぎない。「医の倫理」の立場から、医療内容については、受診者に適切な情報を提供し、十分な説明を行った上で、その治療を行うかどうかを受診者自身が決定するのが原則である。それは、「医療情報に平等にアクセスできることを認める」ことでもあり、「当然、母体血清マーカー検査も同じ文脈で語られるべき」だとする（松田 2000: 117）。一方、障害者団体は、各団体間で多少の差異はあるも

のの、出生前診断技術が事実上「障害のある胎児の排除」につながり、それは、障害をもって当たり前に地域で暮らすことや障害児を産み育てることを支援する体制の不備、障害への差別や偏見、障害をもって生きることへの共感を感じるのが困難な教育体制といった社会的状況を反映した構造的なものであるという認識では一致している。それゆえに、そのような現状での検査の存在の周知は、社会全体での障害者のふるい分けという意味で、マススクリーニング化をもたらすとの危機感をもったのである。出生前診断が倫理的問題をもつことに加えて、障害に対する社会の認識・状況を如実に反映するからこそ、あるいは、出生前診断の対象と名指されること自体が差別を加増するがゆえに、通常の医療情報とは異なる扱いをしてしかるべきであろう。

　イギリスにおいては同時期の 2001 年に、「すべての妊婦に、希望しさえすれば公費で出生前診断を受けられるようなルートを確保する」こと、すなわち「公平な医療のための（出生前診断について知る）機会の平等」（玉井 2005: 121）を目指して、本検査を出生前スクリーニングプログラムとして全国一律に提供する方針が定められた（渡部 2005）[26]。1990 年代終盤の日本において、出生前診断を「ある集団に属するすべての人が受けることを前提とした、あるいはそれが推奨されるふるいわけ」として用いることに対して強い拒否感が示され、「専門委員会」もその方向でガイドラインを定めた事実は、特記すべきであろう。

3-2　「知らせる必要はない」から「知らせて、妊婦の自己決定に委ねる」へ

　母体血清マーカー検査の実施数は、「血清マーカー見解」が出されてしばらくは 15,000 件前後を推移したが、2000 年代中頃から微増傾向となり、2008 年には約 18,000 件、2011 年には約 2 万件にまで増加していく〈中略〉。これらの状況の中、「このかなり前の見解を踏襲していてよいのか…2007 年 ACOG（米国産婦人科学会）では（母体血清マーカー検査について：筆者注）全妊婦に必ず伝えなければならない[27]、また、ヨーロッパでもこの検査を説明すべきとなっており先進国の中でずれがある」（平原 2009）として「血清マーカー見解」を見直そうとの動きが出てくる。2009 年秋

には、日産婦の倫理委員会の中に「出生前診断の適応に関するワーキンググループ」を立ち上げて検討を開始し、2011 年 6 月に「出生前に行われる検査および診断に関する見解」の改定を行った。（日本産科婦人科学会 [2011]）[28]

　改定された日産婦の見解では、国による「血清マーカー見解」が示されてから 10 年以上が経過しており、「妊婦や社会の母体血清マーカー検査に対する認識、遺伝カウンセリング体制の整備状況が進んでいる」とし、米国や英国の例を挙げながら、「これらの状況をふまえ、産婦人科医が妊婦に対して母体血清マーカー検査を行う場合には、適切かつ十分な遺伝カウンセリングを提供できる体制を整え、適切に情報を提供することが求められている」と述べている。こうして、日産婦は、2011 年の時点で、「知らせる必要はない」とした「血清マーカー見解」を事実上否定し、遺伝カウンセリングを行い、インフォームドコンセントを得た上で実施するよう方向転換を図っていたことが分かる[29]。いやむしろ、1970 年終盤の障害者団体等の強い反対勢力の存在と「遺伝カウンセリング体制の不備」ゆえに「知らせる必要性はない」と書き込むことに同意せざるを得なかった日産婦を含む医療サイドが、「医の倫理」重視という王道に立ち戻ったという方が正確だろう[30]。

　妊婦の血液を用いた簡便かつ非確定的な出生前検査に対する規制の流れとして、「血清マーカー見解」を起点として、2011 年の「出生前に行われる検査および診断に関する見解」を経て「新型検査指針」に至る経緯をみると、「新型検査指針」は、形式上、「血清マーカー見解」の骨子を踏襲しているように見えるが、その実、妊婦に出生前検査の存在を「積極的に知らせる必要はない」から、「知らせて、妊婦の自己決定に委ねる」方向へと大きく重心を移していることが明らかになった。すなわち、倫理的問題を含む出生前診断の実施にあたっては、「適切な情報と十分な説明に基づいた妊婦の自由意思の尊重、それを支える非指示的なカウンセリング」という手順が重要とされ、それを実践する遺伝カウンセリング体制の充実をもって、出生前診断の実施を正当化しようというのである。「新型検査指針」は、「十分な遺伝カウンセリングの提供が可能な施設」でのみ新型検査が行えると規定することで、遺伝カウンセリング体制の整備を推し進めることに貢

献しよう。末尾の「医師が妊婦に積極的に知らせる必要はない」の文言も、もはや「新型検査指針」全体を包括するものではなく、医師の説明義務をあらかじめ免責するという意味合いのみが残されたものといえよう。

　4　遺伝カウンセリング体制の充実は、出生前診断を正当化するか

　日本遺伝看護学会理事長である有森は、「血清マーカー見解」が出された当時に比較すれば、現在の市民が得る情報の早さと量の点で大きく異なっており、「積極的に知らせる必要はない」という前提は再検討すべきだとする。そして、「今や、出生前検査については、あらゆる報道を通じて周知の事実となった。そうであるなら、玉石混交の情報の中で女性が誤った選択をするよりは、むしろ医療者が質の高い情報を分かりやすく説明するように努め、体制を整えることが必要」（有森 2013: 353）と述べて、遺伝カウンセリング体制の整備を訴えている。だが、「血清マーカー見解」をめぐる論争でみたように、「積極的に知らせる必要はない」の文言の含意は、ただ単に、出生前検査に関する医学的情報を知らせる必要がないということを意味しない。出生前診断を受けるかどうか、胎児に障害があることが判明した際に妊娠を継続するか否かといった妊婦の意思決定は、社会が障害者をどのように受け入れているかに大きく左右される。障害をもつ子を産み育てることへの支援体制の不備や、いまだに根強い障害への差別・偏見、障害や病とともに「普通に」暮らしている人達がいることへの無理解といった現状に鑑みれば、出生前検査が障害胎児の排除につながりかねないという認識に基づいた「積極的に知らせる必要はない」でもあった。現在、障害者や障害児を産み育てる女性たちをめぐる状況は、格段に改善されたのだろうか。

　「『ハイリスク』な女の声をとどける会」のメンバーである二階堂は、現在、妊婦は障害がある子が生まれることに「とっても『不安』であることを求められている」と述べる。そして、妊婦が不安なのは、不安にさせる社会に生きているからにほかならないのに、不安にさせる「社会を問わずに妊婦に決定を迫る、というのが今やろうとしていること」だと言う（二階堂 2013: 49）。そして、遺伝カウンセリングについて以下のように述べている。

検査を受ける／受けないは、すでに妊婦がそのなかで生きている人間関係や生きている社会にこそ大きな影響を受けるのだけれど、でも、これらを遺伝カウンセリングでかえることはできません。…つまり、遺伝カウンセリングを受けることは、人間関係、社会関係の障壁の乗り越えとして機能するといえないでしょうか。遺伝カウンセリングは出生前検査を関係調整の道具として機能させるためにあるのではないか。その「関係調整」の中身は、なんと、人工妊娠中絶にむすびつく、妊婦のからだを賭した代物なのです。（二階堂 2013: 49）

　あるいは、「NIPT コンソーシアム」にも参加する産婦人科医である室月は、新型検査導入に伴って「遺伝カウンセリング」という言葉が市民権を得たが、「遺伝カウンセリングを無条件に善と考えるのは危険かもしれない」と自問している。そして、遺伝カウンセリングの本質である「リフレイミング」について、以下のように述べる。

　　障害児の出産や養育は、福祉や差別などといった社会的な視点をきりはなして解決は不可能ですが、遺伝カウンセリングはこういったクライアントの生活や社会の問題を、個人の内面の問題にリフレイミングする（ずらす）、いいかえれば「すりかえる」のです。この「すりかえ」は…遺伝カウンセリングの方法論そのものにすでに組み込まれています。ですからリフレイミングによる心の問題の解消が、ほんとうに現実の解決となっているかについては、よほどの注意が必要です。（室月 2013）

　遺伝カウンセリングという手法が、問題を個人の領域に押し込める。例えば、周囲の人々や社会が障害をもつことに不寛容な場合に、妊婦が「自己決定」として妊娠中絶という手段を取ることをも合理化する役割を果たすというのである。遺伝カウンセリングを伴った自己決定である限り、出生前検査に付随する優生学的問題も基本的に決着がついたと見做すということである[31]。そして、障害をもって生きること、障害をもつ子を産み共

に暮らすことが困難な社会を変革する方向に向くべきベクトルが、出生前診断という技術の精緻化に伴って、女性の意思として自らの身体に向かう、遺伝カウンセリングは、それをシステムとして完成させるという局面をもつということだ。出生前検査の普及のために遺伝カウンセリング体制の整備を進めるという方向には、大きな問題を含んでいる。

現在、出生前検査の前後に伝えるべき情報として、なにより必要とされているにもかかわらず最も不足しているのは、障害をもって生まれた子が実際に育っていく道筋やその家族がどのような暮らしをしているのかについての情報であり、障害をもつ人達と共に生きる知恵やその醍醐味を伝えることであろう。医療の中だけで、しかも遺伝カウンセリングという短時間の対応だけでは不可能に近い。なかんずく、遺伝カウンセリングが意味を持つとすれば、障害児を産み育てることを支援する医療・福祉・教育等の社会資源が充実し、しっかりとした社会側の受け皿があってこそである点に留意すべきである。

5　距離をおくこと〈略〉
6　おわりに〈略〉

利光論文をつうじて、われわれは胎児の生命を左右する技術が、様々な議論と手続きをへてコントロールされる経緯をみてきた。胎児の生存の可否を医療政策により左右することができるからこそ、母体血清マーカーについては障害をもつ当事者の意見をとりいれながら、慎重な対応をしていったことがわかる。

一方で妊娠・出産は女性の生活に大きな影響があり、ときには女性の生命を奪う可能性もある。したがって妊娠の中断は、女性の生存という観点からも重大な問題をはらんでいる。現在の技術水準では女性の身体を通してしか、子どもは生まれない。そのことが、妊娠の継続と出産を担う女性に対して、生殖の医療化の進行の中で生まれる子どもの質を吟味するゲートキーパーの役割を負わせている。人類の中で女性のみがそうした条件を強いられている

ことを前提に、出生前診断の問題を検討する必要がある。

■3　原子力技術と生存

横田陽子「戦後日本における環境放射能調査の経緯とその実像——原子力の導入・利用政策との関連で」

　本節では横田陽子「戦後日本における環境放射能調査の経緯とその実像——原子力の導入・利用政策との関連で」(『学術の動向』19-3、横田［2014］)をとりあげる。

　2011年の東日本大震災に伴う福島第一原子力発電所の事故は、環境への深刻な放射能汚染をもたらし、現在も人々の生活を脅かしている。われわれは原子力技術と共存できるのか？　その問いは長年原子力問題に危機感を抱く人々によって提起されてきたが、福島第一原発事故以降、よりリアルな問いとしてわれわれに突きつけられている。

　放射能に汚染された地域のなかには、居住できなくなった町や村もある。暮らしを築いてきた土地から引き離され、離ればなれになった家族もある。原子力発電事故に伴う放射能による環境汚染が人々の生活にもたらした深刻な問題は、安全性の基準や科学技術の倫理について新たな議論を生んでいる。しかし、原子力技術がもたらす環境放射能汚染という生存への脅威が人々を震撼させた事件は、すでに20世紀半ばにおこっていた。

　原子力の環境放射能汚染問題が、日本のみならず世界の人々に広く知られる契機となったのは、1954年のビキニ事件である。アメリカによるビキニ環礁での水爆実験は、周辺地域の住民はもとより、近海で操業していた遠洋マグロ漁船に放射線被害をもたらした。その象徴となったのが第五福竜丸事件であった。センセーショナルな報道と日常生活を脅かす放射能汚染は、当時の日本に大きな衝撃を与え、市民や科学者による国際的な反原水爆運動につながった。ビキニ事件が勃発したのは、日本政府がエネルギー政策を機軸とする原子力政策に着手した時期でもあった。ビキニ事件と原子力政策は、環境放射能汚染問題をめぐってどのような関係にあったのだろうか。本節で

は、横田論文をとおしてその経緯を探ってみよう。以下横田［2014］の全文を再掲する。（☆で示す文献注は略す。題名で検索すると全文を入手できる。）

　□放射能調査の契機――ビキニ事件
　本稿では、環境の放射能調査が日本の原子力政策に導入された経緯について、社会との関係を中心にみる。1954年のマグロ漁船第五福竜丸被災に始まるビキニ事件は、日本の社会に放射能そのものに対する恐怖を引き起こし、魚の消費者離れが起きた。広島・長崎の原爆では熱線、爆風および放射線の3要素による被害とされていたのが、第五福竜丸の乗組員は「放射能の灰」だけで被害を受けたことを人々は知った[01]。
　厚生省はマグロの放射能検査を実施し、一定以上汚染されたものを廃棄する対応をとったが、消費者の魚離れは防げず、水産業界は打撃を受けた。水産庁は、日本学術会議に置かれた顧問団の支援を受けて、汚染海域の実態調査のために気象、水産、物理および衛生分野の研究者を乗せた調査船を派遣した。同船には報道関係者も乗船し、航海中も随時調査の状況が報道されるなど、社会の強い関心を集めた。一方国内では社会的役割を自覚した各地の科学者の活動により、特に5月中旬以降、雨に強い放射能が観測され、農作物や飲料水の汚染も判明した。こうして核実験による環境の放射能汚染は、もはや万人の知るところとなった。この一連の出来事は当時の日本社会を「一種の恐慌状態」[02]に陥れた。
　こうした状況のなか公衆衛生面で対応の矢面にあった厚生省は、国民に不安を与えないよう、調査の結果人体に支障がないと判断されたものは公表しない方針だったが、科学者は「我れ勝ちに」発表していた。厚生省は、科学者の測定方法は統一されておらず、また科学者毎に異なる評価は、人々の不安を増幅すると見て、測定法の統一やデータの評価・公表の一元化を考えていた[03]。
　国会では放射能調査体制整備の要望もあり、厚生省は既存の広島・長崎の原爆症に関する協議会を発展的に解消し、10月に「原爆被害対策に関する調査研究連絡協議会」を設置した。同協議会は、行政官庁とその試験

研究機関（気象・衛生・農学）、海上保安庁および大学（医学・農学・理学・工学）の関係者を組織したものだった。核実験による放射能汚染が国民生活全般に影響を与えていることから、学術面で連絡調整を行う日本学術会議放射線影響調査特別委員会（5月10日発足）[04]の基礎的研究に基づき、行政上直接必要な調査研究を総合的に実施し、その上で対策の基礎を確立し、国民不安の一掃を期す必要があるとされたのだ。データの総合的検討と公表は協議会の任務とされた[05]。

□科学知識普及の背景

ビキニ事件ではこのような行政の取組みの一方で、社会における動きも無視できない。第五福竜丸の母港がある焼津市議会が、事件発覚直後に原水爆禁止要求を決議し、その後思想信条の立場を超えた原水爆禁止署名運動が全国に拡大、東京都杉並区を先駆的取組みとして運動は組織化されていった[06]。この運動では、特に科学者の活躍が大衆運動の形成に非常に重要であったとされている。署名運動の一環として展覧会も開催され、放射能に対する科学的知識の普及がめざされた[07]。

一方、「原子力の平和利用」を推進する新聞社も、東京で同年8月に展覧会を開催し、「平和利用」に対する人々の理解を促すとともに、放射能に対する恐怖の払拭を目指した[08]。この動きは、翌年さらに拡大強化されて全国に及んだ。読売新聞社をはじめとする新聞各社により、全国各地で「原子力平和利用博覧会」が展開された。本博覧会は前年の原子力展と同様、原子力の平和利用について理解を得るものであったが、ここでも放射能への恐怖を取り除く仕掛けがあった[09]。

アメリカ当局は日本の署名運動の盛り上がりを反米的動きと見ており、この博覧会は元々取組んでいた反共・親米世論形成のための対日戦略を強化したものと位置付けられている。さらにこの博覧会は、そこに日本側の原子力推進派が便乗して開催されたものであると、先行研究に示されている[10]。

□放射能調査の制度化

第五福竜丸の被災に始まる一連の出来事は、日本社会に非常に大きな衝

撃を与え、原水爆禁止署名運動という大きな潮流を形成した。一方同時期に原子力の「平和利用」に向けた動きもあった。行政面では、1954 年 3 月の第 19 次国会で、日本初とされる原子力予算が成立し、これ以降原子力行政が動き出す。1955 年末にいわゆる原子力三法が成立し、1956 年 1 月に内閣府に原子力委員会および総理府外局に原子力局の設置をみた。さらに 5 月に科学技術庁が設置されて、原子力局はここに移る。こうして、原子力委員会と科学技術庁が両輪となって、原子力の導入・利用政策を担っていく。

1956 年秋、核実験による大気の高い放射能汚染が気象台や大学によって観測され、厚生省の協議会や原子力委員会が対応を検討した。なかでも原子力委員会は、10 月の定例委員会で常時観測体制の整備を決定した。これを受けて科学技術庁原子力局では、厚生、運輸、文部、農林など関係各省や、学界、民間など関係各機関代表者と協議し、環境や生物体中の放射能について、常時測定ができる体制を整えるための検討を開始した[☆11]。

1957 年 2 月には原子力局が「放射能調査計画要綱」を作成し公表した。調査は、大気・海洋・地表など、核実験による環境の放射能汚染の測定が中心であり、同年稼働することになる東海村の原子炉周辺の調査は付随的扱いだった。調査実施機関としては技術系官庁が網羅されていた。要綱に掲げられた調査の目的は、原子力平和利用の推進のため、放射能レベル調査を実施し、将来の原子力時代に備え、国土の汚染を防止し、国民生活への影響を最小限にする基礎資料とする、というものであり、原子力の導入・利用政策をバックアップするものだった。こうして 1954 年のビキニ事件以降、断続的に実施されていた環境の放射能調査は、1955 年度から先行していた気象関係を含め、1957 年度から定期化・常時体制化された[☆12]。

□放射能の問題

以上のように、原子力政策関係者が放射能調査体制の整備に積極的だったのだが、その理由は何か。端的に言えば、原子力導入にあたって放射能問題が支障にならないようにすること、そしてこうした対応を担った新興官庁としての科学技術庁の存在がある。

4 章　生存をめぐる科学・技術　173

放射能問題が原子力政策に支障をきたす恐れは、研究用原子炉の設置問題として既に表面化し、調査体制が検討されていた1956年秋には、研究用原子炉の京都府宇治設置案に対して、住民の反対運動が起きていた。結局、宇治案は1957年4月に放棄され、設置場所は大阪府下を変転し、最終的に1962年に熊取町に決定された☆13。

　1959年に決定された四条畷案の反対運動に関わった門上によれば、原子爆弾に対する「抵抗精神」は、原子炉に対する嫌悪感の根になっているといわれていた、という☆14。

　広島・長崎における原爆被害もあったが、特にビキニ事件を契機に広がった人々の放射能に対する恐怖は、簡単には拭うことができない根深いものがあったといえる。原子力推進派には、人々の放射能への恐怖をコントロールしないと、原子力政策の障害になると認識されていたのだ☆15。

□新興の科学技術庁

　また、科学技術庁に注目すれば、旧来の組織が行なっていた調査体制の統括を担い、継承・充実して原子力行政の基盤を築くことで、地歩を固める意味もあったと考えられる。1957年4月の国会で、原子力委員会や科学技術庁の放射能調査に関する責任について議論があった。このとき原子力局の担当者は、原子力委員会は原子力平和利用に伴う放射能問題があるので、核実験にも無関心ではなく、組織的調査体制の整備を検討していると発言している。しかし、従来中核を担ってきた厚生省の協議会との役割分担は、いまだ決していなかったのだ。このとき、議員からは原子力委員会や原子力局に対して、原子力政策を担う組織として、その役目を全うするよう叱責する発言が相次いだ。これに対して科学技術政務次官は、原子力行政については科学技術庁が主体になるべきと考えていたが、「実情いまだその意に沿わず遺憾の点がございます」と発言している☆16。

　しかし1ヵ月後の国会で、厚生省は公衆衛生上の問題については自省が担当するとしながらも、放射能の汚染対策は科学技術庁が総括的な窓口として所管することを認めた。こうして、原子力政策の一環として放射能調査が実施されることになった☆17。なお同月、学術会議から政府に、ビキニ

事件を契機に始まった放射線総合研究の研究費が不十分であるとして、予算措置を求める申し入れもあった[18]。

このように、原子力政策を担う科学技術庁は、国民の不安を払拭することが直接の目的であったが、それに加えて業務を軌道にのせ、新興の行政組織としてその地歩を固める意味においても、放射能調査事業を掌握・統括することになった。

□おわりに

本稿で見た放射能調査は、2011年の東京電力福島第一原発事故後、データを公表せず批判を浴びたSPEEDI（1985年運用開始）とは別事業であり、1957年以降2011年まで変遷・縮小されつつも継続されていた。水素爆発後、現在同調査を所管している文部科学省は、全国の大気中放射線量データと共に、一部地域は平常値を超すが、いずれも健康被害がでるレベルの値ではないというコメントを発表した（注⑲）。この発表は、濃厚汚染地域の人々には残念ながら無意味なものであり、また人々に安心感を与えるための行政のパフォーマンスに過ぎないとの見方をする人もあるだろう。だが他地域の人々の不安解消には、一定の役割を果たしたといえないか。大震災に伴い原発事故が突発して多くの住民を巻き込んだが、長期にわたるモニタリング調査が事業としての役目を果たした瞬間だった。

横田論文にあるように、政府は原子力政策に着手するにあたって、関連各省庁に環境放射能調査体制を構築した。定期的なモニタリングのデータは、福島原発後の環境評価にも一部利用された。しかし、福島第一原発後の状況をみると、環境放射能汚染の調査を原子力政策の担当部署が所管してきたことの限界を感じざるをえない。横田論文からは、政府がビキニ事件のインパクトを、むしろ初期の原子力政策の体制構築に利用した様子もみてとれる。人々の生活と生存を守る観点から調査が設計されていれば、政策的対応も別のものになっていたはずである。そのような政策が日本では実現しなかった。

技術には失敗がつきものである。その影響の予測にあっては、専門家だけ

が行うものではなく、被害を含めて影響を受ける利害関係者にひろく開かれるべきであることを、科学技術社会論では強調されてきた。とりわけ原子力技術の場合は、放射能汚染が海流や大気を通じて拡散し、その影響は長期にわたる。こうした性格をもつ科学技術をどう制御すべきなのだろうか。

　原子力発電は安定的に電力を供給し、産業を支え人々に経済的な基盤を与える側面もある。しかしたとえ事故がおこらなくとも、核廃棄物は政府が責任をもてるタイムスパンをはるかにこえた管理を必要とする。そうした技術と人類は共存できるのだろうか。原子力技術は人類史・地球史という観点で、リスクマネジメントというレベルを超えて考えなくてはならない問題である。

Column

アーカイヴィング

立岩真也

　物事を考えること自体は、みんな各自勝手に考えればよい。調べるのも各自でできるのであればそれでよい。しかし、そう昔のものでなくても、例えばここ50、60年ほどの間のものであっても、集められているものは少ない。日本語で書かれいったんは書店で販売されたものに限っても、である。

　ここのセンターには「書庫」と呼ばれる部屋があって、まず刊行物を単純に出版年別に、そこに並べる仕事をしている。そして同時に、一冊ずつのファイル（ページ）を作り、ホームページ、ウェブサイトにアップしている。現在までのところ10,000冊強の本についての10,000冊強のページがある。

　それらとともに、事項別（数えようが難しい）や人別（1460人分）や組織別のページがあって、それらもまた同じサイト上にある。センターには現在、その活動や企画を紹介するhttp://www.ritsumei-arsvi.org/というサイトと、http://www.arsvi.com/というサイトがあって、資料としてのページが収蔵されているのは後者になる（「生存学」で検索）。そこには現在30,000強のファイルがあって、年間の累計ヒット数は約1,000万ほどになる。COEの時から数えると約10年で約1億ということになる。

　例えば筋ジストロフィーの本を集め、その文献リスト（のページ）を作り、そのページから個々の本のページに行けるようにしている。本を分類して書架に並べるといったことも考えたが、どんな分類法をとって

も、うまくないところは残る。この方法をとれば、またウェブの検索機能を使えば、ある分野にどんな本があるかわかると同時に、その現物を書架から取り出すことができる。そこは、ときに各地の研究者の来訪はあるものの、基本的にはセンターのメンバーのための場所であり、立命館大学衣笠キャンパスは不便な場所にある。ただ、現物は別のところで見てもらうとしても、どんなものがあるかはわかる。ページには、本の情報以外になんでも手間がかけられる限りの情報を掲載するようにしている。

　そして書架で、単純に発行年順に本が並べられているのを見ると、ざっと流行り廃りがわかるということがある。例えば、いっときあった「科学技術批判」というもの、あれはいったいどうなったのだろうという疑問が生ずることがある。すると、それはそれで研究の一つの主題になる。

　他に、手間をなかなかかけられないということもあり、継続的に集められているものはわずかなのだが、いくつかの雑誌、機関誌・紙の類を集めてファイリングし、なかには書誌情報をデータベース化したり、その中のさらにわずかについては全文を入力したり、画像ファイルにしたりしている。最近、復刻版の出版を専門に行なっている出版社の人と話すことがあった。そうした企画にも協力させてもらうことがあるかもしれない。

　医学の研究書は医学部の図書館に行けばいいし、社会福祉学についてもそうだ。しかし、どちらからも外れる本もかなりの量ある。そういったものはできるだけなくならないうちに集めておこうと思っている。学術的に立派な本だけがいるわけではない。なんでも、記録・証言としてとって

おく必要がある。そういうものを捨ててもらっては困る。しかし現状では多くの図書館が捨てている——私たちが古本として（たいがいごく安価に）購入するもののなかに図書館の処分品がけっこう混じっている。

　国会図書館にはあるとしても、そこまでの手間をかけるのは、とても面倒だ。そして出版社から刊行されたものでないものも多い。わざわざ国会図書館に納品するという人・組織もまたそう多くはない。図書館、資料室にはどこにもないものもけっこうある。捨てられそうなものを、あるいはどこでも集められていないものを、集めておく必要がある。

　人文社会系の「センター」がある物理的な空間を有することの大きな、唯一と言ってよいかしれない機能はそこにあると思う。そしてその情報を公開する。そしてそうした活動は、文部省の科学研究費のような外部資金がとれている何年かの間だけ行なうというのでは意味がない。やめないこと、続けることに決定的な意義がある。それは、簡単になくならないはずの恒常的な組織、そして「学術」をもって社会に貢献する組織、そしてなにがしかの金をその貢献に投ずることのできる組織としての大学ができる事業だと考える。

　そのためには一定の知識が必要な場合がある。例えばビラには「年」はいらない。ビラに「何月何日どこどこで集会」とあったら、年はそれが出たその年のことに決まっているのだから、その年などわざわざビラに書き入れたら、むしろまぬけなビラになってしまう。当然書かれていないことが多い。だが後になって、それがいつのことかわかった方がよい、のだが書いてない

4章　生存をめぐる科学・技術　177

ということになる。すると何かと照らしあわせて発行時期を特定する必要がある。それにはその領域を研究する人がふさわしい。またその人のためにもなる。だが、いつもそんな人がいるとは限らず、今のところ未整理のものが箱詰めになっているのだが、資料自体は貴重なものだし、いつかは、と思ってとっておくことになる。

　そういう場所が、いくつか、すくなくとも一つは必要だと思う。そんなことを思って、文献・資料を集めていることを知らせてきたこともあって、この数年の間にもずいぶんの人たちから資料をいただいている。その内容、その事情についてはHPに記載している（http://www.arsvi.com/ 表紙→「本」→「寄贈いただいた本・資料について」）。ここではごく簡単に。尾上浩二（DPI日本会議、障害者運動・政策関連資料）、広田伊蘇夫（精神科医、2011年逝去、精神医療関連の書籍・専門誌）、福永年久（兵庫青い芝の会、障害者運動関連の資料貸与）、椎木章（大阪の元学校教諭、大阪の障害者運動関連資料）、吉川勇一（元ベトナムに平和を!市民連合事務局長、2015年逝去、ベ平連に関係した人たちの書籍等）、星野征光（精神科医、精神科医たちの社会運動関連資料）、寺本晃久（東京で知的障害者他の支援、「ピープルファースト他」関係資料）、三澤了（DPI日本会議他で活動、2013年逝去、障害者運動・政策関連資料）、他。さらに現在（2016年3月）現在、2人の方（の関係者）から申し入れをいただいている。

　そしてその収集の必要の度合いは高まっている。状況は困難になりながら、しかしそれを今のうちに集めておこうという気持ちも大きくなっていると思う。例えば、戦後、1970年代頃までを体験した人は今、70代、80代といった年になっている。亡くなった方もいる。それとともに無くなっていくものがある。実際、遺族の方が廃棄しようとしているのだが勿体なくて、と寄贈の申し出をいただくこともある。

　以上は文字になっているもののことだ。むろん文字になっていないものもたくさんある。それの記録をとっておくのも、より面倒だが、やっておかねばならないことだ。紙は捨てられ焼かれなければ残る。しかし人の記憶の中にしかないものは、その人が生きている間に聞くしかない。

　だからより急がねばならないことがあるのだが、自分（たち）が行なったことに対する後悔や、それを語らないという矜持（きょうじ）があって、空白になってきた部分もある。ただ今の時期はすこし回顧的になっている時期でもある。かつてのひりひりした感じが少しなくなる。黙っていることで筋を通そうという人の中にも、それでは最低伝わってよいものも伝わらないだろうと、すこし考えを変える人もいる。そんな変化も感じる。今なら集めることもできるし、できるうちにやっておこうということだ。

　補章でセンターの関係で刊行された本をあげている（p.186）。それらの多くは「現代史」に関わるものだ。アーカイヴはそうした研究のための材料を作っていくことでもある。第1章で引用・紹介されている本はその一部でもある。また、その必要性についての私見は様々なところで述べているし（http://www.arsvi.com/ 表紙→「歴史」）、序章・補章からもわかってもらえると思う。まずは、そのために必要なもの、使えそうなものを集めるということだが、研究してみようという人自身が、自分のテーマにつ

いて、その資料を使って、ウェブサイト上に自らファイル（ページ）を作り、あるいは既にあるファイルに増補していくことを勧めている。

　一番単純だがやっておいてよいのは、年表を作ることだ。例えば簡便なものを作ったら、それはそれとして置いておき、次に、できごとについて関連する書籍や論文や報道記事から引用して貼っていく。ここ数年、予算のこともあり、その作業はあまり進展していないが、それでもいくつかはある。やはり http://www.arsvi.com/ →「歴史」からそのいくつかを見ることができる。そんな作業をしながら書かれた本がいくつかある。

　そうして論文など公刊される前に情報を公開していると、「（別の人に）使われるのでないか」と心配してくださる人もいる。しかしこの国の研究業界では、多くの領域について、残念ながら、そのような先陣争いが起こるほど研究が進んでいない。そして私たちが公開している情報は、日付入りでその製作者の名前が記されている。その日付において誰それの研究がここまで進んでいることを示しているということでもある。また、そんなことをしていると問い合わせがあったり、さらに有益な情報をくださる方が出てくる。その「実利」があるだけでなく、資料作りは地道な根気を要する仕事なのだが、それを見てくれている人、役立ててくれている人がいることはその作業をしていく上での励みになる。

補　章

立岩真也

■1　概略の続きと本と賞

◆組織のこと

　序章p.7に引用した文章は、2007年、文部科学省がしばらくやっていたCOE（Center of Excellence、卓越した拠点）プログラムという恥ずかしい名称のもの──当たると（まずは）5年間多めの予算（私たちのは多くなかった）をもらえるというもの──に応募するときに出した書類の冒頭の一番短い部分、「拠点形成の目的」だった。

　こういう制度的なことから解説した短文を引用する。望月昭・サトウタツヤ・中村正──3人ともセンターの運営委員を勤めている──編『対人援助学キーワード事典』（望月・サトウ・中村編[2009]）の「生存学」の項目だ（執筆は立岩）。

　　生存学（羅）Ars Vivendi　過去に他の使用例がないわけではないが、立命館大学的には、グローバルCOEの申請にあたりごく短い標語を求められ、2006年末に考案された語で、採択されたために、2007年度から若干の予算とともに実在することになった。その研究企画・拠点は、正しく（長く）は「立命館大学グローバルCOEプログラム〈生存学〉創成拠点──障老病異と共に暮らす世界の創造」と呼ばれる。その英訳には苦慮し、結

180

局「Ars Vivendi: Forms of Human Life and Survival」となった。「Ars Vivendi」とはラテン語で「生の技法」といった意味である。生存学がなんであるのか、それを定義する必要はたぶんない。申請書類等、上記拠点の関係者が何をしようとしているのかは、また上記拠点その他で毎日産出される「成果」は、そのウェブサイトに掲載されている。人手は常に不足しており、おそらく経済的にはどんな利得ももたらさないであろうが、研究活動への参画を常に歓迎している。

　その、文部科学省が予算を出すプログラムとしての——「21世紀COE」というものの後に募集された——「グローバルCOE」の一つ、「〈生存学〉創成拠点——障老病異と共に暮らす世界の創造」は、2011年度で終わった。「事業仕分け」でCOEという制度・仕組み自体がなくなったのである。だから国から予算がついていたのは、2007年度からの5年間、ということになるが、実質的には4年半ほどのものだった。
　ただもちろん私たちがやっていくことが基本的に変わるわけではない。今記した正式に書くと長くなる「〈生存学〉創成拠点」と同時に設立した大学内の組織としての「生存学研究センター」は続いていくことになって、続いている。そのセンターがどんな組織でどうなっているかについては、センターのホームページ（http://www.ritsumei-arsvi.org/）に載っており、本書はその組織を説明する本でないから、略す。ただ一つ。その「センター」は必要だと思うからやっているのだが、そこでやっていること（だけ）が「生存学」だとか——そんなことはもちろんない——、他ではどこでやっているかとか、それはどうでもよい。ただ、センター・拠点というものが、とりあえず一つ、あるとよいことの意味については序章で説明した（→ p.17）。

◆「趣意書」続き
　本書冒頭の申請書類の「拠点形成の目的」の次の「拠点形成計画の概要」の部分を引用しておく。

　　なにより日常の継続的な研究活動に重点を置き、研究成果、とりわけ学

生・研究員・PDによる研究成果を生産することを目指す。効率的に成果を産み出し集積し、成果を速やかに他言語にする。そのための研究基盤を確立し、強力な指導・支援体制を敷き、以下の研究を遂行する。

Ⅰ 身体を巡り障老病異を巡り、とくに近代・現代に起こったこと、言われ考えられてきたことを集積し、全容を明らかにし、公開し、考察する。◇蓄積した資料を増補・整理、ウェブ等で公開する。重要なものは英語化。◇各国の政策、国際組織を調査、政策・活動・主張の現況を把握できる情報拠点を確立・運営する。資料も重要なものは英語化。こうして集めるべきものを集めきる。それは学生の基礎研究力をつける教育課程でもある。◇その土台の上に、諸学の成果を整理しつつ、主要な理論的争点について考究する。例：身体のどこまでを変えてよいのか。なおすこと、補うこと、そのままにすることの関係はどうなっているのか。この苦しみの状態から逃れたいことと、その私を肯定したいこととの関係はどうか。本人の意思として示されるものにどう対するのか、等。

Ⅱ 差異と変容を経験している人・その人と共にいる人が研究に参加し、科学を利用し、学問を作る、その場と回路を作る。当事者参加は誰も反対しない標語になったが、実現されていない。また専門家たちも何を求められているかを知ろうとしている。両者を含み繋ぐ機構を作る。◇障害等を有する人の教育研究環境、とくに情報へのアクセシビリティの改善。まず本拠点の教育・研究環境を再検討・再構築し、汎用可能なものとして他に提示する。また、著作権等、社会全体の情報の所有・公開・流通のあり方を検討し、対案を示す。その必要を現に有する学生を中心に研究する。◇自然科学研究・技術開発への貢献。利用者は何が欲しいのか、欲しくないかを伝え、聞き、やりとりし、作られたものを使い、その評価をフィードバックする経路・機構を作る。◇人を相手に調査・実験・研究する社会科学・自然科学のあり方を、研究の対象となる人たちを交えて検討する。さらにより広く研究・開発の優先順位、コストと利益の配分について研究し、将来像を提起する。

Ⅲ このままの世界では生き難い人たちがどうやって生きていくかを考え、示す。政治哲学や経済学の知見をも参照しつつ、またこれらの領域での研

究を行い成果を発表しつつ、より具体的な案を提出する。◇民間の活動の強化につながる研究。現に活動に従事する学生を含め、様々な人・組織と協議し、企画を立案し実施する。組織の運営・経営に資するための研究も並行して行い、成果を社会に還元する。◇実地調査を含む歴史と現状の分析を経、基本的・理論的な考察をもとに、資源の分配、社会サービスの仕組み、供給体制・機構を立案し提示する。◇直接的な援助に関わる組織とともに政策の転換・推進を目指す組織に着目。国際医療保険の構想等、国境を越えた機構の可能性を研究、財源論を含め国際的な社会サービス供給システムの提案を行う。

　その後、ここ２年ほどのことだが、４つに分けてみたこと、本書はその４つの分け方で分けて書かれていることも紹介した。だからその解説もここでは不要だ。ここでは当初の上記の３つについて一つ二つ補足しておく。
　Ⅱの一つ目の◇については、研究科にやってきた大学院生に実際に必要のある人が多かったこともあり（p.19）、いくらかのことをしてきた。二つ目のと三つ目の◇、つまり技術の開発者・提供と利用者の間について、双方をつなぐこと、つながり方を考えることについては、これまであまりできてなかった。ただ一つ、とくに人数の少ない病気や障害について——それと「難病」と呼ばれるものは正確には対応しないのだが、一応「難病」という括りにしている——は、とくに生活や制度に関わる情報を提供するとともに、当人に登録してもらい情報を寄せてもらうという「箱」はこちらで作って、登録システムも稼働を始めている→「生存学」表紙（http://www.arsvi.com/）→「難病」http://www.arsvi.com/d/n02.htm。それを使って、何が欲しいかまた何はたいして欲しくないかといったことを、提供者、技術開発に関わる人に提供し、他方の技術・提供系の人からは治験などに関する情報提供をすることができるようにする。その基礎を作ったところで、２年間の厚生労働省が提供する研究費は終わった。すこしばかりの——実際そうお金はかからない——資金が得られれば継続的に——ここでも続けていくことが大切だ——持続・発展させていけるだろうと思う。スポンサー募集中です。

◆学問か？

　さまざまな学問があるが、「生存学」はその一つなのか？　学問なのか？「いいえ」とも「はい」とも、応えられる。

　まず、そんなことはどうでもよくはないか。例えば私は自分を社会学者だと称していて、それ以上肩書を増やしたいとは思っていない。人間に関わることと社会に関わることは重なったり交差したりしているから、極端なことを言えば、一つだけでよい。いちおう自然科学と人文社会科学とは二つに分けられるとするなら、おおざっぱには二つでかまわない。そして人文社会科学の一つということになっている社会学には、どこからどこまでが社会でどこからがそうでないといった境界などない。何をしてもいい。だから「私は社会学者である」と言うことは何も意味していないのだが、そこがよいと思って私は社会学者を名乗っている

　もちろん大きく括ったその中をいろいろに分けていくことはできるし、その方が便利なこともある。しかし、むしろ、分けるというより、ざっと眺めてみたときにあいているところがいくらもある。一番短くは序章（p.9）に書いたように、そしてこの後も書くように、やってよい、なされてよいことがなされていないことがあると考えている。穴があいているとは思っている。だから、最初に掲げた「趣旨」はその穴のところをもっと掘ろうという宣言のようなものだと考えてもらってもよい。「生存学」と名乗ったのは、先に記したように「看板」が要ったからという身も蓋もない理由もあるのだが、看板を掲げることにはそんな意味合いはある。

　それにしても、他に聞くことがないのか、COEの時の「審査」等で「学問としての体系性」がどうのこうのということはよく聞かれた。それにはあきあきしたのだが、すこし弁明しておく。

　一つ、学問とはもとになにか「原理」があってそれから枝が伸びているようなものであるというイメージをもっている人がいる。そんな学問もあってわるいわけではない。例えば人文社会科学のなかでは経済学がそうした学問であるとも言える——ただその最初の原理、その他いくらでも疑える（変更できる）部分はあるから、じつはそうまとまってもいない。他には、（理論）物理学とか、（分子）生物学というのも、そういうものなのかもしれない。

しかし、そうでないものも多いはずだし、そうでなければならないものとも決まっていない。

　むしろたいがいの学問は「……について」の学問である。そして自然は多様で、比べればたいしたことはないが人間もいろいろだから、その様々・いろいろをきりのいいところで切り取ってその切り取った「……」という部分について「……学」などど称する。それで例えば「政治学」といったものがあったり「経営学」といったものがあったりする。それでよいことになっている。そして「……」に入るものは短くは◇に記した。それで十分なはずだ。

　そしてあまり「学」というものを重々しく考える必要もない。「……について勉強しよう」というぐらいのことだと考えてもよい。「女性学」と訳される「ウィメンズ・スタディーズ」というのはそういうものだろう。訳しようによっては「変態学」となる「クイア・スタディーズ」というものもあったりする。その意味では生存学なるものも「…についての学」である。ただ、あえて「仕切り」をいれていない。序章にも述べたように、病気と障害を分けて考えるのでなく、いっしょに考えること、その境界について考えることこそがおもしろい、大切なことだと考えるからだ。それはいささかの「わかりにくさ」を生じさせるかもしれない。しかし実際に何ができるかの方が大切だと思って、そうしている。

　もう一つ、たんに「……について」というだけでない。「どこに向かって（何かをよしとして）」という要素をある学問たちがもつことはある。それ自体はよいことでもわるいことでもない。なんの役に立たない、やっていること自体が楽しいだけ、という営みがあってよくない理由はない。けれど例えばさきの「ウィメンズ・スタディーズ」にしても「クイア・スタディーズ」そして「障害学（ディスアビリティ・スタディーズ）」にしても、おおまかにはめざすものがあってなされている。生存学も「サバイバル」などと言っているのだから、そんな性格はある。このことはすなおに認めよう。

　ただ、ここはすこし難しいところだが、他方では、具体的に何がよいかについては、まずは各自に委ねよう。積極的にそう考えなくても、ものを考えていけば、自然とそうなる。「解放」を目指すのだと言うとして、何が解放なのかはすぐにはわからない、むしろだから考えようということになる。話

の筋は通してもらう、それは求めるが、一人ひとりはこれが正しいと考え、それを譲る気はないということはある。だから幅はできる。だが、これも序章に述べたことだが、一致しているなら、わざわざ場を置く必要もない。

　それは「相対主義」とはすこし異なる、と私は思う。ある「かさ」と密度をもった仕事を重ねていけば、話は収斂していくかもしれない。それは集まりがあることの効果でもある。しかし差異があることが集まりがあることの意味でもある。両者はまったく矛盾しない。なにかしらの方向性とともに幅を有する、そういうものが学問と言われるのだろうと、ここでは学問を擁護する立場から述べることもできる。

◆「関係者」の本たち

　ここまで読んでいただいたように、いくつかの文章を本書に再録したが、それはもちろんごくごく一部だ。ここでは「書籍」になったもので、センター、研究科の「関係者」のものだけをあげる。そして、教員たちのものはとても多いので、院生や修了者との共著・共編者となっているものを別として、またセンターのために細々としたことを含めて働く「特別招聘研究教員」という名称の人のものも別として、それらはあげない。「生存学　成果」と検索してさらにそこから「単著・共著・編書」の頁をクリックすると、今日（2016年2月11日）は、もれているものもあるのだが、245冊出てくる。それは誰が選んだというものでもなく、なんとはなしにできたもので、そこには「関係者」という自認のない人のものもあるだろうし、ただたんにもれていて、以下に出てこないものもあるはずだが、その範囲内で並べておく。

　まず「先端研」の博士論文がもとになって書籍化されたものを発行年順に並べていく。そしてその筆者に他の著書・編書がある場合には、その後にそれも並べて記していく。

　大学院が始まったのが2003年度で、その年度は当然博士前期課程（博士一貫制なので、他では修士課程と呼ばれるものがこう呼ばれる）の一年次だけがある状態から始まった。ただ既に修士号をもっていた人も入学してきたから、最短3年の早期修了という例外が設けられた。最初に博士号を授与されたのは「「尊厳死」言説の誕生」（大谷いづみ［2006］）。大谷には［2010］等、

「(生) 死の教育」を批判的に検討した論文多数、編著に玉井・大谷編［2011］。そして大谷は立命館大学の教員になり、『生存学』創刊号の座談会にも参加し（p.232）、センターの運営委員を務めることになった。

　博士論文が出て、書籍になった最初のものは『臨床場面のポリティクス――精神障害をめぐるミクロとマクロのツール』（吉村夕里［2009］）。その後、『関西障害者運動の現代史――大阪青い芝の会を中心に』（定藤邦子［2011］→本書第1章2)。『技術からみた日本衛生行政史』（横田陽子［2011］)。『ガブリエル・タルド――贈与とアソシアシオンの体制へ』（中倉智徳［2011］)。『若者の労働運動――「働かせろ」と「働かないぞ」の社会学』（橋口昌治［2011］)、その橋口の共著に、『税を直す』（立岩・橋口・村上［2009］)、『〈働く〉ときの完全装備――15歳から学ぶ労働者の権利』（橋口・肥下・伊田［2010］)。『トランスナショナル・フィリピン人の民族誌』（永田貴聖［2011］)。『主婦と労働のもつれ――その争点と運動』（村上潔［2012］)、村上の共著に『家族性分業論前哨』（立岩・村上潔［2011］)。『受精卵診断と出生前診断――その導入をめぐる争いの現代史』（利光恵子［2012］)、利光には他に書籍の分担執筆として利光［1998］等（cf. 本書第4章2)。『情報福祉論の新展開――視覚障害者用アシスティブ・テクノロジーの理論と応用』（韓星民（ハン・スンミン）［2012］)。『老年者控除廃止と医療保険制度改革――国保料（税)「旧ただし書き方式」の検証』（牧昌子［2012］)。『腎臓病と人工透析の現代史――「選択」を強いられる患者たち』（有吉玲子［2013］→本書第1章1)。『日本における作業療法の現代史――対象者の「存在を肯定する」作業療法学の構築に向けて』（田島明子［2013］)、田島の他の著書に『障害受容再考』（田島［2009］)、編書に『「存在を肯定する」作業療法へのまなざし――なぜ「作業は人を元気にする！」のか』（田島編［2014］)。『家庭奉仕員・ホームヘルパーの現代史――社会福祉サービスとしての在宅介護労働の変遷』（渋谷光美［2014］→本書第1章3)。『どんなムチャぶりにも、いつも笑顔で？！――日雇い派遣のケータイ販売イベントコンパニオンという労働』（田中慶子［2014］)。『沖縄闘争の時代1960／70――分断を乗り越える思想と実践』（大野光明［2014］)、大野の同年の共編書に『戦後史再考――「歴史の裂け目」をとらえる』（西川・番匠・大野編［2014］)。『日本の血友病者の歴史――他者

歓待・社会参加・抗議運動』（北村健太郎［2014］）。『顧みられない熱帯病と国際協力——ブルーリ潰瘍支援における小規模NGOのアプローチ』（新山智基［2014］）、新山の他の著書に『世界を動かしたアフリカのHIV陽性者運動——生存の視座から』（新山［2011］）。『死産児になる——フランスから読み解く「死にゆく胎児」と生命倫理』（山本由美子［2015］）。『人工授精の近代——戦後の「家族」と医療・技術』（由井秀樹［2015］）。『フランスの生命倫理法——生殖医療の用いられ方』（小門穂［2015］）。そして、今年は『戦後日中関係と同窓会』（佐藤量［2016］）が刊行され、『移植と家族——生体肝移植ドナーのその後』（一宮茂子［2016］）、『性同一性障害からトランスジェンダーへ』（吉野靫［2016］、仮題）が刊行される。

　次に、先端研在学中あるいは在学前に出た本がある。博士論文「聴覚障害児医療の再検討」（上農［2009］）を書いた上農正剛の入学前の著書に『たったひとりのクレオール——聴覚障害児教育における言語論と障害認識』（上農［2003］）。博士予備論文（後期課程には進まなかったので、別に審査した上で修士論文とされた）がもとになった本に『「労働」の哲学——人を労働させる権力について』（濱本真男［2011］）。在学中に出版されたものとして、本書第3章3でも取り上げられた櫻井悟史の『死刑執行人の日本史——歴史社会学からの接近』（櫻井［2011］、博士論文は櫻井［2013a］）。そして天畠大輔の前期課程入学とほぼ同時に出た書籍に『声に出さないあ・か・さ・た・な——世界にたった一つのコミュニケーション』（天畠［2012］）。前記した田島［2009］も在学中の刊行。櫻井・田島の本は博士予備論文が下敷きになっている。さらに、本書第2章1で川口［2011］が取り上げられた川口有美子の『逝かない身体——ＡＬＳ的日常を生きる』（川口［2009］）、博士論文は川口［2013］、共編著に小長谷・川口編［2009］［2016］、対談集に川口［2014］。三輪芳子［2013］は後出。そして、医師早川一光へのインタビューと早川の文章と、早川の娘でありこちらの院生でもあって早川たちの活動を研究してきた西沢いづみの論文を収録した『わらじ医者の来た道——民主的医療現代史』（早川・立岩・西沢［2015］）がある。

　そして、その研究科の修了者である人もでない人もいるが（以下では修了者は齊藤拓）「拠点」や「センター」の研究員等を勤めた人の著作として、

『ベーシックインカム——分配する最小国家の可能性』（立岩・齊藤拓［2010］）。『生を肯定する倫理へ——障害学の視点から』（野崎泰伸［2011］）、その後の著書に『「共倒れ」社会を超えて——生の無条件の肯定へ！』（野崎［2015］）。『差異と平等——障害とケア／有償と無償』（立岩・堀田義太郎［2012］）。『生死の語り行い・1——尊厳死法案・抵抗・生命倫理学』（立岩・有馬斉［2012］）。『新印象派のプラグマティズム——労働・衛生・医療』（加藤有希子［2012］）。『フーコーの闘争——〈統治する主体〉の誕生』（箱田徹［2013］）。『障害学のアイデンティティ——日本における障害者運動の歴史から』（堀智久［2014］）。

　私（立岩）はこれらのいくつかで共著者として加わっているが、そうした形とまた別に、天田城介（現在は中央大学教員）が2冊の共編書を出している。既に名前の出た人たちが編者・著者に加わったもので、『差異の繋争点——現代の差別を読み解く』（天田城介・村上潔・北村健太郎編［2012］）、そして『体制の歴史——時代の線を引きなおす』（天田・角崎洋平・櫻井悟史編［2013］）。後に列挙する「センター報告」の編者の多くも大学院の修了者や大学院生が務めている。

　これで50冊ほどになる。このごろの大学院生は、研究職に就きたいなら博士号をとるのは当たり前で、そしてそれを本にしとくぐらいした方がよいという風潮も影響はしているのだろう。また、国・大学・研究科等の出版助成が利用できたことも、最近は（大学→研究科の方は）厳しくなっているのだが、関わってはいる。もうすこし手間をかけた方がよかったと（私は）思うものもあるのだが、急がされるのがこのところの「流れ」になっている。

　そしてそうした処世術とあまり関係なく、とにかく一つ、一冊書きたくて、書かれねばならなくて、書かれたものがある。本書第1章であげられた本にもそんな本があり、第4章でその文章が引かれている利光恵子の本もそんな本だと思う。（私はその著者の名前を、こちらの大学院に来る前から、「優生思想を問うネットワーク」のメンバーの一人として存じあげていた。入学志願者に名前を見つけて驚いた記憶がある。）他にも何冊かそんな本がある。

　本が売れないと言われて久しく、実際そのとおりなのだが、このことはむしろ、その自転車操業的出版業界において、費用の一部負担など一定の条件を満たす本については、利が薄くても部数を少なくしても出版する方向で

対応してくれるという動きにもつながっている。自費出版という手もあるが、その場合には多く、実質的な助言を得ることはない。どうせ本にするなら、人の意見を入れ、そして註や文献をきちんと記載した本にした方がよい。博士論文というものには、面倒な制約もあるが、いちいち証拠・出典をきちんと記載するなど、合理的なところもある。こうした方法を習得するだけでも博士課程で苦労する意義はある。

◆**生存学奨励賞**

　以上はセンターそして研究科という場の「関係者」のものだ。しかしそれに限ったのは、そんな条件でも付さないと、収拾がつかなくなるというだけのことである。どこまでその範囲か、そんなことはどうでもよく、ただやってよいこと、やるべきことがあるし、そのために、人がある濃度で関係したり、文字などが集まる場所が最低一つはあってよい。それだけだと述べた。

　そんな場合に、その名前を「かたった」（語った・騙った）賞というのはどういう位置づけになるのか。あまり深刻には考えず、賞をもらうのはたぶんうれしいことだろうし、少しは本の宣伝にもなるかもしれないし、他方でこちらで（も）やっていることが知られるかもしれないということで、2015年からセンターに「生存学奨励賞」というものを設けることになった。

　その初めての年にその生存学奨励賞に選ばれたのは、磯野真穂の『なぜふつうに食べられないのか──拒食と過食の文化人類学』（磯野［2015］）。

　なにか一つの評価基準で順位をつけるといったことも難しく、審査委員の意見はたいへん見事に分かれ、応募したものの多くは、どれが選ばれても不思議でない情勢であったのだが、その混沌とした状況を収拾すべく、ということもあり、奨励賞に加えて「審査員特別賞」として2冊、戸田美佳子『越境する障害者　アフリカ熱帯林に暮らす障害者の民族誌』（戸田［2015］）、山本由美子『死産児になる──フランスから読み解く「死にゆく胎児」と生命倫理』（山本［2015］）が選ばれた。「生存学　奨励賞」で検索していただくと、各々についての評も読める。私はそれらを読んでみて、ものを書いていくという時にどんな道筋は行き止まりになり、どこならその先があるのか、そのことをまた考えてしまった。そんな気持ちで、総評らしくない総評は私が書

いた。
　この賞、しばらくは続くだろうと思う。第2回の募集がそのうち始まるだろうから、もらえるものはもらおうという人は応募してください。

■2　両方・複数がいて考えられる

◆なおりたい／そのままでいい
　まず、ただ本を年の順に並べたが、序章（p.17）で、人々が一定の数ぽつぽつと集まってきたこと、しかも違う人が集まっていることに意味があると述べた。以下、このことに関わって、さきとあまり重複しないように、書かれたものを並べながら、いくつかその実例をあげていく。数が多くなりすぎるので、博士論文のもとになった論文はほぼすべて略す。また以下に出てくるのはほぼ筆者（立岩）が関わった人たちに限られることをお断りしておく。
　障害がある身体には手をつけず、社会が補えばよいというのが、ごく単純化した障害学の主張だと述べた。ただこれはむしろ少数派の主張であって、だからこそ意義があるのでもあるのだが、いったん驚き、そしてその意義を認めたうえで、やはりなおりたいことはあるし、それは不当なことではないようにも思われる。そう言えば、それはそうだと障害学者も障害者運動家も答えるだろう。例えば病人はなおりたいだろうし、それはもっともだ、しかし私たちは病人ではない、障害者だといったことを言う。しかしその病気と障害はどこがどう異なっているのか。そして近年は——と言ってももう長いこと——専門家の方から「障害受容」を勧められることがある。これももっともであるととにも怪しげでもある（cf. 田島［2009］）。例えばそんなことを考えていくという方向がある。
　最近「生存学」を紹介するインタビューで「全部ひっくるめて考えたときに、治る／治すことはいいことなのだろうか、明日にでも治りたいという人もいれば、ひとまずはこのままでいいやという人もいる——そういうあわいというか境といったものをちゃんと考えましょうというのが「生存学」のスタンスです」といったことを語っているのだが（立岩［2016］）、そういう部分こそおもしろいと思う。それを一人で考えてもよいのだが、実際になおり

たい人たちとそれほとでもない人たちがいるから、その人たちやその人たちが言っていることを調べてみるという手もある。

　例えば、「聾文化」という言葉は一部の人に知られている。その立場からは、聞こえるようになろうとすることはそこから離脱しようという行ないであるともされる。「手話は言語である」という主張は知られている——日本語の語順他をなぞった「シムコム」と呼ばれる種類のものではなく、聾者たちの間で使われる独自の文法他の構造をもつ日本手話がある——が、その日本手話による教育を行なうフリースクール「龍の子学園」の活動が始まりそして「明晴学園」という学校になった経緯、そこで起こったことを調査して論文を書いているクァク・ジョンナンがいる（博士論文は準備中、既発表の論文にクァク［2014］［2015］［2016］）。他方に、クァクと、そして聾者でもある甲斐更紗（センターの研究員を務めた、甲斐［2013］［2015］）と時々極小の勉強会をしてきた田中多賀子は、その息子が人工内耳を初期に使い始めた人でもあり、日本で人工内耳が普及してきた経緯を調べている（田中［2013］）。

　また植村要は、粘膜他を冒される——薬の副反応が主な要因だと言われる——スティーブンス・ジョンソン症候群（SJS）で失明した人なのだが、この同じ障害で視力回復の手術を選んだ人に、その前のこと、決めたときのこと、その後のことを聞いた。そのままで暮らしている人にも聞いた。そして「視力回復手術を受けたスティーブンス・ジョンソン症候群による中途失明者のナラティブにおける「治療」についての障害学的研究——当事者性を活用したインタビュー調査から」（植村［2014］）という長い題の博士論文にした。結局、どちらにもはっきりとは落ち着かないという、当初の彼の感覚とそう違わない話になった。しかしその「どちらとも（簡単には）言えない」ということを説得的に言えれば、それはそれで意味がある。答が出ない条件を一定の精度で示すという論文には存在価値があるということだ。

　またやはり自身が脊髄損傷者でもある坂井めぐみが研究しているのは、脊髄損傷の人たちとその団体とその活動なのだが（坂井［2013］［2014］）、その一つ「日本せきずい基金」は脊髄損傷がなおるようになるための基金である。事故である日突然障害者になるという事情もあり、多くの人はなおることを強く望む。しかしその上で、変な（なおらない、危険な）なおし方を受けい

れるわけにはいかないということはある。そしてなおらない間は、障害者として必要なものを得ようとする。そうしたまずはまっとうと思える動き——というのは、ひたすら治療法を求めだんだん暗くなっていくといった、バランスを欠いている活動、組織もあるということだ——他を追っている。

さらに、さきに近刊を予告した吉野靫——博士論文（吉野［2013］）提出後の、本が出る手前の論文に吉野［2015］——は、「性同一性障害」とそれを巡る医療・制度について書いてきた。手術の技術や前後の対応の拙さが表に出にくいその事情を吉野は明らかにする。さらに、吉野は身体を変えることを否定しないのだが、「きちんと」変えないと戸籍上の性別が移動しないという仕組みを問い、どちらかにすっきり変えるように定めてしまうのはおかしいと主張する。

そしてこの問題・主題は、当然、精神疾患・障害、発達障害にも関わる。補章４の最後でその方面の研究・研究者を紹介する。（関連する拙文にTateiwa［2011］、他に『造反有利』『自閉症連続体の時代』等に関連する記述あり。）

そして注記。この補章２の次の項から、すこし話がややこしくなっているかもしれない。まず飛ばして３（p.203）に進んでもらってもよいかと思う。

◆**語らなくてすむこと・埋没すること**

肯定する／しない、受容する／しないことと関係しながら、自ら（たち）をまた他者（たち）を取り出すこと、自分（たち）とそうでない人（たち）の間に境界線を引くという営みがある。前項最後の吉野の議論が既にそのことに関わるものだった。

一方に「語る」ことをわりあい肯定的に語る人たちがいる。そしてそうして自己を語ることがその自己を固定化してしまうといった指摘を受けると、今度は「語り直し」が言われるなどする。実際そんなことは様々あろうし、あった方がよいこと、それで楽になることもあるだろう。

ただ、そう簡単でないとも思われる。（普通の意味における）身体にも変えられる部分とそうでもない部分、物理的には可能だが、ためらわれる部分もある。すると例えば記憶はどんなものだろう。不如意なものでもある。すく

なくとも自在になるものだとは言えない。

　自分を規定する、差異化する、探す、そうした営みを心理に即して見ていくというやり方もあるだろう。ただ、それを必要とさせたり、促したり、容易にしたり、困難にしたりする要因・条件があったりなかったりする。それは何なのだろう、そこにどんな事情があるのだろうと問うことができる。

　自らを探求し、それが見つからなくとも、探求の営みを続けるということがよいことであるという、なにかしらの信仰が学の伝統にもあるように感じられることがある。それが気になっているのが山口真紀だ。論文に山口[2009][2011]等がある。そして、このことを巡る信仰の違いとでもいったものが現れたのは、アーサー・フランクを招いてのシンポジウムの時のことだった（→生存学研究センター報告5、有馬・天田編[2009]）。通訳の問題もあったのかしれしれないのだが、山口の「語らずにすむ世界に」という主張は、なかなか通じにくいようであった。

　山口の主張は、煎じつめれば、よく言われることを単純に裏返しにした主張である。その単純な主張をしたらよいと思う。ただそれ自体は、一言言えばすむことであるかもしれない。その手前で、なぜ語ったり証したりすることが必要とされるのかを問うていくという道がある。

　探し、語ろうとするそのこと自体がよいことであるとされているから、とうのが一つの答だ。そしてその「探求」は、帰属であるとか属性であるとかそんなものを離れたところに「私」を置く、そうした自由な私という方向に行くのがよいという立場からも言われる。

　しかし、それもまた窮屈な営みであるかもしれない。もう一方に、集合性、所属・帰属というものに包まれてある人間という捉え方があって、そこからも、私や私たちの存在のあり方が言われる。第3章1の安部彰の文章をそのようなところから読むこともできる。

　普通に「個人」「主体性」を言い、それに「共同性」が対置され、さらに双方を越えた「ポスト」の主張がある。個性そして／あるいは集合性の主張は外圧に抗する場合に強くなる傾向はあるだろう。それは抵抗の拠点となる。そのことはわかった上で、その危うさが言われてきた。石田の文章（第2章2）もそんなことに関わるのだが、線引きし、規定し、意味づけることによ

って分断を作り出し、支配や従属を作り出し、統治を維持することが指摘された。そんなことがあるのも事実そのとおりで、取り下げる必要はない。アイデンティティなどを平和に語っている領域と異なり、そんなに素朴でない（と自らを思う）学の流れは、おおむね「脱」を志向するものになる。これは、「思想」が自働的に進んで行ってしまう道筋であるかもしれない。そうした議論の布置を追っていくという研究も、あまりここではなされていないが、あることはある。ただ、図式そのものはほぼ固定しているようにも見える（cf. 立岩［2004:chap.6］「世界にあるものの配置」）。

　あえてもっと普通に考えてもよいかもしれない。例えば適度な愛国心などは人を幸福にする。私ではないが私たちのなかの誰かがよいことをすると、それは私にとって誇らしいということはある。他方、負けても——真面目に没入してしまいひどく傷まって自分自身も危うくする人もいるのだが——自分自身が負けた時ほどには気にしないですむということもあるかもしれない。横浜ファンのような人たちがいて、勝てばうれしいが、負けてもそれなりに愛し続ける。これはなかなか得な処世術かもしれない。

　加えておくと、このように考えていくことは、帰属といったもののよさ、「神聖さ」を脱色する方向にも作用しうる。どんな時に、どんな事情で、人は何かに入れ込んだり脱したりしようとするのかと問うてみてもよい。

◆ **しかし取り出され・証すことを求められる**

　こうして私たちは、私は私であると思ったり言ったり、運んだりすることがある。そして、名指すこと、示すことにまつわるもっと「現実的」な事情がある。人々・社会の対処を求めるために、みずからがそうして対処されるべき対象であることを証さねばならず、そして認めてほしいのに認められないということがある。また他人たちが人々のある範囲を囲い込むことがある。そして両者は時に別のことではない。

　大野真由子は、研究者としては自らが「複合性局所疼痛症候群（CRPS）」の人であることを言わずに論文を書いたが、始終とても強い身体の痛みととも生きることになる——前々項の続きで言えば、そのままでいればよい、とはとても言えそうにない——その病そして／あるいは障害を有する本人だっ

た。大野は痛みに関わる種々の困難を記録し、それが社会的支援の対象にならないことの問題を取り出し、博士論文「複合性局所疼痛症候群患者の支援に関する一考察──「認められない」病いの現状と課題」（大野［2012］）を書き、その後、韓国での「障害学国際セミナー2012」で「慢性疼痛と「障害」認定をめぐる課題」を報告し、それは大野［2013］になった。

　自分が支援の対象であることを示さねばならないこと、しかもただ自分が語ったのでは信用されず、「客観的」な証拠を求められ、そしてそれがないとされる。「難病」に認定されず、制度が使えない。問題はこんな具合になっている。それに対して、たしかに足がないとか手がないとかいうレベルではないが、その痛みと生活上の障害とを示す方法・基準があるのだと返す手もある。それは現実的な対応だろう。その際、実際に障害と認めている事例があると心強いし、役に立つ。大野は、専門家の協力も得てそうした主張を行ない、一定の政策的対応がとられている韓国や米国の事情やそこの患者会について調べて報告した。

　ただ、まずは考えるだけなら、本人の申告だけでかまわないのではないかといった、もっと極端な立場を取ることができるかもしれない。つまり、支給するためには測れないとならないと言われるのに対して、ほんとうにそうかと正面から問うてみるという手もある（cf. 立岩・堀田［2012: 32ff.］）。

　ただ、大野は2014年3月にクモ膜下出血で急逝し、議論を続けることはできなかった。その死を皆が悼んだ。だが大野が書いたものは残り、HPでそれを見た人たちから時々連絡をいただくことがある。それは日本でも患者会を作れないかと考えている人によるものであったりする。さきに述べたこと、構造的に不利な立場にいる本人たちにせめて情報ぐらい提供すること、切れている回路を繋ぐことを手伝うという仕事の一端を、大学という、知に関わって恒常的に存在する組織が担う可能性が現にないわけではないことを思う。

　わかること、わからせることは必要か。何も問わない、言わなくてすむという状態をすくなくとも思考する際の一つの極として立てることによって、こんなことを考えることができる。なぜどんな場合に、知ったり測ったり区別したりすることが必要なのかという問いが立つ。

イム・ドクヨン（林徳栄）は韓国のホームレスを巡る歴史を辿った優れた博士論文「「韓国におけるホームレス歴史研究――政策カテゴリーとしての「浮浪児・人」から「露宿人等」まで」（イム［2015］）を書いた（その後イム［2016］）。それが大野真由子のCRPSの研究とどんな関係があると思うだろう。ただ、この二つを並べて見い出せるものはある。イムは、戦後の各時期にどんな人たちがホームレスになりやすかったのかというその経緯とともに、為政者の側がその時々にどんな人を取り締まり～保護の対象にしてきたかを追って、それぞれの時になされたことを記していった。そうして取り締まられた人たちは、たしかに他人たちから取り締まりの対象にされたのだが、包摂と排除はときに別々のことではない。日本のことを振り返ってもそうだ。ハンセン病や結核の人たちが取り出され、取り締まられた。そして、取り締まられた後、閉じられた環境の中での生活を営むことになった。むろんその人たちはその処遇に反発し組織的な運動を起こしたが、例えば結核療養者のベッドに空きが多くなり、それを廃止しようという時には、それに対する入所者の反対運動が起こった。なにかであること、あることを示すことは、排除とともに救済を意味することがあり、この二つは時に別々のことではない。そこをどうしたらよいのか、どう考えたらよいのか。
　身体に痛みをもたらす病・障害とホームレスという一定しない範疇。独立した事象のように見える双方に関わることがある。複数のものがあることによって同じ問いがあることに気づく。そのことが次を考えさせることになる。

◆わけを知る、ことがもたらすこと

　以上は人のある状態に対して、社会が何かをする、本人が社会に何かをすることを求めるそんな場面に、その人が何であるか、何であるとされるかが関わってくるということだ。わかることが求められるもう一つは、原因を発見したり、特定したりすること、そのことによって本人の責任を問うたり、その原因に介入し手を打つことによって、問題を解決しようといった営みのなかにある。
　その営みの全体を否定することはまったくできないだろう。原因が究明され、それで（実際には原因がわからないままということも多いのだが）対処策

がとられる。原因の究明・発見が有効・有益なことはいくらもある。そして原因がわかることは、ときに本人の免責にもつながることがある。また刑事的には免責されるとともに、強制処遇・強制医療の対象とされることにもなる。罪と罰、責任と免責を巡るこの大きな問題については、本書でも第3章3でその文章が引かれた櫻井悟史や、犯罪被害者の救済という流れの形成・変遷を追った大谷通高の博士論文（大谷［2014］）があるにもかかわらず、これ以上ふれられない。ただ、その刑罰・行刑や犯罪（の「二次被害」からの救済）の歴史・現在を研究しようという人たちと、精神疾患によるとされる犯罪・再犯の可能性に依拠する司法的・医療的介入について考える人がいる（p.229）。やはり、両者いて、そこから見えてくるものがあるしれない。そんな場がなかなかない。法学が対応すればよいだろうか。しかしその学はもっと縁取りがしっかりした折り目の正しい学問であるために、なかなか難しいかもしれない。

　そして、この原因をあげ、その知見に基づいて介入することは単純な営みのようだが、実際に、そこそこ複雑なことも起こす。社会科学者は社会に問題・原因を見出すのが好みだが、それで問題が社会の問題となり、個人が実質的に免責されるかといえば、そうなるとも限らない。（このことに関わる拙著としては『自閉症連続体の時代』。）

　それを本書でコラムを書いている（p.111）藤原信行が示している。その博士論文は「日常生活世界における自殺動機付与活動の知識社会学──自死遺族らによる動機付与のポリティクスと常識知／専門知」（藤原［2010］）──その後の論文に『生存学』3（特集「精神」）所収の藤原［2011］の他［2012a］［2012b］。

　自殺の原因がうつ病であるとされ、病気であるとされ、その病気の原因は例えば過労に人を追い込む社会にあるとされる。それが間違いだというのではない。そしてそれは、そのまま受け取れば、本人の責任も家族の責任も解除するものである。しかし、健康を管理する、すくなくとも気遣うのは家族だとなると、その兆候を見逃したのは家族だということにもなる。また、社会に問題があるといっても、社会はすぐには直りようがないないので、自分が医者やカウンセラーにかかって気をつけたり、家族が気をつけさせたりと

いうことになる。だから必ずしも免責にはつながらない。自殺した人の遺族にインタビューを何年も続けるという調査ができていること自体すごいことだと思われるのだが、そこで明らかにされたことの一つがこのことだ。

　また本（田中［2014］）になった田中慶子の博士論文は家電店で携帯電話のセールスをするコンパニオンの話なのだが、その前年に書いた所謂「電通過労死事件」を追い分析した論文（田中［2013］）でもこのことが確認される。この裁判で初めて、過労がうつ病をもたらし、それが自殺の原因だとされた。たしかに企業の責任はここで認められた。しかしその後にできあがった構図は上述のものだった。

　示そうとする人、仕方なく示さねばならないと思う人、それが億劫だと思う人がいる。示すことが意図と異なる効果を生じさせること、それで迷惑を被る人がいること。ここでも、複数性と、一見意外にも見える繋がりがあることによって、自らの研究主題における、わかること、示すことの位置を考えていけることがある。

◆孤立が悪いわけではないが、そうもいかない時
　そして次に、同じものあるいは異質なものが交わることについて。「セルフヘルプ・グループ」についての研究は後出の白田幸治のもの以外まだ意外にここにはないから、後者について。

　まず、異質な他者との交流といったものはたいがいよきものとして語られるのだが、それはよいのか、必要なのか。

　趣味が違うのなら別々に暮らしていくというのは一つのあり方ではある。「孤立」はなにか否定的に捉えられることがあるが、そう決めてかかることはない。孤立主義はあらかじめ否定されるようなものではない。片山知哉が「ナショナリズム」を言うのにもそんなところがある（p.225、片山［2014］）。仲良くすることがあらかじめよいことにされているが、つきあわないというやり方もあるということだ。そうした欲望も、ときにはその権利も認めた上でどう考えるのかということだろうと思う。分離主義も──それはどこにいる人が言うのか行なうのかで、例えば追い出したい人たちが言うのかそうでないのかで、まったくその意味が違ってくるのだが──ありうる。

ただ、実際には接触してしまう。それは望まれるからであることもあるし、生活のため仕方なくということもある。そのときにどうするか。例えば言葉が異なるときにどう考えるか。
　言語や、行動の様式は、身体そのものではないとしても、身体に付着しているものであり、すくなくとも完全に自由になるものではない。そんな意味で物質的なものである。その自分（たち）のものが、別の方式・様式でやっている多数派との間でうまくいかないといった場合がある。
　まず、普通の技術で、また日々進歩している技術でかなりのことができる場合はある。視覚障害のある大学院生が複数いたこともあって作られ、センター報告として刊行された青木慎太郎編［2009］、作った2000部がなくなって増補して出した［2010］にその方法がまとめられている。また博士論文が本（韓［2012］）になった韓星民（ハン・スンミン）の仕事もそんな方向の仕事だ。韓は韓国からやって来てもう日本での生活の方が長い人で、弱視の人だ。視覚障害の人のための機器を開発し販売する会社に勤め、博士論文を書き本を出した後、現在は日本の大学の教員をしている。そして堀田［2012］（第4章1）もそうした技術の開発・変遷についての報告である。
　視覚障害などの場合になされてるのは、基本的には逐語的に字を点字にする、音声にするといったことだ。音声が出ない人がPCを使う場合も基本的には変わらない。ただそれだけですまない場合、すくなくともそのように思える場合がある。普通に上手な翻訳者・通訳者がいれば、あるいは機械・ソフトがあればそれでみなうまくゆくとは限らない。
　飯田奈美子は戦後中国で長く暮らした帰国者などの通訳の仕事に携わってきた。「コミニュティ通訳」と呼ばれる。役所での手続きや病院での診療などの場面で働く。一般に通訳は無色透明・中立の存在でありまたあるべきだとされる。しかしそれがこうした場面で通用するか、あるいは通用させるべきか。通訳は二者の間に入るのだが、その二者が対等でない場合がある。通訳者が透明で中立であろうとするとかえってその対等でない関係が維持されたり、拡大したりするかもしれない。ではどうしたらよいのか。通訳者と別に不利な人の側に立つ人がいればよいというのが一つの答ではある。しかし現実にそんなことがいつも可能なのか。また別の人である必要があるのかと

いう問いもある。現にどうなっているか、どんな問題が生じているかを調べ、どうしたらよいかを考えることになる。飯田［2010］［2012］［2014］等で考え、博士論文にまとめようとしている。また訳書（Hale［2007=2014］）がある。「翻訳学」について佐藤＝ロスベアグ・渡部編［2010］がある。

　そして天畠大輔が考えているのも、ただの逐語通訳ではうまくないという場面だという意味では共通するところがある（天畠・黒田［2014］）。彼は、詳細は省くが、世界で一番障害の重い大学院生かもしれない。通訳者が「あかさたな」と唱え、本人が身体をおおざっぱに動かして例えば「さ行」を指示し、「さしすせそ」と唱える間に同じことをして例えば「す」を確定する。そんなわけで言葉の発信にひどく時間がかかる。それを一字一字拾っていくと手間がかかる。そこで「先読み」できる通訳者がいるとよいということになる。とすると、発話者の「主体性」というのはどれほどのものになるのか。例えば――というのは、視覚障害があって身体が細かに動かない天畠の問題は発話の速度の問題だけではないと私には思えるからだ――そんなことを天畠は考えている。そして飯田が考えているものと天畠が考えていることと共通するところもあるが違うところもあるはずだ。どこが違うのかを考えることは、自分が何を考えるかをわかるために有益なことがある。

　そして、補助技術に関わる費用の問題、通訳等交信を可能にするための手間・負担の問題がある。「障害」が固定されたものであるとするなら、そのことに関わって生じている不利についての費用が社会的に負担されるべきであると主張するのはまず理屈としては素直に言えるだろう。ただ、それはそれとして、実際のところはどうなのかを見ておく必要はある→第3章2。

　かつて西川長夫――西川は研究科開設時からの教員で、退任後、2013年に亡くなった――は多文化主義など言うだけならいくらでも言えると、しかしまじめに実際にやるとなったら違うことを述べた。「文化はあいまいな概念であるから、多文化主義を唱えることは容易である。それはたいして我身にかかってこない。だがひとたび多文化主義の必然的な帰結である多言語主義が導入されれば、事態は急変する。多文化主義を受けいれながら多言語主義を拒否する理由の説明は、いままで私の知りえた限りでは、経済的効率のみである。それは妥協によって成立つ現実政治の観点からは説得的な理由

である。では、文化的多様性を認め、それぞれの文化的自立と共存を積極的に推し進めようとする多文化主義は、経済的な効率によって左右されるような性質のものであろうか。そこには論理的あいまいさが残されており、その理論的なあいまいさにあえて立ち入ろうとしない姿勢がうかがわれるのである。」（西川［1997: 17］）

「母語」と異なる多数派の言葉を習得（すること／させること）がまったく不可能とも言えない場合がある。見えない人に墨字は明らかに無理だが、他方には習得が可能な場合もある。私たちは「同化主義」というものがそう単純に否定されないものであることも踏まえておく必要がある。その主義者たちは、多数派の様式を取り入れた方が有利に楽に暮らしていくことができると述べる。それはまるきり非現実的なことというわけではない。実際（かなり）うまくいくこともある。それでも同化主義を受け入れない、受け入れられないとすればそれはどうしてか。こんな問いがある。（拙稿に「多言語問題覚書」がある。改稿の上、どこかに収録する。）

後でもすこし紹介するが、梁陽日（ヤン・ヤンイル）は大阪の民族学級について書いている。そこには、政治的な種々の対立が絡み、たいへん複雑で厄介なことが起こった。その複雑怪奇さとともに、弾圧された、にもかかわらずがんばって維持してきた。それが書ければまったくよい、それを十全に書くことが十分な学的達成になると私は考える。そのことを後でも述べる。梁の論文に同化主義を巡る理論的議論がある必要はない。しかし読み手としては、この問いの存在はわかっていて、それで梁の研究成果をどのように読むかと考える、そのような読み方があるということである。

さらに、差異が気にされる場とされない場とがあるという、これも考えてみればごく当たり前のことを考えてみてもよい。例えば、仕事さえできればよいという場では、それ以外のものは気にされないはずである。市場ではそんなことが起こりやすい。工程・販売の過程がいろいろに分かれていて商品の背後にいる人が見えない、見えなくてよい場合もある。ならばその人の（仕事の遂行能力以外の）属性は気にされないはずだ。

ただ、杉原努の博士論文（杉原［2010］）にも出てくる米国的障害者差別禁止法は、「当該の職務に本質的である能力以外のもの」で差別することを

「禁ずる」という仕組みのものだが、気にされないなら禁止される必要もないではないか。そんな疑問も生じるかもしれない。それに対する答はとりあえずは簡単で、例えば車いす対応の職場にするとか、費用が余計にかかる人は避けられてしまうというものだ。そこでそうして避けることを禁じ、費用を雇い主にもたせるというのが一つの案になる。しかしそれでうまくいくか。他に（も）手はないかと問いは続く。

　そうすると、ずいぶんのことが言われてきたはずの差別という事象・問題についてもまだ考えてよいことがあることがわかる。そして、とにかく社会は一様に構成されてはいない。いくつもの領域がある。そのことを考えにいれて考える必要もある。すると、社会が分かれているその分かれ方に応じて学問が分かれているというのは、便利そうでかえって不都合であることがわかる。経済学の中で差別を考えるより、差別を考える時、あるいは差別されずに生きることを考える時に、経済学を（経済学も）使った方がよさそうだ。

　以上、何種類か、一見関係がなさそうに見えても、考えていくと関係があること、そのことに気づくことによって、自らの主題をさらに深め展開させていける場合があることを述べた。次に、一定の数の「業績」が集まって、それによって何かが言えるということがある。次節でその例をあげる。

■3　穴があいているので埋める・塊を作る

◆ケア場

　「ケア」は、とくに近年、例外的に研究が様々あった領域だった。だからそこは他にすっかりまかせておいてよかった数少ない部分だろうとも思える。ところが実際にはそんなことはまったくなかった。

　まず、ときに生ずる人的関係の極度の困難さを、その困難さに見合う濃度において書くことがなされてこなかった。『こんな夜更けにバナナかよ』（渡辺一史［2003］）は名著で、すこしばかり論文ぽい外装を施せば十分に博士論文にもなる本だが——というか、このごろ量産される博士論文の多くよりずっと優れている「ノンフィクション」本はとてもたくさんある——そこに出てくる、なかなかやっかいな人物である鹿野靖明（筋ジストロフィー）よ

り、筋萎縮性側索硬化症（ALS）の中ある人たちの一時期、とくに急な進行期の人とはとてもやっかいな、こじれた関係ができることがある。それを諸般の事情で研究という以前に体験することになってしまった人たちがいて、『生存学』創刊号（→本書 pp.232-233）に 1 ～ 4 の続きものとして載ったのは、そこに巻き込まれた人たちの文章である。

　その後、長谷川唯はこの主題で博士論文「重度障害者の安定した地域生活構築のために──ALS の人の独居生活支援活動を通して」（長谷川［2012］）を書いて、いましばらくは日本学術振興会特別研究員。この研究科としては異色の、建築学の修士号をとって（3 年次＝後期課程に）やってきた山本晋輔も、ALS の人たちの居住空間に関する博士論文「重度身体障害者の居住／住居──家族の支援がない 2 人の ALS の人の支援を通して」（山本［2012］）を書いて、現在は建築事務所で図面を引いているのだが、このごろ福祉関係の建物の設計にも関わっている。このできごとに最も長く深刻に関わり、受傷した西田美紀（看護師、アルバイト先のデイケアで偶々その厄介な人に遭遇することになった）は、その後もその厳しい体験を、それほど直接的なかたちでというわけではく、論文にしてきたが（西田［2010］［2011］［2013］）、ゆえに博士論文にするまでに手間がかかっている（現在は大学病院の難病在宅支援室といったところで働いている）。福祉系の大学務めの酒井美和は ALS 協会の地方紙部の活動に関わったこともある（酒井［2012］）。

　そして、安孝淑（アン・ヒョスク）が ALS の母とともにソウルから日本にやってきた。論文として安［2012］［2015］がある。私と同じ年齢で、学校にもしばしばやってきた母堂は日本で亡くなられ、その研究がその人に還元されることはない。ただこれは日韓（→東アジア）フォーラムを通してわかってきたことでもあるが、韓国の制度には、いくつか日本と似た経緯を辿ってきた部分もあり、また差異もある。そして、両国において（また台湾でも）生きられるようにしようとする力は「欧米」より大きい。相互に知り、比べ、本来は世界中で使えるはずの仕組みを示すことができるはずだ。

　この人たちの、学会報告等も含めればおびただしい数の論文・報告を、まずは読んでほしいと思う。これらで明らかにされるのは、葛藤の深さ、困難の大きさでもあり、それをすっかりなくすことなどどうがんばっても無理そ

うだということだが、同時に、どうにかならないわけではない部分が確実にあるということだ。

　その一つが、制度、とくに介助（介護）に関わる制度と、その制度を作り出し、またあるいは制度外でなされてきた実践を知り、それに与することだ。もう一つが、機能を果たしていない「相談支援」と今は呼ばれるものの機能を働かせることである。

　例えば前者について、ケアマネージャーや役所の担当者やら、知らない人たちにとくに悪意があるわけでなく、単純に、現在では「障害者総合支援法」に規定されている制度、とくにその中で「重度訪問介護事業」と呼ばれているものを知らないし、知らないから伝えないということがある。様々に在宅や訪問が大切だと説いている人たちがわかっていない。個々の人たちはよい人で熱心であったりもする。だが、あるいはよい人たちであるからこそ、その人たちの話をそのまま受けとり、こんなものかと思って、生きていくのは無理だとあきらめてしまう。そしてこの制度は、交渉しないと取れないし、役所が認めても、事業所がその事業を受けないならやはり使えない。

　そんな状況だから、研究は研究として継続しつつ、自分たちで「事業」をやった方がよいのではないかという話はずいぶん前からあったが、例えば日本学術振興会特別研究員というものになると研究専念義務というものが発生し、他の仕事を（基本的に）してならないということになっている等、諸般の事情でまだ実現はしていない。そしてそれはひとまず研究外の活動ということになる。だが、その事業・活動がどのように可能なのか、また現実になされているのかは、研究の課題となる。そしてそうした研究もまたこれまでほぼなされていない。それには幾つか要因があるが、その一つは、事業・事業所の内情が研究者に伝わっていないことだ。事業をしている人たち自身の方がその仕事・事業のことをよく知っている。実際に経営に関わっているから書けることもある。そして、その気になりさえすれば、自分たちのことならいくらも書けるということはある。

　既にNPO法人の理事長であったり、会社社長であったり、事業主として、あるいは働き手として、事業に関わっている、経営している人たちがいる。東京では前出の川口有美子が重度の所謂医療的ケアを必要とする人への介助

者派遣会社「ケアサポートもも」を経営してきた。そして白杉眞が京都市内に自立生活センター（CIL）「スリーピース」を設立して運営している（白杉［2010］［2011］）。辻正宏は神戸市内で介助者派遣等の会社「小鳩」を経営している（辻［2015］）。筋ジストロフィー病棟で非正規で働いている時そこでの処遇がよくないことに憤って研究を始めた伊藤加世子が、いくつか論文も書いた（伊藤［2008］［2010］）ものの、そんな施設から出て暮らせるようにと千葉県で始めた事業があまりに忙しくなって、研究を（いったん）やめたのは残念なことだったが、事業をきちんと行なうことの方が論文など書くよりたぶん大切なのだから、仕方がない。（ただ、代わりに筆者は、伊藤が調べ始めた分野を書くことにはなってしまった。）

　そしてもちろん、経営できていること、経営において有能であることと、ものを書けることは、いつも相伴うものではない。それでも、なかなかに苦労しつつ、書いている人、書き始めている人がいる。その仕事がうまくいけば、知られてよく使われてよい制度がどうしたらもっと普通に使えるようになるか、この仕事をするところが増え普通に経営していけるようになるのか、それがわかるはずだ。そして、そうした事業と例えば訪問看護はどんな具合に仕事を分けたり、いっしょにやったりしていくのか。訪問看護を担うことによって新たに背負うことになった看護師の責任の問題を扱った論文（中西［2016］）から研究を始めた中西京子の研究が寄与するところもあるだろう。

　それはまずは個々の組織についての研究となる。大きなお金を誰か教員がとってこないかぎり大がかりな調査は困難だ。そんなタイプの研究をする教員は今のところいない。ただ米国の大学院に長くいた小谷千明が、その国の組織、そして日本の組織（全国自立生活センター協議会＝JIL）との協力関係のもとに多くの組織を対象とする調査を行なってきていて、その結果を使うことができる——そのデータを用いた北京での報告として Kotani［2015］）。こうした多様な人たちが同じ組織に所属しなければならないということは、もちろんまったくないのだが、その場やそこにいる教員他の人が間をつないで生産力を上げることができることもある。

　なぜないのか、どうすればあるようになるのか。また、あるにはあるものがなぜ届かないのか、知らされないのか。金野大の本業は公務員だが、所謂

医療的ケアを必要とする子がおり、そんなこともあって、そうした子たちが在宅で暮らせるための条件について調べようと研究を始めた。子が退院する時から何か役立つことを聞いたという記憶がなく、病院経由では使えるものもたいしてなく、それ以前に使えるものについて知ることも難しいことを感じて暮らしてきた。NICU（新生児集中治療管理室）からの早期離床、病院からの早期退院という方針は既定のものになりつつ、その後のことはほぼ気にかけられないということになった要因を探ろうと、まず、NICU が一杯でたらいまわしにされた妊婦が亡くなってしまったという事件（2008 年）の後に立ち上げられた国の会議で何が問題とされたか（されなかったのか）を調べて論文にした（金野［2015］）。

　とりわけ子どものことは、法律的にも面倒な複雑なことになっている。子ども用の法律（児童福祉法）が基本とされるとともに、医療が関わり福祉が関わり、家庭が関わり、施設や保育園や学校が関わって、その全体を把握し説明できる人はほとんどいないといった状態だ。それを集めて整理して知らせるのは研究者の義務ではないと思う。しかし他でなされていない。仕方がないから、人と時間をかけて集めていく必要がある。

　そしてそこここに穴があいているのには理由があり、事情がある。それは序章でも述べたことに関わる。業界の人たちが自分たちの領分外のものを避けてきた、あるいはその取り分を巡って綱引きをしたり、あるいは譲り合いをしてきた、その経緯がある——その一端について『現代思想』での連載に記すことにした。所謂「医療的ケア」を巡る綱引きが長く続いて、実際には遅くとも 1980 年代にはなされていた（家族でない）介助者による痰の吸引等はすべきでないことと否定された、という以前にその事実自体が記されないといったことが起こった。また、「ソーシャルワーク」という言葉が廃れ気味になった間に用語として使われるようになった「相談支援」が機能してないことにも理由・事情がある。その事情は、この補章の終わりに出てくる萩原浩史の仕事からも知らされるし、私もそれですこし勉強して『精神病院体制の終わり』に書いた。あいている所以がわかれば自動的にそこが埋まるわけではない。ただ、それでも知っておく意味はあるということだ。

　そしてここでは、一つひとつの機器・技術がどのように、誰に、使われる

ようになり、使われなくなっているのか、そのことを巡って何が言われてきたのか、診療報酬等、制度がどのように変わってきているのかを、いちいち、細かに見ていかねばならない。胃ろう（PEG）を巡って、仲口［2013］、杉島［2015a］［2015b］──著者はいずれも看護学の研究者・教員──があるが、こうした研究がさらになされ、拡大される必要がある。

◆政策系

　それにしても、普通に社会保障だとか社会福祉だとか言われている領域は、社会政策学とか社会福祉学がやってくれている、はずである。かつてあまり研究者の層がなかった社会学でもこの種の領域の研究者が一定でてきている。よいことだと思う。それでも、すこし混んできたかなというぐらいではないだろうか。まだやっておいてよいことはたくさんあって、大学の教員用人材は過剰なのだが、研究している研究者は足りないといった具合だ。

　政府系の、審議会であるとかそんなものに名を連ねているような人が、これはわずかな数だが、おり、そこで決まったことを短くして伝えるといった仕事をしている人たちがいる。もちろんそれはそれで大切な仕事で、それが専業の人がいてもいっこうにかまわないのだが、他にもすることはある。他方に現在の動向に対する反対・批判勢力ももちろんいる。その人たちも必要だ。ただ、今はその批判の「型」もそうきちんとは伝承されていない面もありながら、それでも大方決まった筋で言われる。

　その型はいったん置いておいて、もっと言われてよいこと、その手前で調べられてよいことがある。そして、看板を立ててまわるのが私たちの仕事ではないのだから、それらをすることを社会福祉学だと言っても、福祉社会学だと言ってもよい。実際そんなところで仕事をしている人たちが多数いる。ただ、序章に述べたことを繰り返せば、人と人に差がないなら差をめぐってなにかする必要もない。だから「分配的正義」の問題を考えることは、最初からこの生存学なる企みの本体の重要な部分である。

　それは、大きくは「所得保障」と「社会サービス」という具合に分けられることがある。これがどのような理由で分けられるのかという理論的な問題もあって、それについて述べたこともあるが、それはここでは略し、ま

ず、前者の一部をなす年金、そのなかの障害基礎年金について。政策の本流からも少し離れ、そして定形的な批判からもこぼれる部分がいくらかあって、そしてそれが、ある人たちの生活にとってはそれなりに大きな部分を占めているということがある。障害基礎年金は1985年に始まったのだが、その時に生きてはいた者から見ても、なんとなくできてしまったという印象がある。これは厚生省のある部分と障害者運動のある部分がそのころ接触をもったというが一因ではあるらしいのだが、それだけとも考えられない。それを調べるといった仕事がある。高阪悌雄がそうしたところを追っている（高阪［2015］［2016］）。私たちが1980年代に行った厚労官僚（故人）へのインタビュー記録も使ってもらった。社会に起こっていることのたいがいはそうだが、結局どの要因がどれだけ作用しているかを特定することはできないだろう。それにしてもやっておけるところまでやっておく仕事はできる。

　そしてとくに公的扶助・生活保護は、本来は「王道」の主題のはずである。だがしばらくこの主題は社会福祉学のなかでもあまり流行らなかった。それが今般の（といってももう随分長い）社会状況のために盛んになってきた。貧困が当たり前のこの状況自体はよからぬことだが、研究は出てきている。だからここでは、どこを掘っても何を書いても新しいということにはならない。ただ、なされてよいことがなされていないところはある。この領域にかぎらず、全般に言えることとして、新しいことについての研究がなされていない。それはいくらかは当たり前でもある。近年のことについて、それより以前に研究のあるはずがない。しかしまだ新しいうちに取り上げて分析を加えておくことは、次の手を考えるためにも必要なことだ。そして、これもやはりこの領域に限らないのだが精度を上げることだ。この十年ほどの間に何が変わったか、どこが変わったのか。まだこれからだが、そんな仕事を続けていけば、まっとうなことが言えるはずだと思う。

　三輪芳子は（後期課程への）入学前、既に著書『生活保護リアル』（三輪［2013］）のあった人だが、論文を書くのとはそれとは違う。かと言えば、基本的な違いはないと私は思う。審議会に通いつめるなど政策決定や支給・受給の現場をよく知っていることは、非常に有利に作用する。ただ、そこから印象的な事例を示しつつ、ことがらを大きく括るのが、売れる本にすること

であれば、他方で、記述の精度・密度を上げていくという方向がある（三輪［2016］）。たぶんそれは本にしても売れない。しかしやっておいた方がよいことではある。そして、中村亮太はつい数年前の、しかしもうよく覚えていない「バッシング」報道・騒動でまず一つ書いた（中村［2016］）。やはりここでも、一つひとつのことを追って積んでいく仕事をしていく必要がある。

◆理論系

　他方、こうした仕事とまったく地続きだと思うのだが、「理論的」なことをやる人は、とくにこのごろ近くに多くない。より「勉強」ができる人はそういう人たち用の大学院に——本当にそういうものがこの国にあるのかどうか？——行ってしまうということなのかもしれず、残念でさびしいことだが、それを止める理由はなく、仕方のないことであるかもしれない。にもかかわらず、と言うべきか、新しい研究科のなかではわりあい「古手」の院生・修了者たちによっていくかの仕事がなされきた。そして井上彰（政治哲学）といった教員がいる布陣を見ても、ここは実はそんな仕事をするための環境として悪くない、狙い目のはずだ。そして「現場」を整理する道具をもっている人を現場系はほしいかもしれない。他方、現場には理論構築に使えるものはたくさんある。そんな意味でも、両方がいた方が本来は楽しい。加えると、「使える理論」をという前者の期待は、しばしばたいした理論がないためにかなえられないことがあるのに対して、むしろ、素材を使わせてもらうという後者の方が美味しい。だからまず片方でもと、私はそう考えているのだが、まだそのような幸福な関係はあまり生じていないように思う。

　さきにあげたいくつかの共著で仕事をした人がいる。「ベーシックインカム」については齊藤拓の博士論文（齊藤［2009］）が巷にあるときに怪しいものとは異なる水準の達成としてある。いろいろと考えるところはある。ベーシックインカムは現実の社会における所得の格差に対する一つの対応であるが、そのある種の主張をそのままに受け取れば、個別の身体〜必要の差異に対しては一律の給付で対応しようするものだとされることがある。それでよいか。そうではないと、このアイディアの首謀者の一人である人自身が、齊藤が訳したその本（Van Parijs［1995=2009］）で述べている。さてその理屈を

採用してよいか。私はよくないと思ったから、そのことを記したことがある（立岩・齊藤［2010:147ff.］）。そんな理論的な仕事がある。そしてそれは、政治哲学者が身体や身体の差異をどのように扱おうしているか、（そして私の考えでは）失敗しているかを確認する作業でもあり、そしてそれは先に述べたこと、例えば身体の痛みを示さねばならないという要求にどう応えるのかといった問題に直結するのでもある。

　またそのベーシックインカム論者（のある型の人たち）は労働政策を認めない。例えば最低賃金を認めない人たちがいる。所得政策だけでよいとする。そしてその主張はたんに乱暴なだけではなく、それなりの理由がある。では労働政策は否定されるか。そんなことはないと思うなら、そのわけを言うことになる。そして現になされている労働政策はそれでよいか。そんなことを考える仕事がある。さきに名前と書名をあげた橋口昌治の仕事があり、小林勇人の博士論文（小林［2008］）とその後の仕事がある。そうした人たちが今はこちらに多くない。他にいればそれでよいのだが、どうなのだろう。どこででもよいからもっと仕事してくれたらよいのと思う。

◆代行者に権限が行く場合

　差異について、名乗ること、名乗らねばならないこと、このことと保障すること補償することとは大きく関わる。それが気にいらないなら無条件にというのでよいように思われる。しかしそれでは結局差異に対応できないというのが一つの問題だ。このことを述べた。

　その問題が差別への対応の場面で生ずる。その博士論文（矢野［2015］）において矢野亮が丹念に行ったその記述から見えてくるのは、それを巡る争い、問題の難しさでもある。また山本崇記の博士論文（山本［2009］）他の仕事もそのような方向に読んでいくことができる。

　ここまで種々の研究に隙間があいていること、穴があいていることを述べてきたのだが、部落差別に関わる領域については例外的に研究が厚く蓄積されてきた。完全な素人である私に言えることはほとんどない。ただ、前項に述べたことに関係する問題があること、現に生じていることは言える。

　差別を解消しようと言う。すると普通は誰が被差別者かその特定から始ま

ることになる。しかし、部落差別は名指されることにおいて現れてくるようなできごとでもある。すると誰が被差別者だと誰が決めるか。個別に指定することが問題であれば、被差別者側に委託し、そこが代表して受け取り、それを分けるというやり方は合理的な方法ではある。というか他のやり方をなかなか思いつかない。するとそこには権限が生じるし、権益が発生する。それは「取り合い」の世界にもなる。それは好ましくない結果も生じさせうる。その実際のところを知り、ではどのように考えるかという課題がある。

　一つだけのものを記述する。その場において様々な力が働いてる。たんに今まで気づかなかったり、語る人がいなかったり、あるいは作為があり利害が働いて、見えなくなっている部分がある。それで取り出して丹念に記述する。それはそれとして意味がある。それを十分に書けたらそれだけでよいとも思う。しかしそれはただ特殊なことであるのか。そうではないはずだ。少なくともそれだけではないことがある。個別の複雑なできごとをなにかの筋で捉えることもできる。それは実は多く基本的な問題に接合する。事件の記述が、ごく基本的な問題を考えさせることにつながる。いろいろな人の仕事を見ているとそのように感じることがある。

◆ **福祉労働についても**
　あってよい研究がないと言ってきたが、高齢者福祉、その関係の労働についてならいくらでもあるように思える。しかしここでも、現在を歴史的・政治的に見ることが必要で、それが意外なほどなされていない。
　本書では渋谷光美の著書の一部が引かれた（第1章3）。ホームヘルパーの常勤化闘争があった。その苦難の歴史が描かれた。そうした業績があるからこそ、それに加えて、全体を、それもそれほど大仰なことではなく、例えば、まずは1970年代・1980年代あたりからでもかまわない、何が起こってきたのか。いくつかの業績がようやく出ているが、まだすべきことはある。
　教科書の類には自治体の家庭奉仕員派遣事業は長野県で始まったと書いてあるのだが、佐草智久はそれより早い京都他での始まり、その時の様子を明らかにした（佐草［2015a］［2015b］）。それ自体価値のある研究だが、そこで言われているのは、介護される対象が貧窮者に限られていたこととともに、

この事業そのものが戦争未亡人といった貧窮者対策の性格をもっていたということである。そしてこれは公的な施策だが、それと別に家政婦がおり、やがて廃止される病院の付添婦がおり、そうした人たちを供給する会社もあった。そして 80 年代になると、「有償ボランティア」と呼ばれた人たちやその人たちの組織がいっときずいぶんもてはやされた。その人たちの多くは専業主婦で、金と時間がある程度あり、仕事をし、いくらかを受け取った。
　こうした複数の流れがどのように連続し、そして途絶え、現在に至ったのか。まず常勤化を目指したがそれが果たせなかった人たちが、非常勤の仕事としてする人になったという部分もあるが、それは数的には多くない。有償ボランティアができた層が担っているのでもない──とすると、しばらく有償ボランティアが期待されたがあきらめられたということか、それともそうではないのかという問いも立つ。他方、民間の派遣所で働いていた人が移ってきた部分はかなりあるようだ。そして、シングルマザーをしながらシングルマザー研究をしている谷村ひとみは、資格が比較的簡単にとれる仕事として（ちなみにさきに記した介護保険外の制度の場合は、資格なしでもできなくはない）、そして長く続けられる仕事として多くの人がこの業種に就くこと、その職にたどり着くにあたっての経緯を記している（谷村［2013］）。シングルでない人もたくさんいる。そうわりがよくはないが、多く働けばそれで食べていけないことはない仕事、空いている時間を使いいくらかを稼ぐ仕事としている人がいる。一筋縄で行かないことは明らかだが、そこにどんな筋を見出すことができるか。それが佐草（たち）の仕事になるかもしれない。
　私は、この高齢者介護〜介護保険という「本流」の方についての知識はない。「障害者関係」──といっても高齢者も障害者だから介助が必要なのだが──同性による介助を原則とするから男性も多く、学生も含め比較的に若い人たちが多い介助者の世界、その利用者の世界のことをすこし知っている。それと比較対照したときに何かが見えるのか、それもまだわからない。ただ事実として、まず一つ、端的に言えば公務員として派遣されるヘルパーを嫌った人たちを知っている。そして、専門性を言って自らを正当化する、そのものの言い方はそう主張する人自身にとってもよくないと考えてきた。むろんそれは、その仕事に熟練を要する部分があることを否定するものではない。

さらに、公務員であること、常勤公務員であることを否定することにもならない——実際、一九七〇年代から八〇年代、公務員ヘルパーを批判した人たちにも公務員化を支持した人たちはいる、そのぐらいには事態は複雑だ。介助（介護）者の労働条件をよくすることについて異議がない。それは言うだけならいくらでも言えることだが、だから言うことにして、言ってきた。介助者・ヘルパーの労働運動の再建あるいは開始の動きもあって、それも必要だと思う。その上で、どのようにその職とその条件を肯定するかである。
　それをこの業界・学界にまかせると多く「専門性」の話に収斂させられる。それに対して別のことを言うことができるし、別のことを言うべきだと思う。そのように口をはさむことができる。

■4　言葉にしていくこと

◆日常を言葉にする＆言葉でない世界を言葉にするのは難しい、が

　三野宏治が仕事をしていたのは精神障害者の作業所だった。それを題材に別の研究科で修士論文を書いた。ただ、このぐらいまでだとなんとなく想像できる。もっとやりよう、工夫のしようはあったかもしれないが、まずはあまり思いつかなかった。それで、自分がそこでスタッフとして働いているという以外に、なぜ作業所が気になったのかを考えることになった。だいぶ苦労することになったのだが、なんとかなった。次節で述べる。
　そういう「普通の世界」は書かないほうがよいということではまったくない。うまく書ければ、それがいちばんかっこがよいのである。渡辺克典が共編者となっている本（中河・渡辺編［2015］）が出ているゴッフマンという人はそんな人であったかもしれない。ただ、それは「芸」でもある。自分でやってみてどうもおもしろくないなら、いちど引いてみて、違うところを掘ってみるという手がある、あるいは掘ってみるしかないということになる。
　他方、日常というのとは違う、むしろ逆向きの営みであることも多々あるのだが、これまでのところ、一つ難しかったと思うのが、幾人かの人が取り組もうとしてきた「アート的な営み」だ。おもしろいと思ったからそれを主題にしようというのだろう。そして、言葉のない世界、すくなくとも言語化

しにくいところがあって、むしろそのことに意味のあるような実践ををうまく書ける人はいるのだろうと思う。ただなかなかに難しいということはある。実際、つまらないと私には思える論文、学位論文もある。

　だが私にはたいがい対案がない。むろん、美術史のようなやり方で切り取ること書くことは、そこそこの歴史や背景があるものについては可能だろう。しかしいつもそちらに話をもっていく（ことを勧める）というのも芸がないようには思われ、いくらか気がひける。とすると代案がなかなかない。いろいろと考えるのだが、なかなか思いつかないでいる。

　それでも、いくつか思いつくことはある。

　例えば「障害者アート」「アール・ブリュット」——二つは異なる——といったものがあって、例えば前者はいかにも胡散臭いのだが、しかし名前はなんであれ実際にすごいものはあって、そしてそれは障害の有無と関係ない、と言えるかというと、そんなことはない、関係があると思われる。（『生存学』の表紙のいくつかを見てもらってもよい。）胡散臭いことと実際すごいことの間に何があるのか、それは難しそうだが、なんとか書きようがあるような気もする。そしてそこには、教育業界であるとか医療・福祉業界であるとか、いろいろな思惑があってきたことも明らかだ。そこを書くことも、なんとかなるように思える。書いて書けなくはないと思える。

　もう一つ、視覚障害者の触る美術鑑賞というものがあって、実際それを研究の対象にしている人がいる（鹿島［2014］［2016］）。それにもその成り立ちがあるのでまずそれが書けるのだが、それとともに、素朴に、触る人たちは何がおもしろいのだろうと思う。お客はいるのだから、なにかは楽しんでいるのだが、なにを楽しんでいるのだろう。それは調べれば書けそうな気がする。さしあたりそのぐらいのことは思う。

　他の領域・主題についても言えることだが、自分はこれはすごい、と思ったとしても、あるいは思っているからこそ、たいしたことないんじゃないか、という反問、横槍をきちんと、まじめに受け止めるところから書くというやり方がある。あるいは、「そのもの」がなかなか書けないのであれば、それを捉えるだめな捉え方、扱い方をもってきてそれを批判することによって、「そのもの」に近づくというやり方がある。

補章　215

◆一つ見つけてくること

　そんなわけでなかなか苦労することもある。ただ、そんなところを通りこして、なにか一つ見つけること、見つけられることがある。それはときに、集まってしまったことの、偶然と言うしかない部分を含む効果でもある。
　吉田幸恵がまず論文に書いたのは精神障害のある人のホームヘルパーについてのことだった（吉田［2010a］）。それはそれで意味のあるもの、あるものになったかもしれないものだったと思う。どこにそのおもしろさ（難しさ）があるのかについては『ズレてる支援！──知的障害／自閉の人たちの自立生活と重度訪問介護の対象拡大』（寺本他［2015］）という本が参考になるかもしれない。つまり、身体障害の人の介助というと何をするかわりあいはっきりしているのだが、知的障害・発達障害・精神障害となるとどうか。そのように問いを立てると、これはかなりおもしろい。これまで幾度も言及してきた、自ら状態・必要を示す、示さざるをえないとされるという事態をどう考えるかということにも関わる。ただすくなくともその時、吉田自身には、その続きを続ける見通しは立たなかった。
　それからしばらくの時間が経つことになるが、吉田はかなり異なる主題にとりくむことになった。というか、さきの論文と同時期、「黒川温泉宿泊拒否事件」についての論文（吉田［2010b］）は書いていて、既にハンセン病に関心はあった。ただハンセン病療所やそこでの人々の生活については比較的・例外的に研究がある部分で、手を出しにくい。吉田が書く場所を見つけたその時は、偶然のようにやってきた。と今なら舞台裏を言ってよいと思う。センターが韓国の人たちと研究交流を続けきたことは紹介したが、そのなかで、吉田は、韓国からの留学生で研究科の院生の李旭（イ・ウク）の案内で、日本の占領時代にできたソロク島のハンセン病施設を訪れたのだが、その近くに建っている児童施設はじつは李の祖父が設立したもので、そこはハンセン病の病院、そこから出て暮らす場所として与えられた「定着村」というところに暮らす親の子を預かっている施設だった。そこで、李の家族からその施設のこと、そして定着村のことなどを聞くことができた。そこで得られた情報は大きな意味をもった。分量的には博士論文の大きな部分は文献研究によって得られたものだったが、例えば日本占領下での政策や施設の状況につ

いては既に書かれたものがないではなかった。韓国に行って李の家族に教えてもらったところ、調べるきっかけを与えられたところに「はつもの」の部分があった。それで博士論文が書けた（吉田［2015］）。

　そしてその李は日本に来て高齢者施設で働きながら、そこでの「ユニットケア」と呼ばれるものを研究してきた。ただここは例外的に「混んでいる」場所だろう。少なくとも実践報告の類はたくさんある。李はいくつかを書きながら（李［2013a］［2013b］）、その方向でまとめられるかいくらか迷っている間に、しばらくが過ぎた。そして、家庭の事情などあって韓国に戻った李は、その施設を経営する法人の理事長になった。そして、次に会った時、李は主題を変えたいと言った。つまり、自分の祖父が創り、自らも（もと）ハンセン病者の子たちといっしょに育ったその施設について書くことにしたと述べた。それがよい、ということになった。きっと重要な論文が書かれるだろう。そしてこの順番だったから、よかったのでもある。李が主題を変える前に吉田は論文を書いた。順序が逆だったら、吉田が（初めて）書くことは少なくなっただろう。

　一つのことを見つけること、一つのこととして書くこと。これから人についてまた一つの組織について書いたものをいくつか紹介し、いくつかのことを述べる。他に似たようなものもどこかにあるとしても、ただ、まずその一つを書くことだ。梁陽日（ヤン・ヤンイル）は民族学級のことを書いている（梁［2010］［2013］）。それは外側との関係においてもまたその内部においても異なるものがぶつかる場所であり、さきに述べた多文化・多言語問題であるとか同化主義という主題に直接につながるのではある。ただそれは、そのように読むこともできる、そんな関心をもって読むこともできるということであって、書き手がそんなところに立ち入らねばならないということではない。民族学級はいくつかあったとして、梁が書こうとするのは梁がじかに関わった場である。その「一つ」について（初めて）書く人は、そこから別の人が何かを考えるためにも、その一つの全体を示してほしいと思う。

　それは人々の努力の結実したものであってきた。それはそのとおりだ。ただそれと同時に、梁から——書いたものよりむしろ——聞いて感じるのは、とてもたくさんの「へー」という感じだ。梁は、せっかく、偶々、その世界

補章　217

にいてしまった。これはまったく特権的なことで、それは大切にした方がよい。ただそれはその本人にとって当たり前であった空間で、そこを端折ることがときどきある。それは知らない者にとっては困る。まず「様子」がわかること。民族学級として間借りしていたその場所はどのように使われていたのか、あるいは使われてはならなかったのか。「空気感」といった、学術的でない言葉を使ってしまうことがある。それを単発の論文でわからせることは難しい。査読論文に仕立てるのには工夫がいる。しかしそれはなんとかやりくりしつつ、長いものによってその「世界」を書けたらよい。

　尖っている部分、波風の立っている部分を調べる方が、実際には楽だし、楽におもしろい結果を出せるとさきに述べた（p.13）。大きい争いや小さいいざこざがどこでも起こっている。それを無理に丸く収める方が難しいと思うのだが、そんな癖をどこかで身につけてしまっている人がいる。というより、それは人の性質の問題というより、むしろある種の業界・学界の問題だ。何十年もあるいはもっと長くどうにもなっていないことについて、16000字や20000字でなにか「展望」を示せると思うことの方が倒錯しているし、実際にそんなふうに書いてあるものの多くは、空疎である。まずは「ことに即する」ことだ。それでも、一つや二つ、なにかまとめ風に言えることはあるはずだ。そうやって雑誌論文の数を増やしながら——ここに出てくる研究科では査読に通った論文が3本以上あることが博士論文提出の条件になっている——一つについての全体を書いてみようということだ。

　さきに藤原信行の調査がいかにもたいへんそうだと記したが、小宅理沙の博士論文「レイプで妊娠した被害者女性の産む・産まない——インタビュー調査から」（小宅［2010］）は、何年間かに渡るインタビューに基づく。こうして、主題・相手が重いので、丸く収めるといったことがそもそも無理で、きれいにまとめるなといったことをわざわざ言う必要のないこともある。ただ、とくに「臨床系」は前向きであることが求められる。そのこと自体は当然のことであり、そのようなことを言いたいと思うのも当然のことである。言いたいことがあれば言えばよい。だがそのためにも、まずはその世界がどうなっているのかを書き出してみることだと思う。

　谷口俊恵は、あとで（p.224）最後にまとめて紹介する「精神」の関係の研

究者の一人で、大学に務め、ダルクの活動にもかかわりながら薬物依存症者の人たちのことを調べている（谷口［2016］）。それを読むと、薬物の世界に馴染みのない人間には謎なことがたくさん出てくる。薬を「やめられない感じ」は結局は書きようがないものなのかもしれない。しかしそのことの周辺に起こっている様々について、その人はよく知っているのだから、もっともっとその世界を書くことができるはずだ。そうしてたくさん、さんざん書いていって、その果てに、明るいことを言いたいのであれば、言えると思うのであれば、書けばよい。

◆人と人たち

　論文というものに妙な先入観があって、それがものを書くことを妨げることがある。しかし世に論文と呼ばれるものも、すこし広げて考えてみれば様々ある。例えば夏目漱石が松山か熊本かで何をした誰に会ったといったことを（きちんと）書くと文学の論文になる。誰それが京都のどこの美学校でしかじか学んだことを（きちんと）書くと美術史の論文になる。だから、というのはじつは理由を言うことにはなっていないのだが、個人を取り上げて書いていけないわけでなく、それに意義のあることがある。

　「社会福祉事業史」と括れるような領域には人物伝のようなものもある。それはそれで貴重なのだが、それはたいがい偉人の話で、偉人を偉人に描く。偉い人のことを偉いと書くのはもちろん間違っていないのだが、その上で、それだけでなく何を書くかとなると、すこし工夫がいるかもしれない。

　どこから発するのかよくはわからない熱情をもって、人にとりくんでいる人たちがいる。例えば、博士論文の準備をしている田中真美は神谷美恵子という、よく知られており今もその書きものを読むことができる人のことを書いている。この場合には本人の書きものは書店に行けば売っており、その人の伝記的なものもなくはない。だからどうするかということはなる。だから調べたというわけではないのだが、田中はいっとき神谷が医師として通っていた長島愛生園の資料室他に通って、神谷が関係した人のカルテや記録を調べつくすことになった（田中［2013］［2015］）。

　もう一人、こちらは知る人ぞ知る人ということになるが、楠敏雄という人

補章　219

がいた。岸田典子はかつて銀行勤め等をし、現在はNPO法人に関わったりしている全盲の人だが、1970年代以降の障害者運動を率いたやはり盲人であった楠について書こうとしている。博士予備論文として岸田［2013］があり、その研究を続けている。ただやっかいなのは、その対象＝主人公であった楠が2013年に亡くなってしまったことだ。当然それまで、楠の健康に気遣いつつなされたきたインタビューも行なえなくなってしまった。そこでどうするかを考えながら続けていかねばならないことになった。

　楠はものを書くのが仕事であった人ではなく、本人に多くの著作があるわけではない。彼がそのときどきに関わった人や運動、社会状況を織り交ぜながら書いていくことになるだろう。そしてここでも、長いものの一部を単発の論文としても、なかなかその意義を求めてもらいにくいという悩みをかかえながら、やっていくことになる。その困難は、学術雑誌論文というものにある、それ自体にはあまり合理性のない制約である。これは、一つの論文で一つになにか「それらしいこと」を言ってみるといった小さい工夫を重ねて乗り切るしかない。

　ただそんな努力にどれだけの意味があるかどうかはともかく、その人について一つの長いものが書かれる意義はある。というか、意義のある人はいる。その意義は、「天才」というような類の人についてもあるのだろうが——しかしそれはそれで、挿話集はできても、書きにくいように思われる——時代がその人を押し出したり疲弊させたりしたというような人についてある。すると、楠のように亡くなってしまった人については、本人が既にいないから仕方なくということもあるが、その人の周辺に何が起こったかを書き込んでいくというやり方がある。（そこで楠の追悼文集に寄せられた文章を年を追って並べてみたという資料集（立岩編［2014］）をまず一つ作ってみた。）

　そして人の集まりを相手にする人たちがいる。それは組織として存在する場合もあるしそうでもない場合もある。学校の教諭を辞めた後、研究科に入ってきた中村雅也も（途中から）全盲の人だが、中村は視覚障害のある学校の教師たちのことを調べている。そうした教師たちの会もある。上記した楠は日本で普通高校の教師になった最初の人でもあり、その会にも関わり、中村もその関係で生前の楠を知っていたりする。その中村が、そんなつながり

も使いながら、聞き取りをして書いている。

　こういう類の書き物は、長尺になってはじめておもしろさがわかるところがあると述べたが、実際、中村の博士予備論文もそうしたものだった。ただ、投稿論文には制限字数があり、なにかしらの「起承転結」のようなものが求められてしまう。岸田にも言えることだが、それに合わせるためのよけいな──と言ってはいけないのかもしれないが──苦労があって、なかなか苦労はしている。それでも中村［2014］［2015］が査読に通った。

　そのうち書かれるだろう博士論文はその人たちの教員人生をたんたんと綴るといったものになるだろうか。基本それでよいと（私は）思うが、中村のものを読んでいて、そこにはおもしろい論点が幾つかあるとも思った。例えば「介助」とか「支援」といったものをどのようにするのか。「典型的な」身体障害の人の場合には、一人の人に一人がついていて、用のある時に介助するということになる。ただ中村の論文を読むと、そういうやり方より別のやり方がよいことがあることがわかる。つまり、教員たちの仕事にすこし余裕をもたせておくと、例えば採点であるとか、やってほしいことをやってもらう、中学や高校のように教科別になっている場合はその集団の中で、やりくりした方がかえってうまくいくことがあるようだ。そのように書かれるとそうかもしれない、それも不思議なことでないと私たちも思うのだが、書かれないと、実際にその場にいない人にはわからない。そんなことをわからせることは大切なことだと思う。

◆組織・運動

　さきに紹介した、研究科の第一期生で血友病の本人である北村健太郎の本、関西の障害者運動界隈の人とつきあいがあった配偶者（定藤丈弘）の車椅子を押したりしている間にその人たちを知り、そしてその配偶者が亡くなった後研究を始めた定藤邦子の本にも、組織について書かれている部分がある。また堀智久は筑波大学で博士号を得て日本学術振興会特別研究員としてやってきて、センターの研究員も務めた人で、博士論文をもとにしたその著書の中でいくつかの組織を扱っているが、その一つ、「先天性四肢障害児父母の会」の（父母でない本人の）会員でもある。有吉が腎臓病の人の全国組織の

ことを書くことになった事情については p.16 に少し述べた。その有吉・定藤の本の一部が本書に引用されている。そしてこういうものは全部を読んでもらうのがよく、まずそれ以外に言うことはない（その2冊に短い解説のようなものも書かせてもらっている）。ここでは現在進行中の研究について。

　葛城貞三は、自らが「滋賀県難病連絡協議会」の事務局長を長く務めてきて、それと別に収入を得ていた勤務先を定年で退職した後、入学して、自らが活動してきたその組織について書いている（葛城［2009］［2010］［2011］［2015］）。長い歴史があるが、そんなに劇的な変化を経てきたというほどのものではない、そう派手なことをやったわけでない組織について、何を書くか。一つずつの組織について、ともかく記録があってよい、そしてそれは一つずつに一つなのだがそのことにおいて「オリジナル」なものだと割り切れば、たんたんと書けばよいし、実際おおむねそんな論文としてまとめられつつある。

　ただ、その組織は予算規模からしても相談を受けるぐらいの活動で手一杯なのだが、しかし、相談してそれが有益でもそれだけで人は生きていけるわけではない。葛城たちはその活動の中から、そしてこの場で研究がなされたことと関係がなくはないと思う、介助者派遣の事業体を作り出し、活動を始めた。博士論文がその部分にまで至るかは、結局筆者によって決められることになるだろうが、私はいろいろとやってみたあげくの一つの展開のあり方としてその部分も書いてくれたらよいと思って、そのことは伝えた。

　もう一つ、こんどは時期を過去の方に遡っていくと、各地域の難病連の始まりぐあいがわかるもかしれない。葛城によると、1960年代から70年代にかけて社会問題化したスモン病の患者、患者団体が、地域における組織化に役割を果たした、そして京都での運動が滋賀での組織化を促したところもあったということのようだ。国の政策としては、また全国的な動きとしてはスモン病がきっかけになったことは言われているが、地域レベルでどうであったかの研究は進んでいない。わかるところまで書いてくれたらよいと思う。

　そして中嶌清美は、過労死遺族の親の会について研究している（中嶌［2012］）。過労死した人の家族が、家族・遺族として書いたものはあるだろう。また支援している弁護士他が書いたものもある。それらでは実態や裁判について概説がなされ、自分たちが関わった事件についても書かれる。けれ

ど、どんな具合に家族がいっしょになって訴えていったのか、同時その仲間内でどんな話やらしてきたのか、それは想像できるような気もするが、すこしでも具体的に考えてみると、やはり外側の人間にはわからないことがわかる。だから是非書いてほしいと思う。ただ、その会に長くいても、そこに残されている文書の類は少ない。そして、文章を書くにしても、一体となってそして一点に絞るようなかたちで社会に訴えるのが仕事であってきたのだが、それはそれとして、それを分けてすこし外から見ていくのは厄介かもしれない。ただ、とくに裁判に訴えるといった場合、弁護士、労働組合、そして遺族、その各々にも複数の人がいて、どこがどのように引っ張ったり、いっしょにやったりということがどんな具合だったのかと思う。薬害・公害・医療過誤…等において様々な困難があったことは知られているのだが、それを分析したものはあまりない。だから見本になるものもなかなかない、それでとにかく思い出せることをまずは全部書き出してみてといったことしか言えないのではある。そして、中嶌とその主題についてはそうでないとしても、内部にある摩擦といったものに書きにくいところはある。ただ、そうした齟齬・摩擦・軋轢を描くことは、結局は運動も前進させるはずだ。

　以上は皆長く関わってきた人たちだが、とくにそんな長い経歴がなくてという人もいる。八木慎一はアクセル・ホネットという人について博士予備論文を書いたが、そこから後の展開をなかなか思いつけなかった。保育士の資格をとってアルバイトをし、そして病院で子どもの相手をする資格を取り、その仕事に就き、そして今はまた別の職場で介助の仕事をしながら大学院生をしている人で、子どもつながりといえばまずはそれだけなのだが、「人工呼吸器をつけた子の親の会〈バクバクの会〉」について調べることがあって、論文を書いている（八木［2012］［2014］）。それを続けるかもしれないし、これを一部として別の方向に進むかもしれない。ただこの会のことは、誰か書いておいた方がよい。そんなこともと思って、このセンターの企画で公開インタビューをして、それは雑誌に掲載されている（人工呼吸器をつけた子の親の会〈バクバクの会〉［2011-2012］）。その会の準備を仕切ったのも八木だった。

　誤解する人がいるのだが、「わざと」批判的であるべきだとか、中立であるべきだ、といったことを私はまったく思わない。肯定されるべきもの、肯

定したいものは肯定すればよい。なにかを主張したければすればよい。むしろ、そのためにどのように距離をとるか、別の見方ができる可能性を考えることが必要になってくる。その魅力を伝えたいなら、読んで恥ずかしいあるいは白けてしまうものだったら逆効果ということになる。そのことは言う。

そして、一人ひとりが書くのは一つでよい。ただ、その距離感や別様に見る可能性を知るためにも、周りの教員他は、その周辺のことで知っていること、どことどこは喧嘩をしていたずだといったことを、知っている限りで伝える。例えば、1970年前後、今は「難病」という言葉からは連想されにくいスモン病や腎臓病の団体が「難病」者の運動やその組織化に寄与するにあたってはこれこれの事情があったはずだといったことを言う。重症身心身心障害児施設、そこでの看護を中心に研究する窪田好恵から1960年代辺りを教えてもらい（窪田［2014］［2015］）、その関係の親の組織が他とどのように違いまた共通するかを言ってみる。そして、この補章の2で述べたように、他の人の研究と意外なところでつながっているはずだといったことを、考えつく限りで言い、3で述べたように、ここは混んでいるがここはすいているとか、すいているけれど難しそうだがそれでよいか、などと言う。

◆最後に　例：「精神」な人たち

ある数、そして濃度で、別の立場の人たちがいることの意味があると述べた（p.17）。最後にその例をあげる。

精神障害／精神病／精神疾患／精神医療／カウンセリング／相談支援…、その関係の社会運動、政策といったものに関係して研究してきた人たちがいる。さらに、このごろの流行ということなのか、発達障害という自己認識をもったりもしつつ、その方面の研究をしたいという人も多い。大人数がいっしょに動いているということではまったくなく、集合性といったものはほぼなく、在学の時期もずれているから互いに一度も会ったことのない人もかなりいる。それでも、あまり活発ではない関係者のメーリングリストには30人より多い人たちが登録されている。

精神科の看護師は大学の教員4人（大学院在学中にこの職に転職した1人を含む、すべての人に臨床の経験がある）、現在研究所の研究員を務めながらの

人1人で5人。精神科ソーシャルワーカー（PSW、資格名としては精神保健福祉士）かその資格をもっている人が5人、うち在学中に教員になった1人を含め3人が大学教員、そして「現場」で「相談」の仕事をしている人、そして「本人」で資格をとった人。精神科の医師2人。そして「本人」の数は数えられないと述べたが、「病者」の組織に関わってきた人が2人、客員研究員を含めるとさらにもう少しいるといったところ。本人という自覚はないと思うが本人たちやその組織について調べている人が2人、等。

　それでその人たちは何をしているか。まずは『生存学』第3号（2011年）の特集「精神」（→本書 p.235）を読んでいだいたらよい。そこに原稿を書いた10人のうち、吉村夕里はさきに最初に出た本としてあげた本をこの時既に書いていた。入ったときに既に大学の教員だった人だが、その前に長く関西方面で働いてきた人だ。その本の大きな部分を占めるのは臨床の面接の現場におけるやりとりの観察・記述だが、そこには、過去の自分たちのような「ソーシャルワーカー」が、這いまわるようにして働いていた頃のほうが、まだまともに働けてきたのではないか、比べてなぜ今はこんな変なことになっているのだ？という思いがあった。それは手法も違うし、見ている場面も違うけれども、後の萩原の関心と仕事にもつながっている。

　次に、杉原務──彼も入学時に既に大学の福祉系の学部の教員だった──は「作業所」といった場の（参与）観察をしてきた。ただ、そこはおおよそ想像のつく場である──本書に収録された種々の文章も、その域を越え出ているだろうかという読み方で読んでもらってよい。障害者雇用を進めるといってもいくつかやり方があり、各々に長所短所がある。例えば米国の差別禁止法的な方法はどんなもので、どんな具合に紹介され評価されているのか。そうした部分を調べて、障害者雇用を巡る制度的な部分について調べて、それを大きな部分にして博士論文「障害者雇用における合理的配慮──経緯と日本への導入視点」（杉原［2010］）を書いた。それがいったん終わったので、『生存学』3の論文は別の主題で書かれている。

　「児童精神医学」の方面の医師で、おもに発達障害の子どもの臨床に携わってきた片山知哉は、『生存学』3掲載の論文の方向で2013年度に博士論文「所与の選択──こどもの文化選択をめぐる規範理論」（片山［2014］）を書い

た。ろう者やゲイの「ナショナリズム」を肯定しようと主張し、政治哲学方面の議論、多文化主義についての文献を読み解釈しつつ、その根拠を述べている。こういうタイプの論文はここではあまり出ないのだが、重要な提起をしている論文だと思う。（ちなみにこの論文は博士論文としては短い。なんでも長く書けばよいというものではなく、短くてすむ話であれば短い方がよい。ただここで紹介している主題は、長く詳しく書いた方がよいものが多い。）

　そして、とても長く訪問看護も含む精神看護の現場で働いてきて、提出前に大学の看護学部の教員になった阿部あかねが 2014 年度に「精神医療改革運動期の看護者の動向」（阿部［2015］）で博士号を、精神障害者の作業所に務めたりもしてやはり提出前に大学の教員になった三野宏治が同年度「「脱」精神科病院に関する考察」（三野［2015］）で博士号をとっている。まったく、「専門職」養成系の教育研究職が他に比して有利であることは疑い得ぬ事実である。この二人の博士論文は、大きくは『生存学』論文の方向を発展させたものだが、博士論文になるにあたっては苦労した。

　三野は作業所の話を続けても仕方がないと思った（p.214）後、何が気になっているのかと考えた。作業所は「地域移行」の際の地域での「受け皿」ということになっているのだが、そのような発想・仕組みをそのまま受け入れることへの抵抗感があるようだった。それで、実際に出かけて行って調べて『生存学』3 掲載の論文（三野［2011］）に米国経由の「クラブハウス」について書いたのだが、それが「おとしどころ」になるとも思えなかった。その行方はなかなか困難であったのだが、「脱施設」→「地域の受け皿」という「流れ」がどうも気にいらないという現場感をなんとか書いてみて話を通すということで、しまいにはなんとかなった。

　阿部の『生存学』論文も、三野の幾つかの論文も、知らない人にはおもしろいのだが、この業界は精神医療改革を言って騒いだ医師たちが多くの文章を残し本を書いている。とくに精神科の医師にはものを書くのが好きな医師が多いこともあり、狭い業界ではあっても知られていることは知られている。すると書いてないことを書くという論文の宿命的な条件から言ってそのままというわけにはいかない。論文などという以前に、誰かがすでに書いてくれているなら、それを繰り返す必要はない。阿部の場合は、病院の倉庫で捨

られているような資料をさらい、また精神科の看護師の組織「日本精神科看護師協会（日精看）」の機関誌を（これはネットオークションでおとしたと聞いた）を入手し、その組織の動きを追えた。この部分の研究はない。書けるとすれば、同じくこちらの院生でもありその日精看の幹部等を務め、きな臭いところも含めて多くを知っている（関わっている）はずの末安民生（『生存学』8、巻頭特集「看護」の座談会「看護論──この30年をめぐる変容」（篠原他［2015］）で話をしてくれている）だが、大学の開設に関わる責任者のような仕事で超多忙であって、地方の精神病院で働いてきた古い人に話を聞いてまわるという夢を果たせないでいる。

　看護者・看護師たちは（時々入院者に乱暴したり、されたりしながら）おおむね黙って働いてきた。阿部は、わずかに残っている文字資料と70、80代になっている人に話を聞いて論文をまとめた。当初の資格化をめぐる、看護師の既に資格化されていた部分と、そこに入れてもらおうとするが、その際学歴等その条件を緩くしてもらいたい（精神看護の）側との関係が書かれていて（これはこれまで各業界でしばしば起こってきたことだ）、まずおもしろい。そして、その改革・騒乱の時期にたいした動きはなかったというのが阿部の捉え方になる。そしてそれは、職を確保し、専門性を言うのが使命であった組織にとっては当然のことかもしれない。医師たちが、免許を剥奪されるぐらいのことをしなければ、結局なんとかはやっていけるのとは違う。そうしたところを明らかにしておく意味はある。

　そして、『生存学』論文と同じテーマを通している樋澤がそのテーマ、つまり精神科ソーシャルワーカーの組織と「医療観察法」（説明略）との関係を書いている。その組織は当初、医療観察法に反対していた。しかし途中から事実上賛成に転じた。そんなことはいかにもありそうだとは思うが、その「翻身」をはっきりと説明した文章などない。あるはずがないとも言える。その上で、その変化をどのように見るのかということになる。

　こうして数えていくと、この分野に関しては、当初それほど「本人的」ではなかった。自分の職、その「コア」な部分は否定しない、けれども現状を見るとき、そう礼賛的になろうとも思えない。そんな人たちがまず書いてきた。ここはなかなか苦労が多いところだ。例えば阿部も樋澤も吉田おさみ

という人をとりあげている（阿部［2009］、樋澤［2014］、拙著では『造反有理』第5章）。吉田のような思想が入りこんでしまうと普通には論文は書きにくくなるから、けっして勧めないが、書いてしまった。そんなものに接しながら、自分たちの業界のことを書く。そういう倒錯的な営みを文章にする。そこで、担当の教員は3本続けてやっかいなものとつきあうことになる。

　こうした「専門職」の流入は、そのうち峠を越えるものかもしれない。つまりこれからの教員は学位を有していることが前提になって、既に取得している人が多くなれば、学位をとりに来ることはなくなる。それはそれでかまわないが、まだ来る人はいる。来るからには楽しんでほしいと思う。

　今まだいる人では、PSWで大阪で大学の社会福祉学の教員をしつつ、統合失調症他の本人に、小学校から大学まで、学校という場で話をしてもらうという活動を行ってきた栄セツコがいて、その活動についてまとめようとしている（栄［2014］［2015］［2016］）。本人語りは流行っていて、それはけっこうなことだが、その舞台（裏）がどうなっているのかは、ここでも「おもしろい」と言ってしまうが、おもしろいと思う。例えばそこで何を語らないことにしているか。また、体育（館）座りをしている全校生徒を相手に体育館で話すなどというのは、人にもよるだろうが、ひどく滅入ることでもある。それをどのようにやり過ごしているのだろうか、落ち込んだとしてどのように立ち直しているのか、等。

　そしてとくに近年は忙しい教員よりさらに忙しく「現場」で働いている人がいる。萩原浩史は『生存学』3では（障害者が出てくる）ドラマについて書いてみたのだが、結局、本業について書くことになった。つまり大阪で自らが携わっている精神障害者の「相談支援」のたいへんに混みいった、そしてうまく機能していないそのさまについて、書いていくことになった（萩原［2012］［2014］［2015］［2016］）。こういう細かなこと、細かに見えることが大切だと思う。それは偶然のことでなく、むしろ社会の割合大きな部分に関係しているように思える。するとこちらでもいくらかは考えてみようと思う（『精神病院体制の終わり――認知症の時代に』）。

　この間、「職」とは関係のないところから、という人もいくらかずついた。薬を使っている人などは恒常的にいたが、その立場でものを書くという人は

だんだんと、だった。端的に学費が高い、払う金がないという事情があるだろう。何人か、ここは学費が高いので、ということでより安いところへということも幾度かあった。それでも、奨学金やら学資免除やら、そして日本学術振興会の特別研究員などをあてにして、あるいは先のことは考えないでやってくる人がいる。

　松枝亜希子は、当初「うつ」の人たちのセルフヘルプグループの研究をしようかと言っていた。結局、人にじかに会って話を聞くのはあまり得手でなく好きでないことに気づいたといったことがあって——こんなところで無理はしない方がよい——向精神薬の、そして薬全般についての研究に移っていく（松枝［2009］［2010］［2013］）。ここだったら普通に「医療社会学」の業績がありそうだ。だが、理由はよくはわからないのだが、こんなところにも穴があいている。後期課程から入学してくる場合でも、主題は変えた方が楽なら、仕事ができるならその方がよい。中田喜一は『生存学』3に「オンラインセルフヘルプグループ」について書いた。うまくやれば一仕事できたかもしれないが、諸事情あって、辞めることになった。

　セルフヘルプグループについて書くといって書いているのは、白田浩司だ。彼は年齢制限がなくなった後の、最高齢の日本学術振興会特別研究員（DC）かもしれない（白田［2013］［2014］［2015］）。不便を社会が補うという（普通に解される）「社会モデル」が精神病・精神疾患にどれだけ使えるかという問いを立て、限界があるとする——それに私は同意する。そして、補えない部分についてセルフヘルプグループの意義があるとする——そんな気もするが、もうすこしわかりたいと思う。また、そんな地点からは、栄が関わりまた研究しているような、ＰＳＷがうまいこと介在して難しさを緩めて運営されていくような集まりはどう見えるのだろう。

　とくに精神障害者の社会運動の研究には大きな穴があいている。穴があいている理由には様々があるが、この場合には、たぶん「怖い」からだと思う。「精神障害者は怖い」のだ。福祉福祉と言っている分には共に推進し前進しようということになるが、強制入院、強制医療、保安処分、医療観察法…となるとそうもいかない。意見が割れ、ときには血をみるような対立も起こりうる。ただまず本人は、当節は、遠慮なく言える、言ってもすぐには文句は

言われないということがある。「全国「精神病」者集団の結成前後」(桐原・長谷川 [2016])、PSW の世界では有名な、しかし有名であることしか知られていない「Y 問題」について桐原 [2014]、「処遇困難者専門病棟」新設阻止闘争について桐原 [2016]。そして、センターの予算を使って聞き取りを冊子化したものがある（桐原・白田・長谷川編 [2013] [2014]、桐原・長谷川・安原・白田編 [2015]、安原荘一は客員研究員）。センターの企画としても行なわれ、私も聞き手の一人だった、「全国「精神病」者集団」の大野萌子（2013年逝去）・山本眞理へのインタビュー記録もあって、その一部が『現代思想』2014 年 5 月号（特集：精神医療のリアル）に載っている。その完全版を 2016 年中には出版予定。そして作業療法専攻の学部は出たけれども、あるいは出たために、(当面) その仕事に就くことにせず、研究することにした伊東香純が、本人の国際組織（WNUSP）について書くということで、そろそろとその支度をしている（伊東 [2016]）といった具合だ。

　そして、これは近年の流行ということでもあるだろうが、発達障害、自閉症……という自己認識をもつ人としてその関係のことを調べようという人、そういう範疇の学生にどう対したものかと考えている専門学校の教員、等々がいる。その人たちの多くは今勉強中、成果はこれからという感じなので、ここではまだ紹介しない。

　そして教員は、なすべき仕事を代わりにやってもらっていると思える時にはそれを慰めとしながら、客次第でそのときどきを凌いでいくことになる。

　以上、もう様々書いている人だがふれられなかった人も多数いる。これからという人たちのことも含めて書いていったら終わらない。活動の「一端」を示した。自分でも、と本書冒頭に記したが、その感じがいくらか伝わるようにと思い、どんな人がどのように研究に手を染めてきたのかを記した。

　あとはメールマガジン、フェイスブック、等々で、出版物や企画をその都度紹介しているし、これからもしていく。客員研究員になってもらっている人も含めたメーリングリストがある。資料、そしてこの活動を維持していくための資源の提供を常に歓迎している。

初出一覧

第 1 章
有吉玲子『腎臓病と人口透析の現代史——「選択」を強いられる患者たち』2013 年、生活書院

定藤邦子『関西障害者運動の現代史——大阪青い芝の会を中心に』2011 年、生活書院

第 2 章
川口有美子「カフカ、『変身』に見られる家族の自立」2011 年、『生存学』4:114-117

田中壮泰「グレーゴルと女性たち——介護文学としての『変身』」2012 年、『生存学』5: 166-181

石田智恵「「日系人」という生き方、日系人の生き方」2010 年、『生存学』2: 222-237

高橋菜穂子・やまだようこ 「児童養護施設における支援モデルの構成——施設と家庭をむすぶ職員の実践に着目して」2012 年、『質的心理学研究』11:156-175

第 3 章
安部彰『連帯の挨拶——ローティと希望の思想』2011 年、生活書院

坂本徳仁・佐藤浩子・渡邉あい子「手話通訳事業の現状と課題——3 つの自治体調査から」2011 年、『生存学研究センター報告』16:161-168

櫻井悟史『死刑執行人の日本史——歴史社会学からの接近』2011 年、青弓社

第 4 章
堀田義太郎「重度障害者用意思伝達装置の開発・供給と政策について」2012 年、『生存学』5: 88-102

利光惠子「新型出生前検査について考える」2014 年、『生存学』7:1 77-198

横田陽子「戦後日本における環境放射能調査の経緯とその実像——原子力の導入・利用政策との関連で」2014 年、『学術の動向』19-3: 60-63

雑誌『生存学』バックナンバー

　センターのメンバーが買い取ったものを直接お送りすることもできます（定価の2割引き＋送料実費）。とくに、創刊号は書店では買えなくなっていますが、いくらかは残部があります。御注文は tae01303@nifty.ne.jp まで。

■『生存学』Vol.1　2009年2月25日、生活書院、416頁、2,200円＋税

Ⅰ　立岩真也・大谷いづみ・天田城介＋小泉義之・堀田義太郎
　『良い死』『唯の生』『流儀』～時間稼ぎのためにも、歴史を見る～捉え難さ～存在／属性、分配／承認、分配／心配、差異／アイデンティティ～「普通の人」の生存の臨界
Ⅱ　大谷いづみ・天田城介・立岩真也＋小泉義之・堀田義太郎
　生命倫理と死生学の再審へ～決定・線引きの余白で死生学が効くということ～死に惹かれることと死なせること～存在の不安、死への傾斜、死への駆動～承認／分配論争を死をめ　ぐって再演する～命あっての物種？～巻き添え禁止プラス a
Ⅲ　天田城介・大谷いづみ・立岩真也＋小泉義之・堀田義太郎
　〈老い衰えゆくということ〉から～介護の〈しんどさ〉：「感情労働」「燃え尽き」「福祉マインド」「寄り添い」「各種療法」～何に応じて介護労働（者）を分配するのか～どうして介　護の社会化であったのか～〈現在〉の起源／前史はどこにあるのか～再び〈老い衰えゆくこと〉へ～施設／在宅～現在の動向が向かうところ

特集1　生存の臨界
　1　有馬斉　「安楽死を択ぶ自由と差別について」
　2　坂本徳仁　「三途の川の船賃くらいケチんなくたっていいんじゃない？――高齢者医療と終末期医療の経済分析」
　3　藤原信行「自死遺族による死者への自殺動機付与過程の「政治」――意味ある他者の死にたいする自殺動機付与にたいする逡巡のなかで」
　4　橋口昌治　「働くこと、生きること、やりたいこと――「新時代の日本的経営における〈人間の条件〉」
　5　遠藤彰　「多細胞生物体の迷路――死とともに生きること」

特集2　臨界からの生存
　1　堀田義太郎・有馬斉・安部彰・的場和子　「英国レスリー・バーク裁判から学べること――生命・医療倫理の諸原則の再検討」
　2　西田美紀　「独居ALS患者の在宅移行支援（1）――2008年3月～6月」

3　長谷川唯　「独居 ALS 患者の在宅移行支援（2）——2008 年 6 月」
　　4　山本晋輔　「独居 ALS 患者の在宅移行支援（3）——2008 年 7 月」
　　5　堀田義太郎　「独居 ALS 患者の在宅移行支援（4）——課題・要因・解決方策」

特集3　90・00 年代の変動
　　1　堀田義太郎　「介護の社会化と公共性の周辺化」
　　2　安部彰　「ケア倫理批判・序説」
　　3　有吉玲子　「医療保険制度——1972 年・1973 年の政策からみるスキーム」
　　4　田島明子　「「寝たきり老人」と／のリハビリテーション——特に 1990 年以降について」
　　5　三浦藍　「アスペルガー症候群の医療化」
　　6　野崎泰伸　「障害者自立支援法の倫理学的分析」
　　7　北村健太郎　「侵入者——いま、〈ウイルス〉はどこに？」

国際研究調査報告
　　1　田島明子　「渡英の準備段階でのこと」
　　2　櫻井浩子　「第 11 回世界乳幼児精神保健学会世界大会（WAIMH）に参加して」
　　3　小杉麻李亜　「フィールドの極意——調査地、資金調達、苦しい時の対処法」
　　4　永田貴聖　「生存戦略としての身近な人々によるグローバライゼーション」
　　5　青木慎太朗　「啓蟄の北京を訪ねて」
　　6　韓星民　「初めての中国、初めての英語での研究発表」
　　7　佐藤量　「植民地都市大連からグローバル都市大連へ」
　　8　寺下浩徳　「国境と国交のあいだで」
　　9　岡田和男　「スリランカ——平和構築 NGO の活動調査」
　　10　森下直紀　「アメリカ合衆国における史料調査について」
　　11　山本由美子　「フランスで学ぶということ」
　　12　大野藍梨　「バルバドス、マルチニックにて」
　　13　中倉智徳　「Le fond de Gabriel Tarde 調査報告および Tarde／Durkheim カンファレンス参加記録」

■『生存学』Vol.2　2010 年 3 月 20 日、生活書院、413 頁、2,200 円＋税

序　生存学は動いている
　立岩 真也　「中間報告報告他」
　松原 洋子　「院生たちが創る生存学」

特集1　労働、その思想地図と行動地図
　　1　座談会　「生産／労働／分配／差別について」　天田城介＋小林勇人・齊藤拓・橋口昌治・村上潔・山本崇記　附：文献

 2 橋口昌治 「「労働運動の社会運動化」と「社会運動の労働運動化」の交差——「若者の労働運動」の歴史的位置づけ」
 3 村上潔 「「主婦性」は切り捨てられない——女性の労働と生活の桎梏にあえて向き合う」
 4 山本崇記 「「同和行政が提起する差別是正の政策的条件——差別と貧困を射程にした社会政策に関する予備的考察」

特集2 QOL の諸相——生存の質と量
 1 堀田義太郎 「単なる生の質——終末期医療と QOL の臨界」
 2 櫻井浩子 「新生児医療における QOL と「子どもの最善の利益」」
 3 植村要 「「エンハンスメント」言説における「障害者」の生の位置——レオン・カスの論を中心に」
 4 サトウタツヤ 「QOL、再考（死より悪い QOL 値を補助線として）」

特集3 市民社会が知らない別の生きざま
 1 永田貴聖 「日比間でトランスナショナルになるフィリピン人たち」
 2 冨田敬大 「家畜とともに生きる——現代モンゴルの地方社会における牧畜経営」
 3 石田智恵 「「日系人」という生き方、日系人の生き方」
 4 新山智基 「顧みられない熱帯病・ブルーリ潰瘍問題における医療 NGO の展開——市民社会論を手掛かりとして」
 5 鄭喜慶 「韓国重度障害者運動によるパラダイムの変換——二〇〇〇年代以後の自立生活運動と移動権連帯運動を中心に」
 6 川口有美子 「患者会組織の国際的展開——「ALS にグローバル・スタンダードは必要なのか？」」
 7 石田智恵 文献紹介「「日系人」という法的地位」
 8 梁陽日 文献紹介「在日とは何か？——内外の境界のはざまで生きることの意味と希望を考える」

公募論文
 1 有吉玲子 「宮崎県透析拒否事件の再考——いまなお終わらずに」
 2 有馬斉 「中立な国家と個人の死ぬ権利」
 3 櫻井悟史 「誰が死刑を担ってきたのか？——死刑執行人の歴史社会学的考察」
 4 川田薫 「在住アフリカ人コミュニティへの HIV/AIDS 予防啓発活動の取り組み——市民社会団体によるナイジェリア人同郷団体との協働の道のり」
 5 篠木涼 「注意のマネジメント——ミュンスターバーグ、産業心理学、映画理論」

国際研究調査報告
 1 小林勇人 「ワークフェアを巡る国際研究調査——アメリカ×キューバ×カナダ」
 2 永田貴聖 「15 分で到着するフィールドは世界に通ずる」
 3 冨田敬大 「国際会議のススメ——2009 年の CIEPO 国際会議に参加した経

　　　　験をもとに」
　　4　石田智恵　「南米でニッケイたちの現在を垣間見る」
　　5　新山智基　「顧みられない熱帯病・ブルーリ潰瘍問題調査を通じて」
　　6　岡田和男　「スリランカ紛争終結と今後の課題」
　　7　川端美季　「初冬のシドニーで――豪州日本研究学会参加記録・Public Bath 探訪」
　　8　佐藤量　「植民地経験と戦後社会について…」

　表紙の怪獣の作家　石井雄一さん（文：岡本晃明）

■『生存学』Vol.3　2011 年 3 月 25 日、生活書院、272 頁、2,200 円＋税

ロングインタビュー　立岩真也×天田城介
　　「生存の技法／生存学の技法――障害と社会、その彼我の現代史・1」

特集「精神」
　　1　山口真紀　「自閉者の手記にみる病名診断の隘路――なぜ「つまづき」について語ろうとするのか」
　　2　片山知哉　「ネオ・リベラリズムの時代の自閉文化論」
　　3　藤原信行　「「医療化」された自殺対策の推進と〈家族員の義務と責任〉のせり出し――その理念的形態について」
　　4　萩原浩史　「テレビドラマにみる精神障害者像――「きちがい」から「心の病」へ」
　　5　阿部あかね　「わが国の精神医療改革運動前夜―― 1969 年日本精神神経学会金沢大会にいたる動向」
　　6　樋澤吉彦　「心神喪失者等医療観察法とソーシャルワークとの親和性について」
　　7　三野宏治　「クラブハウスモデルの労働とは何か？」
　　8　杉原努　「レジリエンスを基礎にした精神保健福祉士養成―― ACT の取り組みからの示唆」
　　9　中田喜一　「乱立するセルフヘルプグループの定義を巡って――可視性と想像性という観点から」
　　10　吉村夕里　「精神障害当事者が参画する社会福祉専門教育――精神医療ユーザーとともに行う精神科診療面接場面の質的分析」

国際研究調査報告
　　1　佐藤＝ロスベアグ・ナナ　「国際会議「日本における翻訳学の行方」と Translation　Research Summer School の教員経験に関する報告」
　　2　植村要　「The 2nd Workshop, The Mechanization of Empathy in Health Care に参加して」
　　3　日高友郎　「実り多きイタリアの旅――ベルガモ大学でのワークショップを振

り返って」
4 　岡田清鷹　「文学のフランコフォニー——変遷する列島（リズ・ゴーヴァン）」
5 　齊藤拓　「グローバル正義、ベーシックインカム、言語的正義」
6 　谷藤真琴　「国際カンファレンス「絆と境目——正義と文化に関する新しいパースペクティブ」の運営に携わって」
7 　中倉智徳　「MAUSS とタルド——諸社会科学と経済的なもの」
8 　西嶋一泰　「歴史は物語だ、では物語は誰のものか——特別公開企画「アフター・メタヒストリー　ヘイドン・ホワイト教授のポストモダニズム講義」報告」
9 　平賀緑　「リーズ大学バーンズ教授による集中講義と院生の議論する力」
10　本岡大和　「トマス・ポッゲ教授招聘ワークショップ」
11　吉田幸恵　「日韓研究交流事業に参加して」

表紙の写真　「「めくるめく紙芝居」という旅」（文：渡邉あい子）

■『生存学』Vol.4　2011 年 5 月 25 日、生活書院、255 頁、2,200 円＋税

ロングインタビュー　立岩真也×天田城介　「生存の技法／生存学の技法——障害と社会、その彼我の現代史・2」

特集 1　「生存のデザイン」
　座談会　「〈老化〉するゲーム文化——ビデオゲームの三つのエイジングをめぐって」
　　　上村雅之＋河村吉章＋サイトウ・アキヒロ＋尾鼻崇＋吉田寛
　吉田寛　「ユニヴァーサル・デザインはなぜそう呼ばれるか——再起動されたモダン・デザイン」

特集 2　「文学」
　①カフカの門の前
　1　川口有美子　「カフカ、『変身』に見られる家族の自立」
　2　小林勇人　「境界線上の失踪」
　3　石田智恵　「所属をわずらう移民」
　4　櫻井悟史　「殺人機械の誘惑」
　5　大野光明　「異邦人の困難な生から連帯可能性の痕跡へ——カフカ『城』における測量の意味をめぐって」
　②文学のなかの〈ままならない身体〉
　1　西成彦　「「非国民」としての恥を越えて——大城立裕「ノロエステ鉄道」を読む」
　2　鳥木圭太　「プロレタリア文学の中の「ままならぬ身体」——葉山嘉樹「淫売婦」を起点として」
　3　倉本知明　「戦場におけるセクシャリティと身体——田村泰次郎『蝗』と陳千

　　　　武『猟女犯』の比較を中心に」
　　4　友田義行　「テクノロジーと身体——安部公房のバーチャル・リアリティ」

公募論文
　　1　近藤宏　「鳥の声を聞く——パナマ東部先住民エンベラにおける動物をめぐる言説の諸相」
　　2　小林宗之・小辻寿規　「新聞報道から見る高齢者所在不明問題」
　　3　荒木重嗣　「小澤勲の「認知症論」の精査——もの盗られ妄想生成論批判」

国際研究調査報告
　　1　飯田奈美子　「「メディカルツーリズムと医療通訳を考えるみんなのシンポジウム」に参加して」
　　2　伊藤佳世子　「色々な考え方の国際シンポジウムを目の当たりにして」
　　3　岡田和男　「スリランカでの選挙監視活動」
　　4　近藤宏　「グローバリズムに直面するパナマ東部の先住民エンベラ」
　　5　近藤宏　「レヴィ＝ストロースの現在地—フレデリック・ケック講義「レヴィ＝ストロース以後の人類学」報告」
　　6　番匠健一　「「国内植民地」をめぐる調査報告——アイルランド」

表紙の写真　「「紙芝居劇むすび」という結び目」（文：渡邉あい子）

■『生存学』Vol.5　2012年3月20日、生活書院、285頁、2,200円＋税

特集1　生存学、リスタート
　はじめに　立岩真也　五年と十年の間で
　　1　アーサー・W・フランク　「生の技法としての「自分を持ちこたえること」——同伴者としての物語とナラティヴ分析についての省察」（訳：有馬斉）」
　　2　上野千鶴子　「ケアの社会学——当事者主権の福祉社会へ」
　　3　栗原彬　「3.11論——人間の復興のために（聞き手：天田城介）」
　　4　林達雄　「アフリカから日本へ——対等感の生まれる機会に（聞き手:新山智基）」

特集2　生存のマイナーテクノロジー
　　1　ジェイムズ・パウダリー　「アイライター——これで、麻痺した人も、あなたの街で落書きできる（聞き手：松原洋子・加藤有希子、訳：加藤有希子）」
　　2　松原洋子　「パウダリーインタビュー解題」
　　3　堀田義太郎　「重度障害者用意思伝達装置の開発・供給と政策について」

論文
■テクノロジー／アート
   1 福田一史　「ビデオゲーム産業におけるイノベーションと企業家の役割――ベネッセコーポレーションのデジタル教材事業を事例として」
   2 加藤有希子　「芸術は生存に関われるか――エネルギー論からみるアート」
■ままならない心身
   1 後藤玲子　「統合失調症をもつ人の〈家族世界〉」
   2 小西真理子　「共依存と病理性――アルコホリックの妻を追う」
   3 田中壮泰　「グレーゴルと女性たち――介護文学としての『変身』」
   4 秋吉大輔　「寺山修司にみる「吃る」ということ」
■医療／配給
   松田亮三　「「終末期医療」の「配給」をめぐる議論に向けて――日英の対比から」
■感情／社会
   崎山治男　「社会と感情が交錯する地点に向けて――〈生存〉との対話を通して」
■正義／承認
   ポール・デュムシェル　「平等と承認（訳：金城美幸）」
■震災／情報
   小林宗之　「大地震と号外――地震発生第一報の変遷」

国際研究調査報告
   1 堀智久　「日韓障害学国際研究プログラムを振り返って」
   2 長谷川唯　「スイッチ研の韓国訪問」
   3 吉田幸恵　「日本と韓国のあいだで――イクサン・ソロクト訪問と第2回障害学国際研究セミナー開催報告」
   4 大野真由子　「躍動する韓国――CRPS（複合性局所疼痛症候群）訴訟に情熱を注ぐ弁護士へのインタビュー」
   5 渡辺克典　「障害者をめぐる日韓組織連携への取り組み」
   6 片岡稔　「プロジェクト・マネジメント」
   7 有馬斉　「アーサー・W・フランク先生と京都でご一緒して学んだこと幾つか」
   8 大野真由子　「"ナラティブ"をテーマとしたシンポジウムについての語り――国際シンポジウム「病の経験と語り：分析手法としてのナラティブアプローチの可能性」の参加記録」
   9 篠木涼　「心理学史再読、映画による心理テスト、可視化――ボストン公共図書館とヒューゴー・ミュンスターバーグ・コレクション調査報告」
  10 川端美季　「2011年夏、ベルリンで――IALMH報告・ドレスデン衛生博物館・ベルリン Public Bath 探訪」
  11 箱田徹　「ビッグ・ソサエティへの異議申立とフーコーの応用的な読解――ケンブリッジでのカンファレンス報告」
  12 中倉智徳　「現実を創り出していくために――M.ラッツァラート氏を招いて」
  13 新山智基　「ガーナ共和国の社会調査および医療関連調査報告」

14　磯邉厚子　「緑に映える白い点模様――今とこれから」

表紙写真：渡邉あい子

■『生存学』Vol.6　2013 年 3 月 15 日、生活書院、400 頁、2,200 円＋税

巻頭座談会
　「オルタナティヴな教育の場としての美術館」　服部正＋島田寛康＋竹中悠美＋吉田寛＋鹿島萌子

特集 1　「教育の境界、境界の教育」
　1　田中多賀子　「日本の聴覚障害者教育における人工内耳の受けとめ方の変遷――1980 年代から 2000 年代（2009 年まで）の小児人工内耳受容史」
　2　上農正剛　「聴覚障害児における書記日本語の問題」
　3　片山知哉　「アスペルガー症候群のキャリア教育」
　4　堀元樹　「教育言説としての「自尊感情」の形成過程――同和教育における学力生活実態調査を手がかりに」
　5　堀江有里　「ジェンダー／セクシュアリティ領域科目の課題と可能性――大学における「人権教育」の観点から」
　6　能勢桂介　「移民の若者の社会的排除――トランスナショナルなステップファミリーの場合」
　7　櫻井浩子　「女性の「エンパワーメント」再考――女性教育の歴史と現代の社会状況からの検討」
　8　小出治都子　「化粧する女学生の誕生過程――修身教科書からの一考察」
　9　濱本真男　「愛が試される場所――ハンナ・アレント統合教育批判再考」

公募論文
　1　由井秀樹　「学校衛生と石原色覚検査票に関する歴史的検討」
　2　桐原尚之　「植樹祭の過剰警備に伴う「精神病」者への弾圧と抗議行動」

鼎談　「都市論――生存の都市へ」　酒井隆史＋宇城輝人＋前川真行＋天田城介
　1　村上しほり　「戦後神戸市における盛り場の変容とヤミ市の形成――新開地と三宮の戦災復興初期過程を事例として」
　2　稲津秀樹・本岡拓哉・中西雄二・野上恵美　「神戸長田の記憶風景を描きなおす――まちかどの共在する記憶へ／から」
　3　白波瀬達也　「岐路に立つあいりん地域における多層的セーフティネット――単身高齢男性集住地における再開発と「生存」の課題」
　4　橋口昌治・箱田徹・村上慎司　「債務・人口・保育――都心回帰時代の大阪経

済と都市の行方」
　5　櫻田和也　「ポストモダン都市における機械状分析のために」
　6　篠木涼　「防犯環境設計論における環境制御と生政治学——C・レイ・ジェフリーの理論を中心に」
　7　村上潔　「女の領地戦——始原の資源を取り戻す」

　表紙アート：吉村千奈

■『生存学』Vol.7　2014年3月31日、生活書院、256頁、2,200円＋税

巻頭特集　病／障の身体を（で／から）舞う
　1　フィリップ・シェール（小門穂訳）「ハンチントン、ハンディキャップ、ダンス——病院におけるダンスという試み」
　2　小門穂　「病院におけるアートの実践を支えるしくみ」
　3　林麗子　「病者とのダンス・アート——ダンス・ムーブメントセラピーをめぐる歴史と展開」
　4　長谷川唯　「障害とダンス——内なる衝動の爆発」

特集1　マイノリティと言語
　1　西成彦　「「二世文学」の振幅——在日文学と日系文学をともに見て」
　2　梁説　「ことば、笑い、ユートピア——梁民基が描いた世界」
　3　馬場裕子　「神戸中華同文学校におけるバイリンガル教育の方法と実践をめぐる一考察」
　4　飯田奈美子　「中国帰国者の移住システムとその社会関係」

特集2　生殖／子ども
　1　シャルロッテ・クロレッケ（吉田一史美訳）「KinTra：デンマークの研究プロジェクト——子ども、身体、生命倫理が動くとき」
　2　カレン・ヴァイトフェルト・メルソン（由井秀樹訳）「「インドでつくられる」赤ん坊——依頼者の母性と国境を越えた代理懐胎」
　3　小門穂　「フランスにおける同性婚合法化と生殖補助医療」
　4　山本由美子　「いわゆる「新型出生前診断検査」で語られないこと——妊娠中期中絶と「死産」の関係」
　5　利光恵子　「新型出生前検査について考える」
　6　山本千晶　「中絶の「問題」とは何か——「身体」からのアプローチ」

公募論文
　箱田徹　「幸福な定かならぬ世界の身体と快楽——『エルキュリーヌ・バルバン』

をめぐって、バトラーに抗するフーコー」
翻訳論文
　1　キャロル・ギリガン（小西真理子訳）「道徳の方向性と道徳的な発達」
　2　小西真理子　「【解題】キャロル・ギリガン」

表紙写真、解題：渡邉あい子

■『生存学』Vol.8　2015年3月31日、生活書院、330頁、2,200円＋税

巻頭特集　看護
座談会　「看護論──この三〇年の看護をめぐる変容」　篠原國造×末安民生×田中幸子×野村陽子＋天田城介
論文
　1　阿部あかね　「生活療法批判をめぐる齟齬──精神科看護者による生活療法批判の受け止め方」
　2　倉田真由美　「改正臓器移植法における親族優先提供をめぐる議論の批判的検討」
エッセイ
　1　杉島優子　「胃ろうをめぐる2014年度診療報酬改定は高齢者に何をもたらしたのか」
　2　桶河華代　「親を病院で死なせないことを可能にしたもの」
　3　有吉玲子　「透析医療の労働者──看護師と臨床工学技士の微妙な関係」
　4　泉川孝子　「医療機関における看護師によるDV被害者の発見と介入の困難」
　5　中西京子　「訪問看護ステーションで働く看護師の現状」
　6　瀧川由美子　「看護者が人工妊娠中絶に関わる中での困難さ」
　7　炭原加代　「2000年代以降における助産師活動」
　8　松浦智恵美　「患者さんとのかかわりから学ぶ」
　9　笹谷絵里　「父親と子どものオムツ交換」
　10　窪田好恵　「重症児者に魅了され「ハマって」いく看護師たち」
実践報告
　西田美紀　「進行性難病独居ALS患者の癌の看取り」

特集1　吃音／ろう
　1　渡辺克典　「あいまいな吃音の諸相」
　2　氏平明　「吃音の言語学的・音声学的特質」
　3　末森明夫　「日本の聾唖空間の親密圏・中間体・公共圏の変容に伴う「いわゆる日本の手話」の変遷」
　4　甲斐更紗　「日本における手話と聴覚障害教育」

特集2：クリエイティブ母
特集解説　村上潔　「なぜいま「クリエイティブ母」なのか」
座談会　「母への抑圧／母からの創造——クリエイティブ母の条件」　堀越英美×野中モモ×村上潔
エッセイ
　　水越真紀　「「ていねい」な女たちへの批判を越えて」

公募論文
1　泉谷瞬　「「不幸」な結婚が意味するもの——鹿島田真希「冥土めぐり」論」
2　加藤有希子　「ポジティヴじゃなきゃだめなのか？——積極思考（ポジティヴ・シンキング）の功罪と現代資本主義の信仰」
3　梁陽日　「夜間中学教育運動における在日韓国・朝鮮人の遺産——東大阪市立太平寺夜間中学の事例から」
4　椿井真也　「ベンハビブのシティズンシップ論に関する考察」
5　櫻井悟史・安部彰　「日本における体罰論の批判的精査とスポーツ体罰の倫理学的検討」

表紙写真、解題：鹿島萌子

■『生存学』Vol.9　2016年3月20日、生活書院、326頁、2,200円＋税

立岩真也　終刊にあたり

特集1　Hate and War: Japanese Question
1　堀田義太郎　「差別煽動としてのヘイト・スピーチの悪質さ」
2　橋口昌治　「得体の知れないものとの闘い——「カウンター」黎明期の問題意識と方法について」
3　鄭祐宗　「「外国人学校」への寄付金と税控除に関する覚書」
4　原佑介　「害虫たちのジェノサイド、益虫たちのユートピア」
5　梁説　「鍵はばあさんにあり——老婆の性が世界を変える」
6　永田貴聖　「「韓国」を消費するだけではない日本人の存在——政治的な日韓関係を超える関係についての試論」
7　笠木丈　「『シャルリー・エブド』という罠——キャロリーヌ・フレストの「フェミニズム」とイスラモフォビアについて」
8　中倉智徳　「フランスにおける「イスラモフォビアの社会学」をめぐるノート——概念をめぐって」
9　竹中悠美　「アブグレイブ写真のイコノロジー」

特集2　オーストラリア・マイノリティ・リポート
1　渡辺克典　「特集解説」
2　マイケル・シーゲル　「民族アイデンティティー、歴史認識、そしてオーストラリアの「ヒストリー・ウォーズ」」
3　塩原良和　「ネオリベラルな「場所ベース」のアプローチ――オーストラリアのエスニック・マイノリティ政策の変質」
4　原田容子　「西洋とアジアの狭間で――オーストラリアと日本、そして"西洋コンプレックス"」

特集3　フェミニスト・ジンの現在
1　村上潔　「解題：いまフェミニスト・ジンについて考えること」
2　西山敦子（DIRTY）×村上潔「ジンを「わたしたち」のものとして生かすために――フェミニスト・ジンへのアプローチとその潜在的可能性」

特集4　弱さ（弱い身体）からの人間／メディア／ロボット考
1　望月茂徳　「特集解説」
2　中島那奈子　「ダンスするロボットは老いるのか――老いと踊り研究からの問題提起として」
3　藤波努　「体が発しているものを情報通信技術で読み解く」
4　池田光穂　「スピリットは細部に宿り給う――パースペクティヴィズムを通してみた人間＝機械状態について」

特別掲載
1　やまだようこ　「老いることの意味を問う」
2　マサミ・タカハシ　「「アンチエイジング」を問う――歳をとらずにシワをとる？　加齢現象をどのように考えるか」

公募論文
1　林徳栄（イム・ドクヨン）「韓国の一九六〇年代における「浮浪児」の生成とその政策――ホームレス歴史の観点から」
2　鹿島萌子　「美術鑑賞を行う視覚障がい者への視線に関する一考察」

企画報告
横田陽子・中倉智徳・小出治都子・枝木妙子（「放射能が降ってくる――ビキニ事件と科学者西脇安」実行委員会）「企画展示「放射能が降ってくる――ビキニ事件と科学者西脇安」を開催して」

表紙解題：鹿島萌子

『生存学研究センター報告』バックナンバー

＊ご希望の方は生存学研究センターにご連絡ください。送料実費でお送りできます。連絡先は以下のとおりです。

[生存学研究センター事務局]
E-mail: ars-vive@st.ritsumei.ac.jp
TEL:075-465-8475、内線：2393（9:00 〜 17:30）　FAX:075-465-8342
〒 603-8577　京都市北区等持院北町 56-1 立命館大学

残部のないものもあります。残部のあるものはセンターが主催・共催する企画などでお求めいただけます。無料です。またセンターのＨＰ上に全文が掲載されています。「生存学研究センター報告」で検索してください。

■生存学研究センター報告 1　2008 年 2 月 29 日、195 頁
　『PTSD と「記憶の歴史」──アラン・ヤング教授を迎えて』

■生存学研究センター報告 2　2008 年 3 月 7 日、157 頁
　『時空から／へ──水俣／アフリカ…を語る栗原彬・稲場雅紀』

■生存学研究センター報告 3　2008 年 10 月 10 日、199 頁
　山本崇記・北村健太郎 編　『不和に就て──医療裁判×性同一性障害／身体×社会』

■生存学研究センター報告 4　2008 年 10 月 15 日、350 頁
　『多文化主義と社会的正義におけるアイデンティティと異なり──コンフリクト／アイデンティティ／異なり／解決？』

■生存学研究センター報告 5　2009 年 1 月 30 日、243 頁
　有馬斉・天田城介 編　『特別公開企画「物語・トラウマ・倫理──アーサー・フランク教授を迎えて」』

■生存学研究センター報告 6　2009 年 2 月 5 日、182 頁
　青木慎太朗 編　『視覚障害学生支援技法』

■生存学研究センター報告 7　2008 年 2 月 20 日、130 頁
　松田亮三・棟居徳子 編　『健康・公平・人権──健康格差対策の根拠を探る』

■生存学研究センター報告 8　2009 年 3 月 19 日、248 頁
　安部彰・有馬斉 編　『ケアと感情労働──異なる学知の交流から考える』

■生存学研究センター報告 9　2009 年 12 月 4 日、99 頁
　　松田亮三・棟居徳子 編　『健康権の再検討――近年の国際的議論から日本の課題を探る』

■生存学研究センター報告 10　2009 年 12 月 4 日、194 頁
　　櫻井浩子・堀田義太郎 編　『出生をめぐる倫理――「生存」への選択』

■生存学研究センター報告 11　2010 年 2 月 26 日、258 頁
　　安部彰・堀田義太郎 編　『ケアと／の倫理』

■生存学研究センター報告 12　2010 年 3 月 25 日、208 頁
　　青木慎太朗 編　『視覚障害学生支援技法 増補改訂版』

■生存学研究センター報告 13　2010 年 7 月 5 日、191 頁
　　吉田寛・篠木涼・櫻井悟史 編　『特別公開企画「アフター・メタヒストリー――ヘイドン・ホワイト教授のポストモダニズム講義」』

■生存学研究センター報告 14　2010 年 11 月 20 日、408 頁
　　山本崇記・高橋慎一 編　『「異なり」の力学――マイノリティをめぐる研究と方法の実践的課題』

■生存学研究センター報告 15　2010 年 12 月 20 日、199 頁
　　佐藤＝ロスベアグ・ナナ、渡辺公三 編　『日本における翻訳学の行方』

■生存学研究センター報告 16　2011 年 7 月 22 日、254 頁
　　坂本徳仁・櫻井悟史 編　『聴覚障害者情報保障論――コミュニケーションを巡る技術・制度・思想の課題』

■生存学研究センター報告 17　2012 年 3 月 20 日、431 頁
　　角崎洋平・松田有紀子 編　『歴史から現在への学際的アプローチ』

■生存学研究センター報告 18　2012 年 3 月 31 日、192 頁
　　權眞由美・野崎泰伸　『医療機器と一緒に　街で暮らすために――シンポジウム報告書 震災と停電をどう生き延びたか ～福島の在宅難病患者・人工呼吸器ユーザーらを招いて～』

■生存学研究センター報告 19　2013 年 2 月 20 日、153 頁
　　小林宗之・谷村ひとみ 編　『戦後日本の老いを問い返す』

■生存学研究センター報告 20　2013 年 3 月 22 日、340 頁
　　川端美季・吉田幸恵・李旭 編　『障害学国際セミナー 2012 ――日本と韓国における障害と病をめぐる議論』

■生存学研究センター報告 21　2014 年 3 月 31 日、271 頁
　大谷通高・村上慎司 編　『生存をめぐる規範——オルタナティブな秩序と関係性の生成に向けて』

■生存学研究センター報告 22　2014 年 3 月 31 日、240 頁
　小門穂・吉田一史美・松原洋子 編　『生殖をめぐる技術と倫理——日本・ヨーロッパの視座から』

■生存学研究センター報告 23　2015 年 3 月 25 日、168 頁
　新山智基 編　『アフリカの病・医療・障害の現場から——アフリカセミナー『目の前のアフリカ』での活動を通じて』

文献 （著者名アルファベット順）

※の印のあるものは全文をウェブサイトからご覧になれる。下記の文献表のＨＰ版の※からリンクされている。
また各文献についての情報のあるものがある（→ p.176「アーカイヴィング」）。『生存学の企て』で検索するとこの文献表のＨＰ版があって、そこからリンクされている。利用していただきたい。

阿部あかね 2009「精神障害者〈反社会復帰〉〈働かない権利〉思想の形成過程——1960 年〜1980 年代の病者運動から」，立命館大学大学院先端総合学術研究科 2008 年度博士予備論文〈228〉
─── 2015「精神医療改革運動期の看護者の動向」，立命館大学大学院先端総合学術研究科 2014 年度博士論文〈215〉
安部彰 2011『連帯の挨拶——ローティと希望の思想』，生活書院〈114-122, 194〉
安部彰・堀田義太郎 編 2010『ケアと／の倫理』，立命館大学生存学研究センター報告 11　※〈123〉
天田城介 2004『老い衰えゆく自己／と自由——高齢者ケアの社会学的実践論・当事者論』，ハーベスト社〈120〉
天田城介・角崎洋平・櫻井悟史 編 2013『体制の歴史——時代の線を引きなおす』，洛北出版〈141, 189〉
天田城介・村上潔・山本崇記 編 2012『差異の繋争点——現代の差別を読み解く』，ハーベスト社〈189〉
安孝淑（アン・ヒョスク）2012「韓国 ALS 患者の意思伝達をめぐる状況と課題」『Core Ethics』8, p.13　※〈204〉
─── 2015「韓国における ALS の人を支援する制度の現在とその改善可能性」『立命館言語文化研究』26-4: 269-284〈204〉
青木慎太朗 編 2009『視覚障害学生支援技法』，立命館大学生存学研究センター報告 6　※〈200〉
─── 2010『視覚障害学生支援技法　増補改訂版』，立命館大学生存学研究センター報告 12　※〈132, 200〉
有森直子 2013「妊娠中の女性の不安——首相前検査は安心だけをもたらすのか」『助産雑誌』67-5: 353-〈167〉
有馬斉・天田城介 編 2009『特別公開企画「物語・トラウマ・倫理——アーサー・フランク教授を迎えて」』，立命館大学生存学研究センター報告 5　※〈194〉

文献　247

有吉玲子 2013『腎臓病と人工透析の現代史——「選択」を強いられる患者たち』,生活書院〈25-34, 187, 221〉

朝日新聞社編 1973『立ち上がった群像』,朝日新聞社,朝日市民教室日本の医療6〈28〉

浅野史郎・髙松鶴吉・太田茂 1990『障害者の可能性を拡げるコンピュータ—— electronic equalizer がもたらす新しい世界』,中央法規〈151〉

Binding, Karl ; Hoche, Alfred 1920 *Die Freigabe der Vernichtung lebensunwerten Lebens :Ihr Mass und ihre Form*, Verlag von Felix Meiner = 2001 森下直貴・佐野誠訳,『「生きるに値しない命」とは誰のことか——ナチス安楽死思想の原典を読む』,窓社〈74-77〉

Brechin, A. ; Liddiard, P. ; Swain, J. eds. 1981 *Handicap in a social world* Hodder and Stoughton

Coulter, J. 1979 The Social Construction of Mind: Studies in Ethnomethodology & Linguistic Philosophy, London: Macmillan = 1998 西阪仰訳,『心の社会的構成——ヴィトゲンシュタイン派エスノメソドロジーの視点』,新曜社〈111〉

Delanty, Gerard 2003 *Community*, Rouledge = 2006 山之内靖・伊藤茂訳,『コミュニティ——グローバル化の社会理論の変容』,NTT 出版〈116〉

土居巖・土居喜久子 1998『まぶたでつづる ALS の日々』,白水社〈155-156〉

Finkelstein, V. 1975 "To Deny or Not to Deny Disability", *Magic Carpet* 27-1（New Year 1975）:31-38. → 1981　Brechin ; Liddiard ; Swain eds. [1981]〈142〉

藤原信行 2010「日常生活世界における自殺動機付与活動の知識社会学——自死遺族らによる動機付与のポリティクスと常識知/専門知」,立命館大学大学院先端総合学術研究科 2009 年度博士論文〈198〉

———— 2011「『医療化』された自殺対策の推進と〈家族員の義務と責任〉のせり出し」,『生存学』3: 117-13〈112, 198〉

———— 2012a「非自殺者カテゴリー執行のための自殺動機付与——人びとの実践における動機と述部の位置」『ソシオロジ』174: 125-40〈198〉

———— 2012b「自殺動機付与・責任帰属活動の達成と,人びとの方法と/しての精神医学的知識」,『ソシオロゴス』36: 68-83　※〈198〉

郷田マモラ 2005-2007『モリのアサガオ——新人刑務官と或る死刑囚の物語』,双葉社〈138〉

Gubrium, J. F. ; J. A. Holstein 1990 *What Is Family?*, Mountain View: Mayfield Publishing Company = 1998 中河伸俊・湯川純幸・鮎川誠訳,『家族とは何か——その言説と現実』,新曜社〈112〉

萩原浩史 2012「精神障害者と相談支援——精神障害者地域生活支援センターの事業化の経緯に着目して」,『Core Ethics』8: 317-327　※〈228〉

———— 2014「障害者施策の変遷と相談支援・1996 年——2000 年」,『Core Ethics』10:

　　　　179-190　※〈228〉
─── 2015「障害者分野におけるケアマネジメント導入をめぐる迷走と諸問題・1995 年～ 2006 年」,『Core Ethics』11: 159-170　※〈228〉
─── 2016「三障害ワンストップをめぐる相談支援体制の再編──大阪市の場合」,『Core Ethics』12　※〈228〉
箱田徹 2013『フーコーの闘争──〈統治する主体〉の誕生』, 慶應義塾大学出版会〈189〉
Hale, Sandra Beatriz 2007 *Community Interpreting*, Palgrave Macmillan = 2014 飯田奈美子・山口樹子・園崎寿子・岡田仁子 訳,『コミュニティ通訳──オーストラリアの視点による理論・技術・実践』, 文理閣〈201〉
濱本真男 2011『「労働」の哲学──人を労働させる権力について』, 河出書房新社〈188〉
韓星民（ハン・スンミン）2012『情報福祉論の新展開──視覚障害者用アシスティブ・テクノロジーの理論と応用』, 明石書店〈187〉
長谷川唯 2012「重度障害者の安定した地域生活構築のために── ALS の人の独居生活支援活動を通して」, 立命館大学大学院先端総合学術研究科 2011 年度博士論文〈204〉
原口武彦 1996『民族と国家──その意味とコートジボワールの現実』, アジア経済研究所〈88-90〉
橋口昌治 2011『若者の労働運動──「働かせろ」と「働かないぞ」の社会学』, 生活書院〈187〉
橋口昌治・肥下彰男・伊田広行 2010『〈働く〉ときの完全装備── 15 歳から学ぶ労働者の権利』, 解放出版社〈187〉
早川一光・立岩真也・西沢いづみ 2015『わらじ医者の来た道──民主的医療現代史』, 青土社〈188〉
林宰次 1972「老人家庭奉仕事業の変せん及び問題点」, 東京都社会福祉協議会・老人福祉施設協議会［1972:81-117］〈51, 52〉
Herron, G.；Chakrabarti, M.　2002　"Examining the Perceptions and Attitudes of Staff Working in Community Based Children's Homes". *Qualitave Social Work* 1-3: 341-358〈98〉
平原史樹 2009 平成 21 年度第 2 回日本産科婦人科学会倫理委員会（2009.9.29）議事録 ※〈165〉
細川周平 2008『遠きにありてつくるもの』, みすず書房〈94〉
樋澤吉彦 2008「心神喪失者等医療観察法における強制的処遇とソーシャルワーク」,『Core Ethics』4: 305-317　※〈228〉
─── 2014「治療／支援の暴力性の自覚、及び暴力性を内包した治療／支援の是認について──吉田おさみの狂気論を通して」,『現代思想』42-8（2014-5）〈227〉

堀智久 2014『障害学のアイデンティティ——日本における障害者運動の歴史から』,生活書院〈189〉

堀田義太郎 2012「重度障害者用意思伝達装置の開発・供給と政策について」,『生存学』5: 88-102〈144-157, 200〉

李 旭(イ・ウク)2013a「日韓介護保険制度におけるケアワーカーの位置付け」ワークショップ「東アジアにおける障老病異を思考する価値」,立命館大学衣笠キャンパス創思館 303・304〈217〉

───── 2013b「日本におけるユニットケアの発展過程と韓国への影響」,『韓国医療福祉施設学会誌』19〈217〉

市野川容孝 2006『社会』,岩波書店〈117〉

Ignatieff, Michael 1984 *The Needs of Strangers*, Chatto & Windus = 1999 添谷育志・金田耕一訳,『ニーズ・オブ・ストレンジャーズ』,風行社〈120〉

飯田奈美子 2010「中国帰国者の支援制度からみるコミュニティ通訳の現状と課題——通訳者の役割考察」,『立命館人間科学研究』21: 75-88 ※〈201〉

───── 2012「対人援助場面のコミュニティ通訳における「逸脱行為」の分析——事例報告分析を通して」,『Core Ethics』8: 27-39 ※〈201〉

───── 2014「対立型コミュニケーションと服従的説得型コミュニケーションにおける通訳者の中立性の考察」,『Core Ethics』10: 13-23 PDF ※〈201〉

イム・ドクヨン(林徳栄)2015「韓国におけるホームレス歴史研究——政策カテゴリーとしての「浮浪児・人」から「露宿人等」まで」,立命館大学大学院先端総合学術研究科 2014 年度博士論文〈197〉

───── 2016「韓国の 1980 年代における「浮浪人」という概念の創出と変化——「兄弟福祉院事件」を中心に」,『Core Ethics』12 ※〈197〉

石田智恵 2010「「日系人」という生き方、日系人の生き方」,『生存学』2: 222-237〈84-96, 194〉

石井香江 2008「『詐病』への意志?——『災害神経症』をめぐる〈知〉のせめぎあい」,川越・辻編 [2008: 171-205]〈71, 72〉

石川准・長瀬修 編 1999『障害学への招待——社会、文化、ディスアビリティ』,明石書店〈63〉

磯野真穂 2015『なぜふつうに食べられないのか 拒食と過食の文化人類学』,春秋社〈190〉

伊東香純 2016「ストレングスモデルにおけるリカバリー概念の批判的検討」,『Core Ethics』12 ※〈230〉

伊藤佳世子 2008「筋ジストロフィー患者の医療的世界」,『現代思想』36-3: 156-170(特集:患

者学——生存の技法)青土社〈206〉
―――― 2010「長期療養病棟の課題——筋ジストロフィー病棟について」『Core Ethics』6: 25-36 ※〈206〉
伊藤嘉余子 2007『児童養護施設におけるレジデンシャルワーク——施設職員の職場環境とストレス』,明石書店〈98〉
岩田正美 2007『現代の貧困——ワーキングプア／ホームレス／生活保護』,筑摩書房〈119〉
人工呼吸器をつけた子の親の会〈バクバクの会〉2011-2012「人工呼吸器をつけた子の親の会〈バクバクの会〉の成り立ちと現在　第一部・第二部」(公開インタビュー),『季刊福祉労働』133, 134〈223〉
(財)情報科学国際交流財団編 1994『コンピュータと人間の共生——コンピュータによる障害者支援の展望』,コロナ社
鄭喜慶(ジョン・ヒギョン)2012「韓国における障碍人運動の現代史——当事者主義の形成過程」,立命館大学大学院先端総合学術研究科 2011 年度博士論文〈15〉
角岡伸彦 2010『カニは横に歩く——自立障害者たちの半世紀』,講談社〈40〉
甲斐更紗 2013「高齢聴覚障害者の自分史構築と語り」,『立命館人間科学研究』27: 61-74 ※〈131-132, 192〉
―――― 2015「日本における手話と聴覚障害教育」,『生存学』8: 195-206〈192〉
笠原英夫 1973「人工腎臓をふやせば助かる命」,朝日新聞社編［1973: 31-43］〈29-31〉
鹿島萌子 2014「美術作品を享受する触覚の誕生——英米におけるふたつの実践からの一考察」,『Core Ethics』10: 49-59 ※〈215〉
―――― 2016「美術鑑賞を行う視覚障がい者への視線に関する一考察」,『生存学』9: 304-316〈215〉
片山知哉 2014「所与の選択——こどもの文化選択をめぐる規範理論」,立命館大学大学院先端総合学術研究科 2013 年度博士論文〈199, 225〉
加藤有希子 2012『新印象派のプラグマティズム——労働・衛生・医療』,三元社〈189〉
葛城貞三 2009「滋賀県難病連絡協議会の運動の展開」『Core Ethics』5: 47-58 ※〈222〉
―――― 2010「滋賀県難病連絡協議会の結成」,『Core Ethics』6: 145-156 ※〈222〉
―――― 2011「滋賀難病連運動の困難期——滋賀腎協の離脱と滋賀県行政との対立」,『Core Ethics』7: 51-62 ※〈222〉
―――― 2015「滋賀難病連の患者運動と滋賀県との「協働」——協働関係となる要因分析」,『Core Ethics』11: 23-33 ※〈222〉
川端美季・吉田幸恵・李旭編 2013『障害学国際セミナー 2012——日本と韓国における障害と病をめぐる議論』,立命館大学生存学研究センター報告 20 ※〈62〉

川越修・辻英史編 2008『社会国家を生きる』,法政大学出版局
川口有美子 2009『逝かない身体――ALS的日常を生きる』,医学書院〈68, 188〉
――― 2011「カフカ,『変身』に見られる家族の自立」,『生存学』4: 114-117〈68-71, 188〉
――― 2013「ALSの人工呼吸療法を巡る葛藤――ALS／MND国際同盟・日本ALS協会の動向を中心に」,立命館大学大学院先端総合学術研究科 2012年度博士論文〈188〉
――― 2014『末期を超えて――ALSとすべての難病にかかわる人たちへ』,青土社〈188〉
河野秀忠 2007『障害者市民ものがたり――もうひとつの現代史』,日本放送出版協会〈37, 40〉
桐原尚之 2014「「Y問題」における被害事実と運動方針――Y君は何と闘ったか」『立命館人間科学研究』29: 49-63 ※〈229〉
――― 2016「「処遇困難者専門病棟」新設阻止闘争の歴史――精神障害者の社会運動の視角から」,『Core Ethics』12 ※〈230〉
桐原尚之・長谷川唯 2013「全国「精神病」者集団の結成前後――大阪・名古屋・京都・東京の患者会の歴史」,『立命館人間科学研究』28: 27-40 ※〈229〉
桐原尚之・白田幸治・長谷川唯 編 2013『「精神病」者運動家の個人史（1巻）』,2012年度前期生存学研究センター若手研究者研究力強化型 草分け時代を生きた「精神病」者運動家の個人史保存報告書〈230〉
――― 2014『「精神病」者運動家の個人史（2巻）』,2013年度前期生存学研究センター若手研究者研究力強化型「精神と生存実践」研究会報告書〈230〉
桐原尚之・長谷川唯・安原荘一・白田幸治 編 2015『「精神病」者運動家の個人史（3巻）』,2014年度前期生存学研究センター若手研究者研究力強化型「精神と生存の運動」研究会報告書〈230〉
岸田典子 2013「関西障害者運動の現代史――楠敏雄のライフヒストリーに即して」,立命館大学大学院先端総合学術研究科 2012年度博士予備論文〈220〉
北村健太郎 2014『日本の血友病者の歴史――他者歓待・社会参加・抗議運動』,生活書院〈188, 221〉
Klee, Ernst 1983 *Euthanasie im NS-Staat*, Fisher, Frankfurt am Main = 1999 松下正明訳,『第三帝国と安楽死――生きるに値しない生命の抹殺』,批評社〈75〉
小林勇人 2008「ワークフェアの起源と変容――アメリカにおける福祉改革の動態についての政策分析」,立命館大学大学院先端総合学術研究科 2007年度博士予備論文〈211〉
小長谷百絵・川口有美子 編 2009『在宅人工呼吸器ポケットマニュアル』,医歯薬出版〈188〉
――― 2016『在宅人工呼吸器ポケットマニュアル 第2版』（仮題）,医歯薬出版〈188〉
小泉義之 2012『生と病の哲学――生存のポリティカルエコノミー』,青土社〈141〉
小門穂 2015『フランスの生命倫理法――生殖医療の用いられ方』,ナカニシヤ出版〈188〉

金野大「NICU 入院児の在宅移行を促進する「新生児特定集中治療室退院調整加算」の導入契機となった懇談会議事録の検証—在宅移行を見据えた議論の不足とその帰結について」,『立命館人間科学研究』32: 55-68 ※〈207〉
Kotani, Chiaki（小谷千明）2015 "A Comparative Study of the United States, Japan and South Korea on CIL Services that Imporve Community Participation for People with Disabilities"（「米・日・韓における自立生活サービスの比較研究と障害者の地域参加について」）, East Asia Disability Studies Forum 2015 〈206〉
厚生科学審議会先端医療技術評価部会出生前診断に関する専門委員会 1998a「厚生科学審議会先端医療技術評価部会第 4 回出生前診断に関する専門委員会」(1999.3.19) 議事録および配布資料 〈162, 164〉
───── 1999b「母体血清マーカー検査に関する見解」※〈161〉
小宅理沙 2010「レイプで妊娠した被害者女性の産む・産まない──インタビュー調査から」, 立命館大学大学院先端総合学術研究科 2009 年度博士論文〈218〉
窪田好恵 2014「重症心身障害児施設の黎明期──島田療育園の創設と法制化」,『Core Ethics』10: 73-83 ※〈224〉
───── 2015「全国重症心身障害児（者）を守る会」の発足と活動の背景,『Core Ethics』11: 59-70 ※〈224〉
クァク・ジョンナン 2014「ろう児のためのフリースクール──「龍の子学園」開校前史」,『Core Ethics』10: 61-72 ※〈192〉
───── 2015「日本のろう教育は手話をどのように位置づけてきたか──日本語至上主義の批判的検討」,『社会言語学』15: 19-42〈192〉
───── 2016「ろう児のためのフリースクール「龍の子学園」開校とその展開」,『Core Ethics』12 ※〈192〉
久能由弥 1997「重度障害者用意志伝達装置の適用に関する諸問題──重度障害者用意志伝達装置ユーザーのケース研究を通して」,『社会福祉学』38-1〈149〉
前田こう一 1982『難病の海に虹の橋を』, 労働経済社〈31〉
牧昌子 2012『老年者控除廃止と医療保険制度改革──国保料（税）「旧ただし書き方式」の検証』, 文理閣〈187〉
松原洋子・小泉義之編 2005『生命の臨界──争点としての生命』, 人文書院〈140〉
松田一郎 1999 厚生科学審議会先端医療技術評価部会第 3 回出生前診断に関する専門委員会（1999.1.19）での発言〈162〉
───── 2000「母体血清マーカー検査の生命倫理」,『産婦人科の世界』52（春季増刊号）: 117〈164〉

松田素二 2009『日常人類学宣言！——生活世界の深層へ／から』，世界思想社〈97〉
松枝亜希子 2009「抗うつ剤の台頭——1950年代〜70年代の日本における精神医学言説」，『Core Ethics』5: 293-304　※〈229〉
―――― 2010「トランキライザーの流行——市販向精神薬の規制の論拠と経過」『Core Ethics』6: 385-399　※〈229〉
―――― 2013「1960-70年代の保健薬批判——高橋晄正らの批判を中心に」『Core Ethics』9: 211　※〈229〉
Milligan, I. ; Stevens, I. 2006 *Residential Child Care: Collaborative Practice*, Sage Publications〈99〉
三野宏治 2011「クラブハウスモデルの労働とは何か？」『生存学』3: 174-184〈226〉
―――― 2012「対人支援関係における専門家の権力性に関する考察」『対人援助学研究』1: 1-10　※
―――― 2015「「脱」精神科病院に関する考察」，立命館大学大学院先端総合学術研究科 2014年度博士論文〈226〉
三輪芳子 2013『生活保護リアル』，日本評論社〈188, 209〉
―――― 2016「生活保護基準決定に関する厚生労働省への財務省の影響に関する検討（2001〜2013）——「生活扶助相当CPI」が出現するまで」，『Core Ethics』12　※
望月昭・サトウタツヤ・中村正編 2009『対人援助学キーワード事典』，晃洋書房〈180〉
森田喜治 2006『児童養護施設と被虐待児——施設内心理療法家からの提言』，創元社〈98〉
Moses, T. 2000 "Why people choose to be residential child care workers", *Child and Youth Care Forum* 29-2: 13-129〈98〉
村上潔 2012『主婦と労働のもつれ——その争点と運動』，洛北出版〈187〉
村瀬嘉代子 監修／高橋利一 編 2002『家族に思いを寄せて　子どもの福祉とこころ——児童養護施設における心理的援助』，新曜社〈98〉
室月淳 2013「母体血を用いた新しい出生前遺伝学的検査の遺伝カウンセリングの実際」2013.7.29.，『無侵襲的出生前遺伝学的検査（NIPT）について』（HP）　※〈168〉
永田貴聖 2011『トランスナショナル・フィリピン人の民族誌』，ナカニシヤ出版〈187〉
中河伸俊・渡辺克典 編 2015『触発するゴフマン——やりとりの秩序の社会学』，新曜社〈214〉
仲口路子 2012「PEG（胃ろう）問題——認知症高齢者へのPEGの適応について」，『Core Ethics』8:291-　※〈208〉
中嶌清美 2012「過労死問題と過労死家族会設立の経緯」，『Core Ethics』8: 493-501　※〈222〉
中倉智徳 2011『ガブリエル・タルド——贈与とアソシアシオンの体制へ』，洛北出版〈187〉
中村雅也 2014「視覚障害教員の労働環境——有効なサポート体制の構築に向けて」，『立命館

人間科学研究』30: 1-14　※〈221〉
　──── 2015「視覚障害教師の障害の経験と意味づけ──生徒とのかかわりを中心に」,『立命館人間科学研究』32: 3-18.　※〈221〉
中村亮太 2016「在職中に視覚障害となった教員の復職過程──「辞める」から「続ける」への転換に焦点を当て」,『Core Ethics』12　※〈210〉
中西京子 2016「訪問看護ステーションにおける看護師の責任」,『Core Ethics』12　※〈206〉
新山智基 2011『世界を動かしたアフリカの HIV 陽性者運動──生存の視座から』生活書院〈184〉
──── 2014『顧みられない熱帯病と国際協力──ブルーリ潰瘍支援における小規模 NGO のアプローチ』,学文社〈184〉
西成彦 2011『ターミナルライフ　終末期の風景』,作品社〈67〉
西田美紀 2009「独居 ALS 患者の在宅移行支援（1）」,『生存学』1: 65-183〈204〉
──── 2010「重度進行疾患の独居者が直面するケアの行き違い／食い違いの考察── ALS 療養者の一事例を通して」,『Core Ethics』6: 311-321　※〈204〉
──── 2011「医療的ケアが必要な難病単身者の在宅生活構築──介護職への医療的ケア容認施策に向けた視点」,『Core Ethics』7: 223-234　※〈204〉
──── 2013「在宅 ALS 患者の身体介護の困難性──ホームヘルパーの介護経験から－」,『Core Ethics』9: 199-210　※〈204〉
西川長夫 1997「多文化主義・多言語主義の現在」,西川・渡辺・McCormack 編［1997: 9-23］〈202〉
西川長夫・番匠健一・大野光明 編　20141『戦後史再考──「歴史の裂け目」をとらえる』,平凡社〈187〉
西川長夫・渡辺公三・McCormack, Gavan 編 1997『多文化主義・多言語主義の現在──カナダ・オーストラリア・そして日本』,人文書院
日本ダウン症協会 1997「母体血清マーカーテストの臨床応用ならびに『胎児条項』をめぐる議論のあり方についての意見書」、1997 年 4 月 7 日厚生大臣小泉純一郎宛て〈161〉
──── 1999「意見書」(1999.3.19) 先端医療技術評価部会出生前診断に関する専門委員会委員各位宛て、第 4 回出生前診断に関する専門委員会参考資料〈163〉
日本リハビリテーション工学協会 2009『厚生労働省平成 21 年度障害者保健福祉推進事業（障害者自立支援調査研究プロジェクト）重度障害者用意思伝達装置の継続的利用を確保するための利用者ニーズと提供機能の合致に関する調査研究事業：事業報告書』, 36-9　※〈147-152〉
日本産科婦人科学会 2011「出生前に行われる検査および診断に関する見解」,『日本産科婦人

科学会雑誌』63-8: 1474-1478〈166〉
二階堂祐子 2013「生まれる前に障害が分かる⁉――新型出生前診断について考える」,『月刊むすぶ――自治・ひと・くらし』508: 38-50〈167-168〉
野崎泰伸 2011『生を肯定する倫理へ――障害学の視点から』, 白澤社〈189〉
――― 2015『「共倒れ」社会を超えて――生の無条件の肯定へ!』, 筑摩書房〈189〉
奥英久・相良二郎 1986「汎用パーソナル・コンピュータ（MSX 規格）を利用した重度身体障害者用コミュニケーション・エイドの開発」,『リハビリテーション医学』23-6〈151〉
大野真由子 2012「複合性局所疼痛症候群患者の支援に関する一考察――「認められない」病いの現状と課題」, 立命館大学大学院先端総合学術研究科 2011 年度博士論文〈196〉
――― 2013「慢性疼痛と「障害」認定をめぐる課題――障害者総合支援法のこれからに向けて」, 川端・吉田・李編［2013: 140-154］〈196〉
大野光明 2014『沖縄闘争の時代 1960／70――分断を乗り越える思想と実践』, 人文書院〈187〉
大阪人権博物館編 2003『聞き書き障害者の意識と生活』, 大阪人権博物館〈35〉
太田茂 1994「福祉におけるコミュニケーションの役割」, 情報科学国際交流財団編［1994］〈150〉
大谷いづみ 2006「「尊厳死」言説の誕生」, 立命館大学大学院先端総合学術研究科 2005 年度博士論文〈186〉
――― (OTANI Izumi) 2010 "'Good Manner of Dying' as a Normative Concept: 'Autocide,' 'Granny Dumping' and Discussions on Euthanasia/Death with Dignity in Japan", *International Journal of Japanese Sociology* 1-1: 49-63 ※〈186〉
大谷通高 2014「日本における犯罪被害者の法的救済の歴史と理論」, 立命館大学大学院先端総合学術研究科 2013 年度博士論文〈198〉
大谷通高・村上慎司編 2015『生存をめぐる規範――オルタナティブな秩序と関係性の生成に向けて』, 立命館大学生存学研究センター報告 21 ※〈123〉
大塚公子 2006『死刑執行人の苦悩 第 2 版』, 創出版〈136〉
立命館大学生存学研究センター編 2014『日韓研究交流活動 2013 報告書』, 立命館大学生存学研究センター〈62〉
齋藤純一 2004a「社会的連帯の変容と課題」, 齋藤編［2004: 1-10］〈117〉
――― 2004b「社会的連帯の理由をめぐって――自由を支えるセキュリティ」, 齋藤編［2004: 271-307］〈118〉
斎藤純一 編 2004『福祉国家／社会的連帯の理由』, ミネルヴァ書房
斉藤雅子 2003「斉藤雅子」, 大阪人権博物館編［2003: 79-107］〈38〉

齊藤拓 2009「Philippe Van Parijs のベーシックインカム論とその政治哲学」，立命館大学大学院先端総合学術研究科 2008 年度博士論文〈210〉
定藤邦子 2011『関西障害者運動の現代史――大阪青い芝の会を中心に』，生活書院〈34-38, 187, 221〉
栄セツコ 2014「社会貢献としての病いの語り――精神障害当事者による福祉教育の「場」に着目して」，『Core Ethics』10: 109-120　※〈228〉
―――― 2015「精神障害当事者にエンパワメントをもたらす公共の語りの場の設計――語り部グループ「ぴあの」の実践事例をもとに」，『Core Ethics』11　※〈228〉
―――― 2016「社会変革を目指すエンパワメント実践――精神障害当事者による公共の語りがもたらす可能性」，『Core Ethics』12　※〈228〉
坂井めぐみ 2013「日本の再生医療研究への当事者団体の関わり――日本せきずい基金をめぐって」，立命館大学大学院先端総合学術研究科 2012 年度博士予備論文．(修士論文相当)〈192〉
―――― 2014「臨床試験計画への患者の関与――脊髄損傷者への再生医療に着目して」，『Core Ethics』10: 97-108〈192〉
酒井美和 2012「ALS 患者におけるジェンダーと人工呼吸器の選択について」，『Core Ethics』8:171-　※〈204〉
坂本博章 2003「坂本博章」，大阪人権博物館編 [2003: 109-130]〈38, 39, 41〉
坂本賢三 1982『「分ける」こと「わかる」こと』，講談社現代新書→2006　講談社学術文庫〈86〉
坂本徳仁 2011「補論　手話通訳制度の改善に向けて」，坂仁・櫻井編 [2011: 171-178]〈131〉
坂本徳仁・櫻井悟史編 2011『聴覚障害者情報保障論――コミュニケーションを巡る技術・制度・思想の課題』，立命館大学生存学研究センター報告 16　※〈123〉
坂本徳仁・佐藤浩子・渡邉あい子 2011「手話通訳事業の現状と課題――３つの自治体調査から」，坂本・櫻井編 [2011: 161-168]　※〈123-131〉
坂本敏夫 2003『刑務官』，新潮社〈137〉
坂津秀雄 1958『看守』，平凡社〈137-138〉
櫻井悟史 2011『死刑執行人の日本史――歴史社会学からの接近』，青弓社〈132-140, 188〉
―――― 2013a「死刑執行の歴史と理論――日本の死刑制度存廃論批判」，立命館大学大学院先端総合学術研究科 2012 年度博士論文〈188〉
―――― 2013b「笞刑論争にみる死刑存置を支える思考様式」，天田・角崎・櫻井編 [2013]〈141〉
佐草智久 2015a「老人福祉法制定前後の在宅高齢者福祉政策に関する再検討――1950 ～ 1960

年代前半の京都市を事例に」,『Core Ethics』11: 95-105. ※〈212〉
　　─── 2015b「日本の訪問介護の歴史──京都市を中心に」,立命館大学大学院先端総合学術研究科 2014 年度博士予備論文〈212〉
佐藤力子 1990『翼をください──病室からとどけ！母の愛』,小学館〈154〉
佐藤量 2016『戦後日中関係と同窓会』,彩流社〈188〉
佐藤＝ロスベアグ・ナナ・渡辺公三編 2010『日本における翻訳学の行方』,立命館大学生存学研究センター報告 15 ※〈201〉
澤野雅樹 2004「死刑と暴力 死刑をめぐる幾つかのパラドックス」,『現代思想』32-3〈135, 138〉
渋谷光美 2014『家庭奉仕員・ホームヘルパーの現代史──社会福祉サービスとしての在宅介護労働の変遷』,生活書院〈49-58, 187, 212〉
清水反三 1990「死刑執行を強制される刑務官──私の死刑廃止論」,『法学セミナー増刊 総合特集シリーズ』46（特集：死刑の現在）〈136〉
篠原糸美 1990『翔べ！　自由に──神経難病と共に』,静山社〈154-155〉
篠原國造・末安民生・田中幸子・野村陽子・天田城介 2015「看護論──この 30 年の看護をめぐる変容」（座談会）,『生存学』8: 8-51〈227〉
白石清春 2001「闘争の青春を謳歌しました」,全国自立生活センター協議会編［2001: 161-168］〈36, 37〉
白杉眞 2010「自立生活センターの組織に関する研究──運動と事業のバランスを保つための方策」,『Core Ethics』6: 541-550 ※〈206〉
　　─── 2011「当事者組織による訪問介護事業所設立時における障害者自立支援法の制度的課題── NPO 法人スリーピースの事例より」,『Core Ethics』7 ※〈206〉
白田幸治 2013「人は他者を支えるためにセルフヘルプグループに参加するのか？──交換理論で読み解くセルフヘルプグループ」,『Core Ethics』9: 105- ※〈229〉
　　─── 2014「障害の社会モデルは解放の思想か？──精神障害のとらえがたさをめぐって」,『Core Ethics』10: 121- ※〈229〉
　　─── 2016「だれが「当事者」なのか？──「精神障害当事者研究」のために」,『Core Ethics』12 ※〈229〉
Smith, M. 2009 *Rethinking Residential Child Care: Positive Perspectives*, The Policy Press〈99〉
末森明夫 2015「日本の聾唖空間の親密圏・中間体・公共圏の変容に伴う「いわゆる日本の手話」の変遷」,『生存学』8: 178-194〈131〉
杉原努 2010「障害者雇用における合理的配慮──経緯と日本への導入視点」,立命館大学大学

院先端総合学術研究科 2010 年度博士論文〈202, 225〉
杉島優子 2015a「胃ろうをめぐる 2014 年度診療報酬改定は高齢者に何をもたらしたのか」,『生存学』8: 80-84〈208〉
　──── 2015b「高齢者の胃ろうをめぐる社会意識の変容──1994 年〜 2012 年の新聞記事の分析を通して」,『立命館人間科学研究』32: 19-33　※〈208〉
田島明子 2009『障害受容再考──「障害受容」から「障害との自由」へ』, 三輪書店〈187, 188〉
　──── 2013『日本における作業療法の現代史──対象者の「存在を肯定する」作業療法学の構築に向けて』, 生活書院〈187〉
田島明子 編 2014『「存在を肯定する」作業療法へのまなざし──なぜ「作業は人を元気にする！」のか』, 三輪書店〈187〉
高橋菜穂子・やまだようこ 2012「児童養護施設における支援モデルの構成──施設と家庭をむすぶ職員の実践に着目して」,『質的心理学研究』11: 156-175〈97-110〉
高坂悌雄 2015「ある行政官僚の当事者運動への向き合い方──障害基礎年金の成立に板山賢治が果たした役割」,『Core Ethics』11　※〈209〉
　──── 2016「生活保護に代わる所得保障制度が実現しなかった背景についての一考察──障害基礎年金の成立過程で障害者団体と研究者は何を主張したのか」,『Core Ethics』12　※〈209〉
玉井真理子 2005「出生前診断における『機会の平等』──『知らせる必要はない』問題再考」,『思想』979: 112-123〈164〉
　────「出産をめぐる先端医療と生命倫理」,『都市問題』102-12〈164〉
玉井真理子・大谷いづみ 編 2011『はじめて出会う生命倫理』, 有斐閣〈187〉
田中慶子 2013「アジェンダの源泉としての電通過労自殺裁判──日本の自殺対策をめぐる社会問題の構成」,『立命館人間科学研究』43: 47- 　※〈199〉
　──── 2014『どんなムチャぶりにも、いつも笑顔で!?──日雇い派遣のケータイ販売イベントコンパニオンという労働』, 松籟社〈187, 199〉
田中真美 2013「神谷美恵子と長島愛生園──ハンセン病から精神医学へ」,『Core Ethics』9　※〈219〉
　──── 2015「ハンセン病の医療の変遷の歴史──1960 年代の長島愛生園の医療を中心にして」,『Core Ethics』11: 147-158. ※〈219〉
田中壮泰 2012「グレーゴルと女性たち──介護文学としての『変身』」,『生存学』5: 166-181〈70-82〉
田中多賀子 2013「日本の聴覚障害教育における人工内耳の受けとめ方の変遷──1980 年代か

ら 2000 年代（2009 年まで）の小児人工内耳受容史」,『生存学』6: 50-72〈192〉

谷口明子 2004「病院内学級における教育実践に関するエスノグラフィック・リサーチ——実践の"つなぎ"機能の発見」,『発達心理学研究』15-2: 172-182〈99, 101〉

────── 2006「病院内学級における教育的援助のプロセス」,『質的心理学研究』5: 6-26〈99, 101〉

谷口俊恵 2016「薬物依存症者の親たちの困難感：依存症者の親であるということ——自助グループにつながった親たちの語りより」,『Core Ethics』12 ※〈219〉

谷村ひとみ 2013「『僅かな資源しか持たない』離別シングルマザーの家族戦略と老後設計——成人子との決別で獲得したひとりの老後」,『Core Ethics』9: 151-161 ※〈213〉

立岩真也 2004『自由の平等——簡単で別な姿の世界』, 岩波書店〈195〉

────── 2008『良い死』, 筑摩書房〈141〉

────── 2009『唯の生』, 筑摩書房〈141〉

────── 2011 "On "the Social Model"", Ars Vivendi Journal 1: 32-51 ※〈193〉

────── 2016「生きて在るを学ぶ——「生存学」という未来へのアーカイブ」（インタビュー）,『考える人』2016 年冬号: 42-45, 特集：病とともに生きる ※〈191〉

立岩真也・有馬斉 2012『生死の語り行い・1——尊厳死法案・抵抗・生命倫理学』, 生活書院〈141, 189〉

立岩真也・堀田義太郎 2012『差異と平等——障害とケア／有償と無償』, 青土社〈189, 196〉

立岩真也・村上潔 2011『家族性分業論前哨』, 生活書院〈187〉

立岩真也・村上慎司・橋口昌治 2009『税を直す』, 青土社〈187〉

立岩真也・齊藤拓 2010『ベーシックインカム——分配する最小国家の可能性』, 青土社〈189, 211〉

立岩真也 編 2014『身体の現代（準）——試作版：被差別統一戦線〜被差別共闘／楠敏雄』, Kyoto Books〈220〉

天畠大輔 2012『声に出さない あ・か・さ・た・な——世界にたった一つのコミュニケーション』, 生活書院〈188〉

────── 2013「天畠大輔におけるコミュニケーションの拡大と通訳者の変遷——「通訳者」と「介助者」の「分離二元システム」に向けて」,『Core Ethics』9: 163-174 ※〈201〉

天畠大輔・黒田宗矢 2014「発話困難な重度身体障がい者における通訳者の「専門性」と「個別性」について——天畠大輔の事例を通して」,『Core Ethics』10: 155-166 ※〈201〉

寺本晃久・岡部耕典・末永弘・岩橋誠治 2015『ズレてる支援！——知的障害／自閉の人たちの自立生活と重度訪問介護の対象拡大』, 生活書院〈216〉

戸田美佳子 2015『越境する障害者——アフリカ熱帯林に暮らす障害者の民族誌』, 明石書店

〈190〉
東京都 1963『民生局事業概要 1963 年度版』〈51〉
────── 1964『民生局事業概要 1964 年度版』〈51〉
東京都腎臓病患者連絡協議会 1992『あゆみ──東腎協の 20 年』，東京都腎臓病患者連絡協議会〈31〉
東京都議会 1967『1967 年度東京都議会会議録』，東京都議会〈54-55〉
────── 1968『厚生文教委員会速記録価値』，東京都議会〈55〉
東京都家庭奉仕員二十周年実行委員会 1982a『東京家庭奉仕員二十年のあゆみと記念文集』〈51-54〉
────── 1982b『東京家庭奉仕員二十年のあゆみ（その 2）二十周年記念決起集会特集（付制度改革との闘いの足跡）』〈50, 53-54〉
東京都社会福祉協議会・老人福祉施設協議会 1972『一人ぐらし老人対策への提言──問題別委員会研究報告』，東京都社会福祉協議会
陶久利彦 2003「母体血清マーカー検査情報の周知について」，『東北学院大学論集法律学』61: 1-44〈164〉
利光惠子 1998「生殖医療と遺伝子診断」，山口研一郎編 [1998: 173-204]〈187〉
────── 2012『受精卵診断と出生前診断──その導入をめぐる争いの現代史』，生活書院〈187〉
────── 2014「新型出生前検査について考える」，『生存学』7: 177-198〈157-169〉
富山県腎友会 2000『生きがい──30 周年記念会誌』，富山県腎友会〈27〉
辻義宏 2015「小規模な訪問介護事業所におけるランニングコストと経営課題について──合同会社小鳩の事例を手掛かりに」，立命館大学大学院先端総合学術研究科 2014 年度博士予備論文〈206〉
内堀基光 1989「民族論メモランダム」，田辺編 [1989: 27-43]〈86-88〉
植村要 2011「The Meaning of Self-presenting as a 'Cyborg'」『Ars Vivendi Journal』1: 2-17 ※
────── 2014「視力回復手術を受けたスティーブンス・ジョンソン症候群による中途失明者のナラティブにおける「治療」についての障害学的研究──当事者性を活用したインタビュー調査から」，「精神医療改革運動期の看護者の動向」，立命館大学大学院先端総合学術研究科 2013 年度博士論文〈192〉
上野千鶴子 2011『ケアの社会学』，太田出版〈178〉
上農正剛 2003『たったひとりのクレオール──聴覚障害児教育における言語論と障害認識』，ポット出版〈188〉
────── 2009「聴覚障害児医療の再検討」，立命館大学大学院立命館大学大学院先端総合学術

研究科博士論文〈188〉

Van Parijs, Philippe 1995 *Real Freedom for All-What (if Anything) Can Justify Capitalism?*, Oxford University Press = 2009 後藤玲子・齊藤拓訳,『ベーシック・インカムの哲学——すべての人にリアルな自由を』,勁草書房〈210〉

渡辺一史 2003『こんな夜更けにバナナかよ——筋ジス・鹿野靖明とボランティアたち』,北海道新聞社→2013 文春文庫〈203〉

渡部麻衣子 2005「選んで生む社会——イギリスにおけるダウン症を対象とした出生前スクリーニング・診断の現状を通して考えたこと」,NPO法人市民科学研究室〈165〉

八木慎一 2012「小児在宅人工呼吸療法の開始と普及において果たした親の役割について——「人工呼吸器をつけた子の親の会〈バクバクの会〉」の活動の視点から」,『Core Ethics』8: 385-396 ※〈223〉

───── 2014「普通学校における医療的ケアの必要な子どもへの教育をめぐる問題の生成——当事者としての親の視点から」,『立命館人間科学研究』29: 65-79 ※〈223〉

やまだようこ 1988『私をつつむ母なるもの——イメージ画にみる日本文化の心理』,有斐閣〈101〉

───── 1997「モデル構成をめざす現場(フィールド)心理学の方法論」,やまだ編[1997: 161-186]〈100〉

───── 2002「現場(フィールド)心理学における質的データからのモデル構成プロセス——「この世とあの世」イメージ画の図像モデルを基に」,『質的心理学研究』1: 107-128〈100, 104〉

───── 2003a「フィールドワークと質的研究法の基礎演習——現場(フィールド)インタビューと語りから学ぶ「京都における伝統の継承と生成」」,『京都大学教育学研究科紀要』49: 22-45〈203〉

───── 2003b「ズレのある類似とうつしの反復——タルコフスキーの映画『鏡』にみるイメージの語りと「むすび」の生成機能」,『質的心理学研究』2: 108-122〈102〉

───── 2007a「質的心理学とは」,やまだ編[2007: 2-15]〈98〉

───── 2007b「ライフストーリー・インタビュー」,やまだ編[2007: 124-143]〈98〉

やまだようこ・家島明彦・塚本朱里 2007「ナラティブ研究の基礎演習」,やまだ編[2007: 206-222]〈103〉

やまだようこ・山田千積 2009「対話的場所(トポス)モデル——様な場所と時間をむすぶクロノトポス・モデル」,『質的心理学研究』8: 25-42〈100-102, 104, 109〉

やまだようこ 編 1997『現場(フィールド)心理学の発想』,新曜社

───── 2007『質的心理学の方法——語りをきく』,明石書店

山口研一郎 編 1998『操られる生と死——生命の誕生から終焉まで』,小学館

山口真紀 2009「〈自己物語論〉再考——アーサー・フランクの議論を題材に」,『Core Ethics』5: 351-360 ※〈194〉

───── 2011「自閉者の手記にみる病名診断の隘路――なぜ「つまづき」について語ろうとするのか」,『生存学』3: 92-105〈195〉
山本晋輔 2012「重度身体障害者の居住／住居――家族の支援がない２人のALSの人の支援を通して」, 立命館大学大学院先端総合学術研究科2011年度博士論文〈204〉
山本崇記 2009「差別と社会運動の社会学――京都市都市下層地域における反差別の社会運動を中心に」, 立命館大学大学院先端総合学術研究科2008年度博士論文〈211〉
山本崇記・高橋慎一 編 2010『「異なり」の力学――マイノリティをめぐる研究と方法の実践的課題』, 生存学研究センター報告14
山本由美子 2015『死産児になる――フランスから読み解く「死にゆく胎児」と生命倫理』, 生活書院〈188, 190〉
梁陽日（ヤン・ヤンイル）2010「在日韓国・朝鮮人のアイデンティティと多文化共生の教育――民族学級卒業生のナラティブ分析から」,『Core Ethics』6: 473-483 ※〈217〉
───── 2013「大阪市公立学校における在日韓国・朝鮮人教育の課題と展望――民族学級の教育運動を手がかりに」,『Core Ethics』9: 245- ※〈217〉
矢野亮 2015「同和政策の社会学的研究――戦後都市大阪を中心に」立命館大学大学院先端総合学術研究科2014年度博士論文〈211〉
横田陽子 2011『技術からみた日本衛生行政史』, 晃洋書房〈187〉
───── 2014「戦後日本における環境放射能調査の経緯とその実像――原子力の導入・利用政策との関連で」,『学術の動向』19-3: 60-63 ※〈170-175〉
吉田幸恵 2010a「ある精神障害者の語りと生活をめぐる一考察――「支援」は何を意味する言葉か」,『Core Ethics』6: 485-496 ※〈216〉
───── 2010b「〈病い〉に刻印された隔離と終わりなき差別――「黒川温泉宿泊拒否事件」と「調査者」の関係を事例に」, 山本・高橋編［2010: 88-113］〈216〉
───── 2015「韓国ハンセン病者の現代史――韓国定着村事業の検討を中心に」, 立命館大学大学院先端総合学術研究科2014年度博士論文〈217〉
吉村隆樹 2001『パソコンがかなえてくれた夢――障害者プログラマーとして生きる』高文研〈152〉
吉村夕里 2009『臨床場面のポリティクス――精神障害をめぐるミクロとマクロのツール』, 生活書院〈187〉
吉野靫 2013「性同一性障害からトランスジェンダーへ――法・規範・医療・自助グループを検証する」, 立命館大学大学院先端総合学術研究科2012年度博士論文〈193〉
───── 2015「砦を去ることなかれ」,『現代思想』43-16（2015-10）〈193〉
───── 2016『性同一性障害からトランスジェンダーへ』（仮題）, 青土社〈188〉

由井秀樹 2015『人工授精の近代――戦後の「家族」と医療・技術』，青土社〈188〉
尹健次 1992『「在日」を生きるとは』，岩波書店〈96〉
優生思想を問うネットワーク 1999「厚生科学審議会先端医療技術評価部会出生前診断に関する専門委員会母体血清マーカー検査に関する見解案についての意見書」（1999.2.27 付）第 4 回出生前診断に関する専門委員会参考資料〈163〉
全国自立生活センター協議会 編 2001『自立生活運動と障害文化――当事者からの福祉論』，全国自立生活センター協議会，発売：現代書館
全日ろう連 2006『手話通訳事業の発展を願って――聴覚障害者のコミュニケーション支援の現状把握及び再構築検討事業平成 17 年度報告書』，全日ろう連〈128〉

執筆者一覧

＊（　）内は専攻，2016年3月における職等
＊各章で引用された文章の筆者を含む

安部彰（哲学・倫理学／大阪市立大学・大阪教育大学・大阪医科大学・関西医科大学・関西大学・龍谷大学・京都橘大学・甲南大学非常勤講師／生存学研究センター客員研究員）

有吉玲子（医療社会学／松島医院看護師／生存学研究センター客員研究員）

石田智恵（文化人類学／日本学術振興会特別研究員）

小川さやか（文化人類学／立命館大学大学院先端総合学術研究科准教授・生存学研究センター副センター長）

川口有美子（難病者支援とその支援／NPO法人ALS/MNDサポートセンターさくら会理事／生存学研究センター客員研究員）

斉藤龍一郎（アフリカ研究／立命館大学生存学研究センター客員教授・生存学研究センター運営委員）

坂本徳仁（経済学／東京理科大学理工学部教養講師）

櫻井悟史（社会学／立命館大学衣笠総合研究機構専門研究員）

定藤邦子（障害者運動史／定藤記念福祉研究会世話人／生存学研究センター客員研究員）

佐藤浩子（社会福祉学／NPO法人なかのドリーム副理事長）

渋谷光美（介護福祉学／羽衣国際大学人間生活学部准教授／生存学研究センター客員研究員）

高橋奈穂子（発達心理学・質的心理学／大阪城南女子短期大学総合保育学科講師）

田中壮泰（比較文学／日本学術振興会特別研究員／生存学研究センター客員研究員）

利光惠子（生命倫理学／生存学研究センター客員研究員）

長瀬修（障害学／立命館大学生存学研究センター客員教授・生存学研究センター運営委員）

立岩真也（社会学／立命館大学大学院先端総合学術研究科教授・生存学研究センターセンター長）

西成彦（比較文学／立命館大学大学院先端総合学術研究科教授・生存学研究センター運営委員）

藤原信行（社会学／立命館大学衣笠総合研究機構専門研究員）
堀田義太郎（倫理学・政治哲学／東京理科大学理工学部講師／生存学研究センター客員研究員）
松原洋子（科学史／立命館大学大学院先端総合学術研究科教授・生存学研究センター運営委員）
村上潔（現代女性運動史／立命館大学衣笠総合研究機構准教授〔特別招聘研究教員〕・生存学研究センター運営委員）
やまだようこ（生涯発達心理学・ナラティヴ心理学・文化心理学／立命館大学生存学研究センター特別招聘教授・生存学研究センター運営委員）
横田陽子（科学技術史／生存学研究センター客員研究員）
渡邉あい子（アール・ブリュット研究／大阪人間科学大学学生支援センター学生支援統括コーディネーター）
渡辺克典（社会学／立命館大学衣笠総合研究機構准教授〔特別招聘研究教員〕・生存学研究センター運営委員）

本書のテキストデータを提供いたします

　本書をご購入いただいた方のうち、視覚障害、肢体不自由などの理由で書字へのアクセスが困難な方に本書のテキストデータを提供いたします。希望される方は、以下の方法にしたがってお申し込みください。

◎データの提供形式＝CD-R、フロッピーディスク、メールによるファイル添付（メールアドレスをお知らせください）。

◎データの提供形式・お名前・ご住所を明記した用紙、返信用封筒、下の引換券（コピー不可）および200円切手（メールによるファイル添付をご希望の場合不要）を同封のうえ弊社までお送りください。

●本書内容の複製は点訳・音訳データなど視覚障害の方のための利用に限り認めます。内容の改変や流用、転載、その他営利を目的とした利用はお断りします。

◎あて先
〒160-0008
東京都新宿区三栄町17-2 木原ビル303
生活書院編集部　テキストデータ係

【引換券】
生存学の企て

生存学の企て
――障老病異と共に暮らす世界へ

発　　行	2016 年 3 月 31 日　初版第 1 刷発行
編　　者	立命館大学生存学研究センター
発 行 者	髙橋　淳
発 行 所	株式会社　生活書院
	〒 160-0008
	東京都新宿区三栄町 17-2 木原ビル 303
	ＴＥＬ 03-3226-1203
	ＦＡＸ 03-3226-1204
	振替 00170-0-649766
	http://www.seikatsushoin.com
印刷・製本	シナノ印刷株式会社

Printed in Japan
2016 © Research Center for Ars Vivendi, Ritsumeikan University
ISBN 978-4-86500-052-8

定価はカバーに表示してあります。
乱丁・落丁本はお取り替えいたします。

生活書院　出版案内
（価格には別途消費税がかかります）

「生きて存るを学ぶ」学術誌

立命館大学生存学研究センター編
A5判冊子／本体 2200 円

生存学　vol.1　　特集1：生存の臨界　ほか

死・高齢者・終末期・医療福祉の現在をどう読み解くか？ 立岩真也・大谷いづみ・天田城介＋小泉義之・堀田義太郎による創刊記念座談会〈生存の臨界〉ほか。

生存学　vol.2　　特集1：労働、その思想地図と行動地図　特集2：QOLの諸相

〈生の技法〉の歴史・現在・未来を、調べ、記述し、展望する学問的営みの結実と提示。巻頭座談会「生産／労働／分配／差別について」＝天田城介＋小林勇人・齊藤拓・橋ほか。

生存学　vol.3　　ロングインタビュー1：立岩真也×天田城介　特集：精神

「生存学」は何をしていくのか。知っておくべきこと…そして「今後の展望。立岩真也へのロングインタビュー（聞き手・天田城介）と、特集「精神」の2本の柱で編まれた、雑誌第3弾。

生存学　vol.4　　ロングインタビュー2：立岩真也×天田城介　特集1：生存のデザイン

「生存学」その評価と展望、そして発信と交流……VOL.3から続く立岩真也へのロングインタビュー（聞き手・天田城介）と、二つの特集「生存のデザイン」と「文学」で構成。

生存学　vol.5　　特集1：生存学、リスタート／特集2：生存のマイナーテクノロジー

5年を終え次の10年へ。基礎的な情報を継続して積み上げていくこと。それを発信していくこと。多様な研究の担い手を組織し教育していくこと…より開かれた形で構成されたリスタート第5号！

生存学　vol.6　　特集1＝教育の境界、境界の教育　特集2＝都市

立命館大学生存学研究センターは同大学における学術研究の一翼をになう新設機関としてリスタートをきった。新メンバーも迎え、装いあらたに心機一転、読者に本誌をお届けする。

生存学　vol.7　　巻頭特集＝病／障の身体を（で／から）舞う

巻頭特集、特集1＝マイノリティと言語、特集2＝生殖／子ども、に加え、キャロル・ギリガン「道徳の方向性と道徳的な発達」（原題"Moral Orientation and Moral Development"）の独占翻訳も収録。

生存学　vol.8　　巻頭特集：看護、特集1：吃音／ろう、特集2：クリエイティブ母

この30年の看護をめぐる変容を多様な視角から検討する巻頭特集＝看護をはじめ、特集1　吃音／ろう、特集2　クリエイティブ母など「生存学」ならではの魅力に満ちた、待望のvol.8。

生活書院　出版案内
（価格には別途消費税がかかります）

家族性分業論前哨
立岩真也・村上潔【著】　　　　　　　　　四六判上製　360 頁　本体 2200 円

資本制は近代家族を必要とするとか性別分業の体制が資本制にとって機能的だと言われる。だがそれは本当なのか？問いは単純だが答を見出すのは容易でなく、未だ実は解が与えられていない主題の、どの方向に限界がありどう考えて言葉を足していけばよいのか。解に向けての道筋。

流儀——アフリカと世界に向かい我が邦の来し方を振り返り今後を考える二つの対話
稲場雅紀、山田真、立岩真也【著】　　　　A5 判並製　272 頁　本体 2200 円

震撼させる、成果を取る——いずれもが要る。択一を問われ——どちらも違う、と応えねばならぬことがある。とどまることなく考え続け、忘れてはいけないことに蓋はさせない！「これまで」を知り、「これから」を見通すための、洞察に満ちた対話2編。

老いを治める——老いをめぐる政策と歴史
天田城介・北村健太郎・堀田義太郎【編】　　A5 判並製　528 頁　本体 3000 円

何がこの国における老いを治めることを可能としてきたのか？　戦後日本社会における老いをめぐる政策によって高齢者が「少数派中の多数派」「マイナーの中のメジャー」となっていく歴史的ダイナミズムを跡付ける。

なぜ遠くの貧しい人への義務があるのか——世界的貧困と人権
トマス・ポッゲ【著】　立岩真也【監訳】　　A5 判並製　423 頁　本体 3000 円

現存するグローバルな制度的秩序、最も強い影響力がある国々によって設計されてきたこの秩序のあり方は著しく不正義であり、国際的特権の解体他の制度改革は深刻な貧困を大幅に低減させ得る。ポッゲの主著待望の邦訳。

生死の語り行い・1——尊厳死法案・抵抗・生命倫理学
立岩真也・有馬斉【著】　　　　　　　　　A5 判並製　240 頁　本体 2000 円

「安楽死」を認めるのではない、あくまで「尊厳死」なのだという主張の危うさとは？またも蠢きだした「尊厳死法案」。この動きの背景・歴史・生命倫理学における肯定論、そして抵抗の論理を、賛成・反対両者の法案や声明、文献の紹介などを通して明らかにする。

若者の労働運動——「働かせろ」と「働かないぞ」の社会学
橋口昌治【著】　　　　　　　　　　　　　四六判並製　328 頁　本体 2500 円

働かせろ！　働かないぞ！　まったく相反するシュプレヒコールが飛び交うデモ。労働から疎外され孤立させられた人々が、それゆえに団結して労働問題に取り組んでいる運動、それが「若者の労働運動」なのだ。

生活書院　出版案内
（価格には別途消費税がかかります）

連帯の挨拶──ローティと希望の思想
安部彰【著】　　　　　　　　　　　四六判上製　232頁　本体2800円

本書の目的はふたつである。第一に、ローティ政治・社会思想の内在的で、すくなからず実質的な解釈を提示すること。第二に、その思想の批判的継承をつうじて、現代の情況に一個の希望／思想を投げいれること。より精確には、その準備をすること。

関西障害者運動の現代史──大阪青い芝の会を中心に
定藤邦子【著】　　　　　　　　　　四六判上製　352頁　本体3000円

家族が介護できなくなると、施設に行く選択しかなかった頃に、自立生活に取り組んだ当事者たちがいた。大阪青い芝の会の運動の成立と展開を追跡し、重度障害者の自立生活運動につながっていった広がりと定着を検証する、関西障害者運動史。

臨床場面のポリティクス──精神障害をめぐるミクロとマクロのツール
吉村夕里【著】　　　　　　　　　　A5判上製　272頁　本体3500円

障害福祉サービスから、対人サービスとしての魅力を奪っている仕組みとは何か！ 福祉サービスが「サービス利用者／サービス提供者」の双方にとって魅力をもつものになっていく方途を考える。現状の障害福祉サービスと専門職養成教育の再編に資することをめざした労作。

世界を動かしたアフリカのＨＩＶ陽性者運動──生存の視座から
新山智基【著】　　　　　　　　　　A5判上製　220頁　本体3000円

世界で一番寿命の短い国々が集中する南部アフリカ。その背景にあるHIV／AIDS問題。今、そうした国々でも抗レトロウイルス薬治療が開始され、急速に広がりつつある。貧しい国々の「夢」を現実にしたものは、何だったのか。歴史的変化を呼び起こしたHIV陽性者運動の軌跡。

受精卵診断と出生前診断──その導入をめぐる争いの現代史
利光惠子【著】　　　　　　　　　　A5判上製　344頁　本体3000円

「流産防止」か「いのちの選別」か。日本における受精卵診断導入をめぐる論争の経緯をたどり、いかなるパワーポリティクスのもとで論争の文脈が変化し、この技術が導入されていったのかを明らかにする。出生前診断の論争点を提示する必読書。

死産児になる──フランスから読み解く「死にゆく胎児」と生命倫理
山本由美子【著】　　　　　　　　　四六判上製　272頁　本体2800円

子どもとして生まれてくるはずであったのにもかかわらず、死産児に包摂されてしまう存在。その生々しく生きる生に迫り、現代の生命倫理学において看過されている〈死産児〉という領域を顕在化させるとともにその重要性を明示する。

生活書院　出版案内

（価格には別途消費税がかかります）

日本における作業療法の現代史──対象者の「存在を肯定する」作業療法学の構築に向けて
田島明子【著】　　　　　　　　　　　　　　A5判上製　272頁　本体3000円

作業療法学は何を目指し、何処へ向かえばよいのか。矛盾した言葉・概念として臨床現場に存在する「障害受容」を手掛かりに、日本における作業療法の現代史を丁寧に追い、「存在の肯定」という規範・倫理的視座から、過去から連なる作業療法の「良い」未来図を提示する。

腎臓病と人工透析の現代史──「選択」を強いられる患者たち
有吉玲子【著】　　　　　　　　　　　　　　A5判上製　340頁　本体3200円

生きることが可能となる医療技術を、誰がどのように享受するのか、享受するための仕組みをどのように作るのか。その問いを突きつけるものとしての人工透析の歴史──技術の導入と制度・政策の構築過程、患者たちが直面する現状がいかに形成されてきたか──を検証し明らかにする。

家庭奉仕員・ホームヘルパーの現代史──社会福祉サービスとしての在宅介護労働の変遷
渋谷光美【著】　　　　　　　　　　　　　　A5判並製　304頁　本体3200円

実際に担った元家庭奉仕員へのインタビューを基に、困難を伴うその援助実態、働きかけと変化の兆しといった今日につながる介護労働の特性を抽出。日本における介護労働変遷史の中に「家庭奉仕員」を正当に位置づけ、介護労働における誇りと展望を見出す契機とするために著された労作。

日本の血友病者の歴史──他者歓待・社会参加・抗議運動
北村健太郎【著】　　　　　　　　　　　　　A5判並製　304頁　本体3000円

1960年代後半から1980年代における血友病者および血友病患者会／コミュニティの歴史を論じる。血友病者を軸に、医療技術、公費負担、学校教育、マスメディア、優生思想、感染症問題などの様々な主題へと展開。血友病を視座に社会を捉え直そうとする意欲的な試み。

生の技法　[第3版]──家と施設を出て暮らす障害者の社会学
安積純子、岡原正幸、尾中文哉、立岩真也　　　文庫判並製　672頁　本体1200円

家や施設を出て地域で暮らす重度全身性障害者の「自立生活」。その生のありよう、制度や施策との関係などを描きだして、運動と理論形成に大きな影響を与え続けてきた記念碑的著作。新たに2つの章を加えた待望の第3版が文庫版で刊行！

私的所有論　[第2版]
立岩真也　　　　　　　　　　　　　　　　　文庫判並製　976頁　本体1800円

この社会は、人の能力の差異に規定されて、受け取りと価値が決まる、そしてそれが「正しい」とされている社会である。そのことについて考えようということだ、もっと簡単に言えば、文句を言おうということだ。立岩社会学の主著、待望の第2版！